INNE

"Santo Padre Francisco"

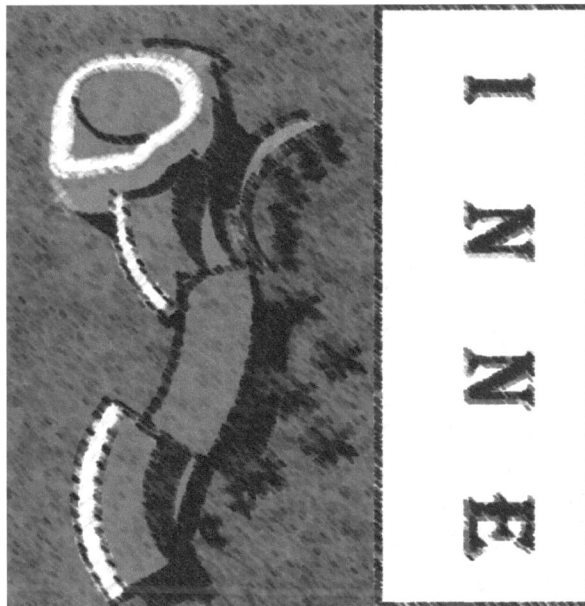

INSTITUTO DE NEUROCIENCIAS DEL NORDESTE

INNE "Santo Padre Francisco"

INNE

"Santo Padre Francisco"

Dr. Roque Carlos E. Fernandez.

Edición Revisada 2015. Bad Homburg Vor der Höche Alemania.

ISBN

9 783000 520457

© Roque Carlos E. Fernandez, 2016
Edición Revisada, Bad Homburg VdH, Alemania. Enero 2016. Holzweg 15, 61352, Bad Homburg VdH, Hessen, Deutschland.
Autor y editor: Roque Carlos Emilio Fernandez.
ISBN: 978-3-00-052045-7
Impreso en UE.

Distribuye y comercializa: Amazon®, Kindle®
Material complementario en DVD-ROM, se distribuye por separado.

Autor

Dr. Roque Carlos E. Fernandez, Neurocirujano, Cirujano Espinal, Departamento de Cirugía del Raquis, Hoch Taunus Klinik, Bad Homburg VdH, Alemania. Miembro correspondiente *American Asociation of Neurological Surgeons* (AANS), y de la *European Association of Neurosurgical Societies* (EANS).
roquemed@me.com

Colaboradores

Estudio Económico Financiero:
  Lic. Cont. Diego, Facundo Helú, Licenciado en Economía, Contador Público Nacional, Corrientes Argentina.
  heluproducciones@arnet.com.ar

Edificio principal:
  Srta. María Inés Fernandez Vico, Facultad de Arquitectura, Universidad Nacional del Nordeste, Resistencia, Chaco.

Agradecimiento

My Med Luis Montenegro, Jefe de Compañía de Sanidad, Base de Apoyo Logístico Resistencia (BAL Resistencia) Ejército Argentino, Resistencia Chaco. Servicio de Nefrología y Transplantología, Hospital Escuela General San Martin Corrientes, Argentina. Resistencia, Chaco.
Sr. Antonio Repetto, Miembro fundador, FUNDAVAC. Legislatura de la Provincia de Corrientes, Corrientes Argentina.
Sr. German Montenegro, UNNE.

Reseña biográfica del autor.

El Dr. Roque Carlos E. Fernandez, medico neurocirujano, especialista en neurocirugia espianl. Auctualmente se desempeña como cirujano espinal de la Hoch Taunus Klinik en Bad Homburg, estado de Hessen, Alemania., formando parte del equipo del Dr. Daniel Rosenthal reconocido internacionalmente como uno de los mas destacados en esta especialidad. Es miembro correspondiente de la AANS y la EANS (Ver mayor detalle en el Curriculum Vitae Adjunto en el DVD)

Nacio en la ciudad de Cordoba (capital de la provincia del mismo nombre) en la Republica Argentina el 1 de Octubre de 1980.

Concluyo su educacion primaria en 1993 como alumno de la Escuela Nuestra Señora de la Misericordia de la ciudad de Corrientes (caital de la provincia del mismo nombre). Sus estudios secundiarios concluidos en 1998, transcurrieron en el Colegio Nacional "General San Martin" tambien de la ciudad de Corrientes.

Realizo sus estudios de grado en la Facultad de Medicina de la Universidad Nacional del Nordeste (UNNE). En el transcurso por esta casa de altos estudios, formo parte de la Sociendad Cientifica de Estudiantes de Medicina, donde obtuvo logros significativos como premios nacionales, egreso como Medico Cirujano en el año 2007. Paralelamente completo sus estudios de Tecnico en Radiologia en el Instituto de Enseñanza de la Cruz Roja Argentina, filial Corrientes.

En 2008 habiendo aprobado el examen de selección para el ingreso a las residencias medicas militares y luego de haber culminado con éxito el curso preparatorio en el Colegio Militar de la Nacion, ya como oficial del Ejercito Argentino (con el grado de Teniente Medico); inicio su tarea como residente del Servicio de Neurocirugia del Hospital Militar Central "Cirujano My Dr. Cosme Argerich" de la Ciudad de Buenos Aires. Tras la obtención de diversas menciones y premios por la presentacion de trabajos cientificos, es postulante extranjero a de la *American Association of Neurologial surgeons* (AANS) y la *European Association of Neurosurgical Societies* (EANS) las mas prestigiosas asociaciones cientificas en la especialidad medica de Neurocirugia. En 2012 es el primer residente de neurocirugia del Hospital Militar Central en ser destacado con la beca de la *World Federation of Neurosurgical Societies* (WFNS) para completar un postgrado "fellow en neurocirugia" en el Baptist Hospital de la Ciudad de Miami, luego del mencionado Fellow es invitado por el Dr. Daniel Rosenthal presidente de la DWG *Deutsche Wirbelsäulengesellschaft* (Asociacion Alemana de Cirugia Espinal) a realizar un entrenamiento en Cirugia Endoscopica de Columna. Luego de su estadia de un año aproximadamente en EEUU y Alemania el Dr. Fernandez regresa a Argentian, aún como medico militar, para ser destinado (luego de culminar su entrenamiento en el Hospital Militar Central) a la Compañia de Sanidad de la Base de Apoyo Logistico Resistencia. Alli con apoyo de las autoridades de la unidad se transforma en el nexo entre esta institucion y el Hospital Escuela General San Martin dependiente de la Universidad Nacional del Nordeste. En este hospital es nombredo Jefe de Residentes del Sevicio de Neurocirugia y constribuye a la formacion de la nueva seccion de Cirugia Espinal (dependiente del mencionado servicio).
En 2013, junto con los colaboradores, termina de escribir el primer borrador del proyecto: Instituto de Neurociancias del Nordeste "INNE" y lo presenta ante diversas entidades del ambito local, Camara de Comercio, APIC, ministerio de salud, etc. a raiz de este proyecto es destacado en 2013 por la ONG internacional JCI *"Junior Chamber International"* filial Chaco – Corrientes con el premio TOYP Como joven destacato en la ciencias medicas. A finales de 2013 se radica junto a su familia en Alemania donde se desempeña actualmente.

Estos entre otros logros y menciones, pueden observarse con mayor detalle en el Curriculum Vitae adjunto en el DVD que acompaña esta obra.

El Dr. Fernandez esta casado con Viviana Bernardi y tiene un hijo Jose Ignacio.

Prólogo del autor.

Hay algunas convicciones y pensamientos que me gustaría compartir y que hacen a la comprensión de porque decidí iniciar esta obra.

Considero que todos los ciudadanos debemos cumplir nuestras obligaciones y deberes, ¿pero es esto suficiente? Mi respuesta es ¡no..!!, cada día al final del día debemos hacer un poco más, ese poco que surja de nuestro esfuerzo por mejorar, hará con los años, un verdadero cambio y no habremos transcurrido por esta sociedad sin dejar algo e intentar compensar el esfuerzo que alguien realizo anteriormente para que el ámbito en el que vivimos sea provechoso. Esto no nos convierte en héroes, no nos llena de laureles ni nos destaca sobre el resto, es simplemente algo que debemos hacer. Es así como considero que debe comportarse cada uno de los que nos consideramos ciudadanos, teniendo plena certeza de que no es suficiente simplemente terminar el día con el deber cumplido, eso nos convertirá en simples espectadores de la sociedad y dejaríamos de ser individuos socialmente activos. Es necesario, además de nuestro deber, dejar día con día nuestra impronta haciendo un poco más por mejorar el lugar y las circunstancias en las que vivimos, de esta manera mañana siempre será mejor. Este es un pensamiento muy repetido y aplicado a cualquier ámbito, pero en la salud cobra una relevancia extraordinaria, ya que muchas vidas se salvarán con este pequeño esfuerzo diario.

Son estos pensamientos e ideas las que quiero compartir, no persigo con esto ningún logro económico, político ni distinción de ninguna clase, simplemente proporcionar lo que a mi entender es una herramienta útil, para las instituciones que correspondan.

La siguiente obra, no pretende ser una mera exposición de circunstancias ideales aplicables a un centro de salud especializado, puesto que surge de años de concienzuda observación y estudio minucioso del funcionamiento de distintos modelos de instituciones en los países más desarrollados del mundo; y la consiguiente adaptación y adecuación de todos los procesos a las circunstancias locales. Para esta adaptación se contempló especialmente la estructura actual del sistema de prestación de salud de la República Argentina, que en la región nordeste tiene características propias y sumamente particulares, así como la idiosincrasia especial de los actores sanitarios de la zona (prestadores y receptores de servicios de salud). En suma, cada detalle, situación o circunstancia fue analizada y adaptada para su correcta implementación y funcionamiento.

Como médico me siento en la obligación de brindarle al paciente, el receptor final y más importante de este proyecto, la posibilidad de tener al alcance de las manos, prestaciones, estructuras y servicios de salud que lo enorgullezcan como ciudadano y lo dignifiquen como paciente. Todos somos eslabones de una larga cadena y proporcionamos un servicio que además de ser nuestro trabajo es un derecho universal "*La Salud*".

Los trabajadores de la salud no podemos bajo ninguna circunstancia eludirnos de la responsabilidad que todos tenemos; desde las autoridades de salud de mayor jerarquía, hasta el escalón más bajo de la pirámide, esta responsabilidad es LA DIGNIDAD DEL PACIENTE, si logramos esto, todas las metas estarán cumplidas y podremos llamarnos trabajadores de la salud. Esta meta no es fácil de lograr, he aquí el desafío de todos nosotros y vidas de estudios con el mismo objetivo, mi convicción es que para lograr esto no basta con uno, debemos hacerlo en equipo. La medicina personalista es retrograda, egoísta y dañina en algunas circunstancias, es el equipo de salud el que cuenta y el que debe destacarse. Tampoco es fácil entender un equipo de algo tan complejo como son los trabajadores de la salud, inicialmente hay que sacar de nuestras cabezas conceptos enquistados que son sumamente dañinos. Todos los miembros del equipo de salud son relevantes y necesarios, no existen algunos más importantes que otros. El único participante superlativo es el paciente ya que en torno a él debemos fijar nuestras pautas, no debemos sentirnos cómodos, si el paciente esta incómodo. Nuestros esfuerzos deben estar dirigidos a mejorar esa circunstancia día a día, mejorar la calidad de atención, disminuir las listas de esperas, acondicionar las salas comunes, brindarle al paciente la posibilidad de entender cabalmente su circunstancia como enfermo, sin ponerlo bajo preconceptos que lo discriminan y lo marginan aún más como cuando asumimos que nuestro entendimiento y supuesta sabiduría son como escalones que el paciente debe subir, en vez de poner ese conocimiento y sabiduría para lograr conversar de igual a igual. Nadie tiene más derecho ni necesidad de entender su situación que el propio paciente. Si logramos mejorar estas circunstancias nuestra calidad de vida como trabajadores también mejorará, puesto que nuestras salas de espera no serán agresivas, el paciente sentirá al centro de salud como propio y no lo dañará, el paciente respetará al trabajador de la salud dándole la importancia que se merece. En definitiva, considero que es esta la dirección, brindarle al paciente la posibilidad de enorgullecerse de los centros y trabajadores de salud, lo demás vendrá solo... con el tiempo. No existen poblaciones o ciudades que se merezcan más que otras, centros de alta complejidad, debemos tomar los adelantos tecnológicos y avances científicos como herramientas para incluir y no para discriminar.

En cuanto a los profesionales, un centro de estas características le brinda a la zona la posibilidad de crecer espectacularmente, cuanto más complejo sea el centro mejor será el entrenamiento del recurso humano de la zona, más se difundirán esos conocimientos y para las nuevas generaciones será ya un escalón seguro y no tendrán que iniciar desde el llano. Disminuiremos el desarraigo de profesionales que se destacan en otras zonas y que son oriundos del nordeste, esto reivindicará nuestra región como polo de salud. Las posibilidades son realmente inmensas.

En cuanto a las instituciones oficiales y políticas, sé que todo en política sanitaria se mide en números y recursos. En los tiempos que corren tal vez deba ser así, ya que es la única posibilidad de estar siempre a la vanguardia de la medicina, "Ser económicamente competitivos", tal vez deberían tomar esta situación como eso, una verdadera inversión económica, que por ende traerá consigo réditos políticos (mejor atención para el paciente, generación de puestos de trabajos genuinos que no dependan del estado, etc.) y económicos (la posibilidad de disminuir al máximo las derivaciones de pacientes a centros y ciudades lejanas, cuidando los intereses de las obras sociales provinciales, etc.,) es así como deben verlo y de esta manera cada uno cumplirá su rol: los trabajadores de la salud jamás deben abandonar el interés por el paciente (por todos los pacientes) y las instituciones oficiales velar por la conveniencia de todas las partes.

Creo que las fuerzas armadas y de seguridad (FFAA y FFSS) deben participar activamente de este proyecto, primero porque son una población demandante de salud en la zona, ya que hoy solo los centros en Buenos Aires les solucionan realmente los problemas de salud. Son además una gran población con familias a las que debemos incluir porque viven aquí, van a nuestras escuelas, compran en nuestros mercados, pagan aquí los impuestos, etc. Así también debemos aprovechar lo mejor que tienen, el recurso humano formado. Yo me forme en Argentina en un Hospital Militar y puedo asegurar que no tienen nada que envidiarle a ningún centro formador del mundo, en cuanto a la estructura formativa y conceptos. Los profesionales de la salud de Hospitales Militares se forman hoy en la Argentina con una calidad superlativa, pero desgraciadamente al concluir su formación son tan competitivos y deseados por el mercado privado de salud, que es difícil para los centros de formación retenerlos. De esta manera lograremos, además, ser realmente abarcativos y que centros como estos perduren en el tiempo, cuantas más instituciones participen, mejor será el futuro para este instituto.

Por último, y esto a modo más personal, considero que no se puede alejar a la medicina de la religión (sea cual fuere), no hay momento más vulnerable para el ser humano, que la situación de enfermedad. Recordemos que la Organización Mundial de la Salud define "salud" como el completo bienestar físico, psíquico y social; a esta definición sin dudas yo le sumaria el bienestar espiritual, muchos autores especulan que este concepto de "*bienestar espiritual*" estaría comprendido en el "bienestar psíquico", de cualquier manera sin dudas es superlativo a la hora de tratar un patología, no hay peor enemigo para un trabajador de la salud, que la negativa del paciente a un tratamiento o la indiferencia frente a una decisión terapéutica, la salud espiritual es muchas veces mencionada por los médicos en las historias clínicas dándole relevancia, entonces aparecen frases como "el paciente no colabora", "el paciente no está contenido en la familia", etc. Entonces permítanme la siguiente reflexión: ¿no seriamos demasiado arrogantes al pensar que dispensamos salud solamente atendiendo los problemas físicos? y ¿cuándo esos problemas físicos sean inmejorables o incurables?, y ¿cuándo la enfermedad física nos supere?, como pasa en muchísimos casos, no digo que debemos dispensarle al paciente salud espiritual porque no estamos preparados para eso, pero no podemos dejarla de lado, inclusive en nosotros mismos. Somos tan deficientes como científicos, nos queda tanto por hacer, que resulta difícil pensar que podemos poner a la ciencia por sobre la religión, en incontables situaciones es solo la fortaleza espiritual la que pone a nuestro paciente en condiciones de salud. Es solo la fortaleza espiritual de los trabajadores de la salud, la que les permite dejar los problemas personales en la puerta del hospital. La profesionalidad en medicina desde mi punto de vista tiene tres aristas la educación académica, para brindarle al paciente la mejor alternativa; los valores morales y principios éticos que nos entregó nuestra educación, esto nos permite respetar al paciente, saludarlo, normas básicas (que se traen de la cuna) y los principios religiosos, con esto afrontamos los imponderables, le damos al paciente la verdadera sensación de confort y entendemos que somos tan vulnerables como ellos. Es por esto que considero que, si deseamos prestar medicina de la más alta calidad, no debemos desprendernos de un actor tan importante como es la Iglesia, sin ella no podremos llevar adelante una verdadera prestación de salud.

En suma, este es "mi poco más" al final de muchos días...

Dr. Roque Carlos E. Fernandez

DEDICATORIA

Quiero dedicarles todo este tiempo de esfuerzo a mis padres y hermanos Roque, Clarisa, Santiago e Inés porque siempre me apoyaron y marcaron el rumbo.

A mi esposa Viviana y a mi hijo Jose Ignacio sin ellos a mi lado esto sería imposible, son los pilares que me sostienen en todo momento.

A Marina, Pablo, Pina y Vico.

A mis pacientes por la confianza.

A mis profesores, jefes y formadores a ellos mi constante gratitud y admiración.

A mis colegas por el compañerismo y la compañía incondicional.

INDICE

ANEXOS

DVD*

1. Material audio-visual:

   - Video de presentación.

2. Presentaciones PowerPoint:

   - Edificios y Predio - Características generales.
   - Edificio Principal - Planta Baja.
   - Edificio Principal - Primer Piso.
   - Edificio Principal - Segundo Piso.
   - Edificio Principal - Tercer Piso.
   - Edificios Anexos – Usina - Alojamiento - Jardín Maternal - Estacionamientos.

3. Material Anexo:

   - Curriculum del autor Dr. Roque Carlos E. Fernandez.
   - Curriculum del Licenciado Diego Facundo Helú, colaborador para la confección del Estudio Económico Financiero.
   - Nomenclador de la Asociación Argentina de Neurocirugía 2013 (Tomada como referencia en esta obra).

*Se distribuye por separado.

I – OBJETIVOS.

🔸 Centro de atención de alta complejidad que satisfaga las demandas de atención en la región NEA.
🔸 Disminuir regionalmente los costos de derivación a grandes centros urbanos, (normalmente muy alejados) de pacientes de alta complejidad en el área de las Neurociencias.
🔸 Servir como centro de capacitación para trabajadores de la salud evitando el desarraigo y disminuyendo los costos de entrenamiento de personal capacitado.
🔸 Incentivar activamente el sentido de pertenencia, fomentando y patrocinando la constante capacitación del personal de la salud.
🔸 Respetar el rol de centros de baja y mediana complejidad, coordinando y articulando solo la atención necesaria de alta complejidad.
🔸 Adjudicar recursos humanos acordes a las tereas a desempañar, valorando constantemente actitudes y capacidades, de esta manera no se desempañarán en áreas o tereas menos calificadas.

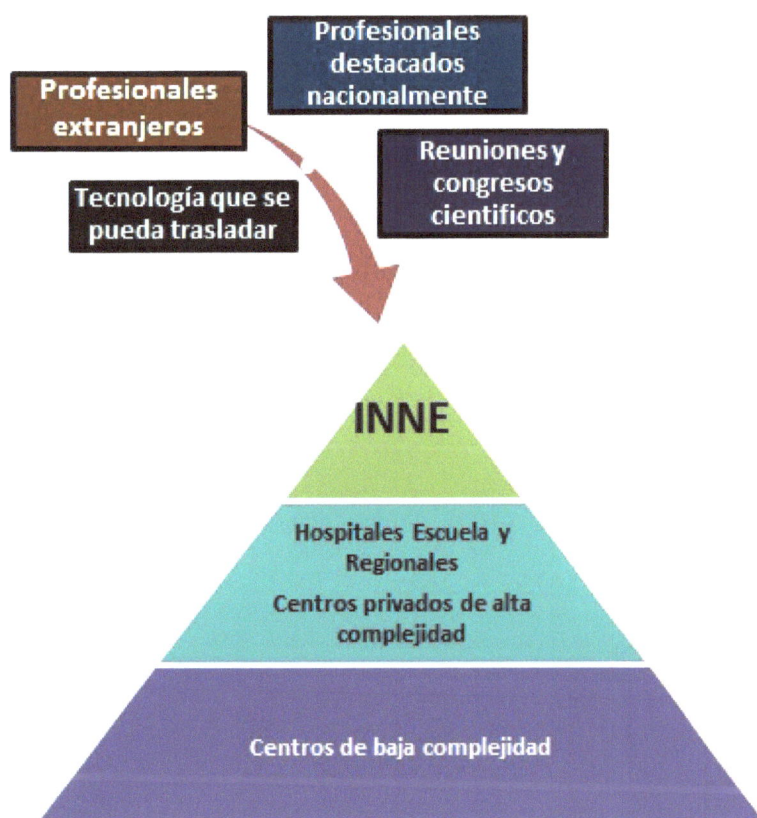

Fig. 1: Esquema de Objetivos.

El INNE será centro de referencia de todo el NEA (Fig. 1 y Fig. 2) incluyendo parte de los países limítrofes, norte de Entre Ríos y Santa Fe. Ofreciendo atención de alta complejidad a los sistemas que no dispongan de ella en la región. El sistema privado de salud colaborará de manera importante al desarrollo y sustento de la institución, afianzando aún más los niveles de inferior complejidad, que no están bien desarrollados en algunas zonas. El objetivo es ofrecerle a toda este área de influencia tanto estatal
(Flechas azules en las figuras 1 y 2) como privada, (flechas rojas en las figuras 1 y 2) la posibilidad de acercar esta complejidad, inclusive a través de nuestra red de consultores externos de ser necesarios desde Buenos Aires y el exterior (flechas verdes en el esquema), de esta manera indirectamente se colabora con el desarrollo de otros centros en la región, entrenando los profesionales adecuadamente para que una vez solucionada la demanda de alta complejidad, el paciente vuelva a su lugar de origen a

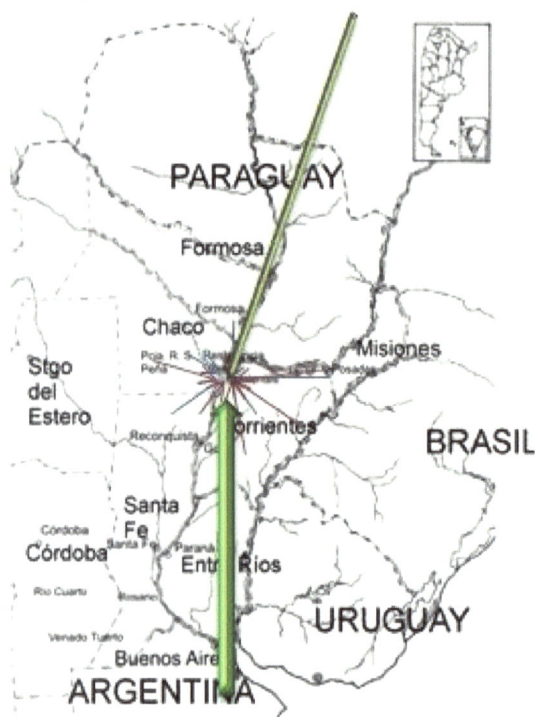

Fig. 2: INNE como centro de referencia.

continuar un tratamiento de ser necesario. Ya existe un modelo similar en la zona, representado por el Instituto de Cardiología de Corrientes.

Actualmente (Fig. 3) predomina un modelo centrifugo a predominio del sector privado, y con menos énfasis en el sector público, esto no se debe a la falta de personal capacitado, sino más bien a la falta de centro que aglomeren a estos profesionales y les brinden una posibilidad de crecimiento y desarrollo, tanto en lo personal como lo profesional. El paciente estatal tiene centros de mediana y alta complejidad solo en algunas ciudades (Corrientes, Formosa, Resistencia, Posadas) estos centros se ven obligados a la derivación al no disponer de posibilidades para solucionar el problema debido a que están saturados de pacientes de complejidad inferior, el recurso humano y económico se vuelca a recuperar estos pacientes, por lo que no se desarrolla adecuadamente la mayor complejidad. Sumado a esto existen en la zona centros de mediana y baja complejidad que derivan pacientes, pero no los reciben una vez solucionado el problema, quedando de esta manera el paciente "atado" a un centro de alta complejidad solo para control y seguimiento, inclusive durante años.

En el sistema privado la situación se acentúa aún más, ya que se derivan a centros lejanos en escalones inferiores (Por ejemplo, el consultorio de un médico), inclusive para tratamientos de rehabilitación y estudios complementarios, deteriorando la formación y la posibilidad de crecimiento de centros privados que podrían completar al menos un escalón de mediana complejidad. En el sector de coberturas privadas de salud también existe cada vez más en esta región lo que yo llamo "derivación personal", el paciente al interpretar (Fehaciente o erróneamente) que su problema de salud es complejo, consulta directamente en centros de mayor complejidad en Bs As o Córdoba, por ejemplo. Este sistema de derivación anónimo y silencioso realmente resulta en un gran perjuicio para el desarrollo de la alta complejidad en la zona. Es directamente proporcional lo que sucede inclusive con los trabajadores de la salud, al tratarse mayor cantidad de pacientes de alta complejidad fuera de la zona NEA, tampoco hay lugar para la formación de profesionales y si lo hubiera una vez formados no tienen la estructura ni la cantidad de pacientes para seguir desarrollándose en la zona. Definitivamente aquel que quiere seguir formándose y creciendo debe irse.

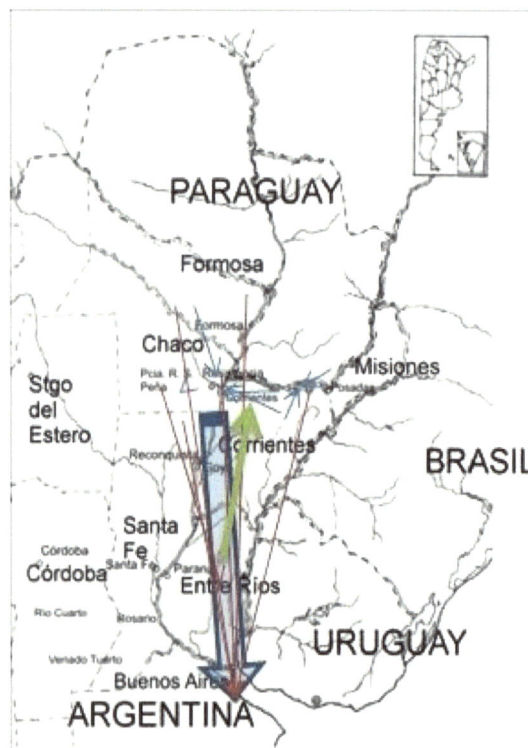

Fig. 3: Modelo actual "Centrifugo".

II – FUNDAMENTOS.

- Una cantidad considerable de pacientes son derivados desde el NEA a otras regiones en busca de procedimientos y estudios de alta complejidad en el área de Neurociencias.
- Muchos pacientes no pueden acceder a mejores opciones terapéuticas o de estudio, por no haber disponibilidad en la región.
- Los costos de prestaciones en otras regiones son altos, con respectos a los servicios de salud locales.
- El sistema de mediana y de alta complejidad está colapsado, asistiendo a pacientes de menor complejidad. Deteriorando la estructura e imposibilitando la ejecución de una verdadera alta complejidad que responda las demandas.
- Los costos de derivación incluyen otros gastos como acompañantas, alojamientos, etc. Que no colaboran solucionando el problema de salud del paciente.
- Regionalmente Corrientes se destaca como formadora de profesionales y proveedora de servicios de salud, los países limítrofes como Paraguay y sur de Brasil (costa del Uruguay) no tienen esta condición ni poseen centros de ata complejidad en la región.
- Los gastos de las obras sociales provinciales, privadas y del mismo estado al derivar un paciente, no contribuyen en nada al desarrollo de nuevos profesionales y tecnología en el NEA, al contrario, alientan la migración de pacientes y profesionales capacitados.
- La UNNE prepara excelentes profesionales en un tiempo considerable y los capacita a un costo alto, pero no tiene en esta área centros de entrenamiento que alienten (tanto económica como científicamente) la radicación definitiva de profesionales.
- Corrientes tiene la estructura de salud necesarias como andamiaje para instalar solamente el último nivel de complejidad en Neurociencias. Los demás niveles de complejidad ya están solucionados.
- Los centros de baja y mediana complejidad se varan fortalecidos, ya que el entrenamiento del personal y la disponibilidad de tecnología será más barata y accesible (proporcionada por el INNE), descongestionando de esta manera a centros que actualmente están colapsados.
- La mayoría de los especialistas en Neurociencias de la zona tiene experiencia y entrenamiento suficiente para desempeñarse en una mayor complejidad de la que realizan actualmente.
- La ciudad de corrientes seria el asiento natural del INNE ya que, las rutas de derivación ya están establecidas y por excelencia es una prestadora de salud para la región. Posee centros de referencias y formadores como el Instituto de Cardiología y el Hospital Escuela, superlativos en la región.
- La mayor complejidad en Neurociencias está representada por los Hospitales escuela de Corrientes, Posadas, Resistencia y Formosa estos centros se hacen cargo de todos los escalones de atención, pero el último escalón aún no está desarrollado y existe poca coordinación con el sistema privado (esté último deriva pacientes, inclusive con menor complejidad).
- Las sociedades científicas y los centros de entrenamiento articulan sus actividades lejos de la región en desmedro del fácil acceso y la constante actualización del personal de salud local.
- Los centros de alta complejidad en Neurociencias a nivel nacional crearon en la población en general una dependencia casi incondicional, muchas veces con mano de obra menos capacitada, pero sin duda mejor articulada. Esto genera que la población en general y muchas veces los profesionales de la salud, demanden derivaciones y atención en estos centros financiándolos, en detrimento del desarrollo de nuestros nosocomios de alta complejidad.

II - FUNDAMENTOS

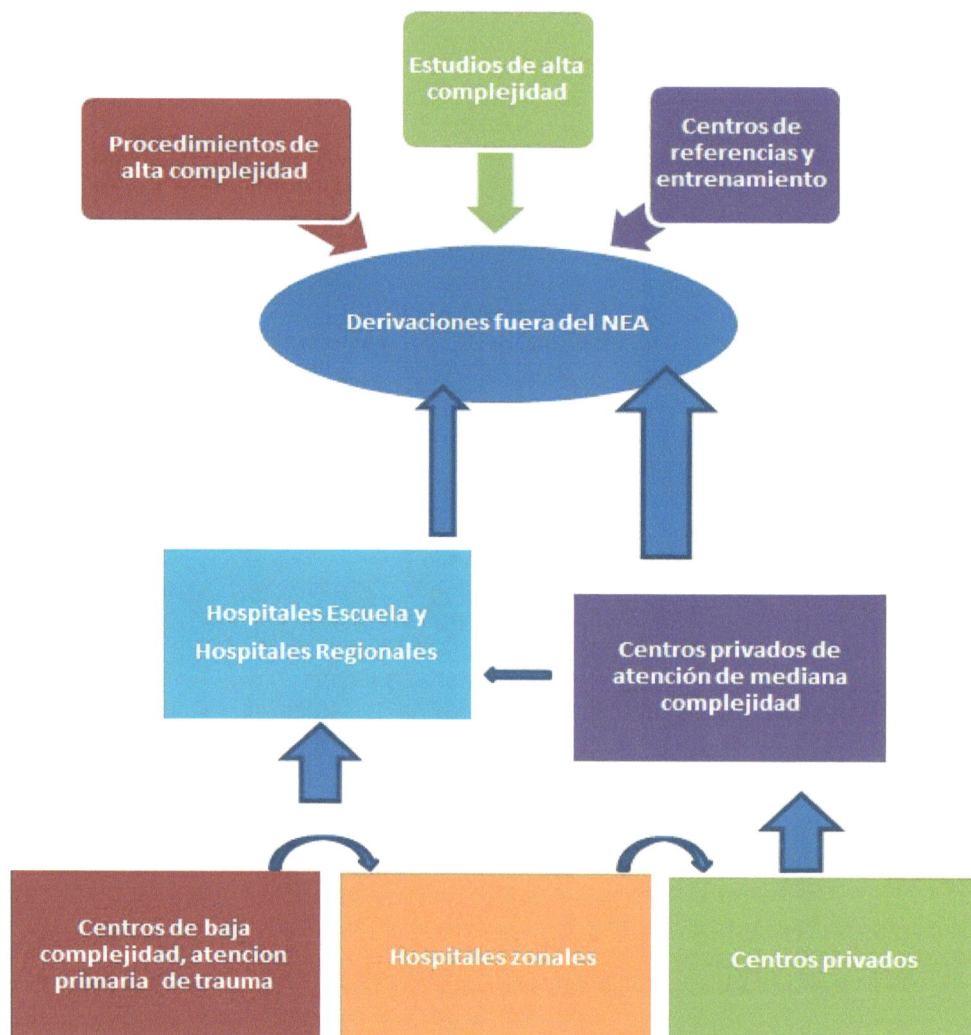

Fig. 4: Diagrama que ilustra el flujo de las derivaciones

En este diagrama (Fig. 4) se observa el flujo de las derivaciones actualmente. Centros de baja complejidad y atención primaria derivan sus pacientes directamente a centros y hospitales de alta complejidad (hospitales escuelas y regionales) estos hospitales escuelas y regionales absorben gran parte de esta demanda, pero la mayor complejidad se deriva. Centros de baja complejidad y atención primaria, también deriva a hospitales regionales (estatales) que a su vez por cuestión de distancia o cobertura derivan sus pacientes directamente a centros privados de la región, estos centros privados no tienen ninguna capacidad para absorber la demanda de estos pacientes y son derivados casi en su totalidad fura del NEA y una pequeña cantidad a los hospitales escuelas y regionales de las capitales provinciales, acentuando aún más el colapso de estos. Por otro lado, pacientes que requieran estudios de alta complejidad o rehabilitación no pasan por los demás escalones y se derivan directamente, esto acarrea además la migración de profesionales y trabajadores de la salud, que en general buscan perfeccionamiento, la mayoría de estos trabajadores emigrara definitivamente a corto o mediano plazo.

III – FINANCIACIÓN.

El INNE se constituirá inicialmente a partir de una Sociedad Anónima (SA), que controlará el 40% del INNE. 10% le pertenecerá al mismo INNE, dejando el 50% restante a otros potenciales socios que colaboren en la financiación para la concreción del proyecto (Fig. 5). De esta manera se asegura de que la administración sea privada y competitiva en el mercado, pudiendo asociarse además con el estado, entes autárquicos, etc. que faciliten los convenios y la cobertura de salud.

Es precisa una entidad privada, competitiva económicamente para hacer perdurar en el tiempo este proyecto, los constantes cambios en los valores de la medicina y el costo de la tecnología de vanguardia así lo requieren. El hecho de que la tecnología sea extranjera y este distribuida de manera asimétrica en el país, implica que un proyecto, que aspire a las mejores tecnologías y mano de obra altamente calificada debe ser competitivo en términos económicos, impactar en el mercado de valores y auto sustentarse, independientemente del estado. De esta manera se generará una posibilidad de inversión segura que atraiga a inversores regionales nacionales e internacionales. Posibilita además fijar salarios propios y competitivos, premios económicos para los trabajadores y fondos para desarrollos propios. La oportunidad para el accionista debe ser clara, segura y perdurable, esto solo se logrará aislando a este instituto de la financiación del estado, esto no quita que el estado sea socio como los demás inversores, ateniéndose a esas reglas de mercado.

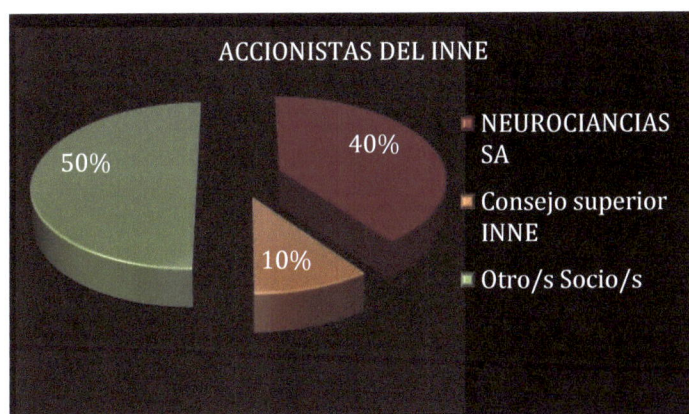

Fig. 5 Financiación Inicial

El financiamiento inclusive hasta los 5 primeros años de funcionamiento, en lo posible no debe incluir pagos de créditos, o cuotas, (de tomarse créditos se iniciará el pago a partir del año 5) ya que hasta ese momento la demanda de haberes del personal y la asistencia técnica inicial deben ser muy bien remuneradas. En este punto tal vez el instituto no pueda disminuir los costos de salud con respecto a las derivaciones, pero si igualarlos manteniendo el resto de ventajas con respecto a que el paciente se trate en la zona.

La administración, en auditoria constante por parte de los financistas, debe mostrar en este intervalo perspectivas de crecimiento. Sin perder de vista los objetivos del INNE se podrán realizar ajustes en cuanto al funcionamiento. Es importante desde este momento tener valores de prestación bien establecidos haciendo hincapié en la igualdad de los costos para todos los sistemas de salud privados, y obras sociales provinciales, teniendo especial miramiento únicamente en los convenios con los distintos gobiernos, inclusive los servicios particulares estarán debidamente tabulados sin diferencia con respecto a los tabulados para las obras sociales.

La difusión en esta instancia ocupara un lugar preponderante para afianza el instituto en la zona, viéndose la administración obligada a evaluar estrategias para establecer al INNE como centro de referencia en las rutas regionales de derivación.

La inversión inicial debe ser pensada para sustituir gastos a largo plazo, tanto de materiales de trabajo diario como en actualización.

a. Inicial.
i. Creación de la S.A.

La Sociedad Anónima <u>NEUROCIENCIAS S.A.</u>, Se constituirá en la ciudad de Corrientes, controlará el 40% de las utilidades (Fig. 5). Otro 10% pertenecerá al INNE controlado por el consejo superior (a los fines que se explicaran en Consejo Superior), y el 50% restante lo controlaran futuros socios.

NEUROCIENCIAS S.A. Estará formada por profesionales bien capacitados que son los que inicialmente formaran los equipos de trabajo en las principales áreas del INNE. Esta mano de obra calificada que en centros de alta complejidad están muy bien remuneradas, iniciaran las tareas de puesta en marcha, coordinación, planificación, etc. Del instituto. Los honorarios de este grupo inicial, estarán directamente ligada a la buena administración, buenas prácticas y efectividad del instituto, esto servirá de incentivo para el crecimiento y el correcto desarrollo del proyecto. Así se puede acercar el potencial profesional inicial, compitiendo con ofertas económicas de otros centros e instituciones, que de otra manera seria inalcanzable para centros de esta región.

a. Inicial.
ii. Financiación del Proyecto.

La financiación para el proyecto, tanto para la construcción como para la puesta en marcha inicial, aceptando socios financistas como Obras Sociales, Entidades Autárquicas, estado, etc. Respetará siempre el esquema inicial de 40% Neurociencias S.A., 10% INNE y 50% otros socios de esta manera no se tergiversarán los objetivos, ni el lineamiento funcional básicos del INNE. Neurociencias S.A. y el INNE controlarán sus respectivos porcentajes teniendo en cuenta los siguientes escenarios:

- NEUROCIENCIAS S.A. aportara directamente el 40% del capital necesario, el 60% será financiado por otro/s socios, sabiendo que el 10% funcionara como un préstamo que el INNE pagará a partir del 5to año de funcionamiento y por un lapso de 10 años como máximo. Funcionando como un préstamo blando a mediano plazo (los dividendos de los inversores, representado por la TIRE se analizan en el Estudio Económico Financiero).
- NEUROCIENCIAS S.A. solicitará financiación por el 100% del proyecto, poniendo en claro que 50% (40% Neurociencias S.A. + 10% INNE) funcionará como préstamo blando a largo plazo que será devuelto a partir del 5to año de funcionamiento y por un lapso máximo de 10 años. En definitiva, los financistas aportarán el 100% del proyecto, 50% a manera de préstamo blando a largo plazo y 50% como socio accionista del INNE. Los dividendos de los inversores, representado por la TIRE se analizan en el Estudio Económico Financiero.
- NEUROCIENCIAS S.A. solicitara un préstamo blando para cubrir el 40% del costo del proyecto, el 60% restante estará a cargo del financista, 10% de este último funcionara como préstamo blando a largo plazo para el INNE. Los dividendos de los inversores, representado por la TIRE se analizan en el Estudio Económico Financiero.

Este financiamiento debe contemplar:

- La construcción del edificio con características especiales para satisfacer la alta complejidad (véase EDIFICIO), construido por empresas con experiencia en este tipo de emprendimientos por ejemplo TECHINT en el siguiente ejemplo http://www.youtube.com/watch?v=sijSDz_oljs y equipamiento de alta complejidad como el proporcionado por empresas líderes en el mercado http://www.maquet.com/flashLoader.aspx?filename=content/SurgicalWorkplaces/Videos/Product%20Synopsis%20Video/VARIOP_MOVIES_Image2010_EN_ALL.flv&languageID=1
- La puesta en marcha (los primeros 5 años) contará con mano de obra, en lo posible, local que será entrenada por las empresas constructoras y proveedoras de tecnología, al menos durante los 2 primeros años de funcionamiento.

Los convenios con estados provinciales (Corrientes, Chaco, Misiones, etc.) y con FFAA y FFSS serán prioritarios. Ofreciendo convenios entre el INNE y la salud pública que resulten en una sustancial disminución del gasto en derivaciones para estos estados e instituciones, proporcionando atención a pacientes que ya hayan sido evaluados por centros de inferior complejidad respetando los distintos escalones de atención. Inicialmente estos convenios no producirán beneficios económicos para el instituto impidiendo el correcto desarrollo y crecimiento. Esta situación (de no rentabilidad) se solventada con el ámbito privado, mediante convenios con prestadoras de salud prepaga, obras sociales foráneas, etc.

Por tratarse de una institución privada (el INNE) priorizara su crecimiento y auto sustento económico (ya que solo eso asegura su constante modernización, crecimiento y permanencia). A pesar de ser una institución privada priorizara los convenios con estados regionales, obras sociales estatales y FFAA – FFSS. De no encontrar inversores para totalidad del proyecto como se detalló anteriormente hay otras opciones para emprendimientos privados con impacto social (como es el caso del INNE) como ser:

III - FINANCIACIÓN

- **Banco interamericano de Desarrollo (BID):** 2 líneas de crédito. Como empresa privada directamente, proporcionando el total de la financiación sin intervención de estado o gobiernos directamente ya que el estado o gobierno como deben involucrarse como garantes. Proporcionan la totalidad del financiamiento teniendo el respaldo del estado que garantizara el destino, la administración, etc. Actualmente estos créditos pueden ser coordinados por el Baco Nación de la República Argentina. http://www.iadb.org/es/acerca-del-bid/financiamiento-del-bid/solicitando-financiamiento,6382.html

- **Banco CMFSA:** Con asiento en Bs. As. Es uno de los más importantes de la banca privada argentina para la financiación de este tipo de proyectos, alguno de los créditos de bancos internacionales como el BID son coordinados por esta entidad. www.bancocmf.com.ar/cmf_es/servicios_financiamiento.php

- **OTRAS EMPRESAS:** En otra posibilidad todas las empresas de construcción a gran escala, proveedoras de equipamiento, etc. que por separado serian precisas para la construcción y puesta en marcha, tienen estipulada líneas especiales de créditos para estos proyectos, pero con intereses más altos y menos capital.

Instituto de Neurociencias del Nordeste – INNE "Santo Padre Francisco"

III - FINANCIACIÓN

a. Inicial
iii.   Proveedores.

Las empresas proveedoras de tecnología y equipamiento deben ser líderes del mercado internacional, de esta manera a pesar de que el gasto inicial sea superior se asegura el mantenimiento a largo plazo y la accesibilidad al entrenamiento de personal, ya que estas empresas son las que actualmente promueven las innovaciones que son objeto de múltiples congresos científicos, cursos de entrenamiento, etc. logrando de esta manera personal entrenado, mediano plazo, con costos mínimos. Cabe destacar aquí que lo más costoso (tiempo y dinero) en la adquisición de nuevas tecnologías, es el costo de entrenamiento y no el o los aparatos o sistemas, sobrados ejemplos en la región de tecnología cara dañada por mal uso, o en el peor de los casos tecnología comprada que aún no se utiliza por falta de capacitación. La presencia permanente de estas instituciones en la región posibilitara un crecimiento permanente del personal entrenado y el acceso permanente a tecnología de punta, ya que estas empresas son líderes del mercado mundial y posicionan permanentemente su tecnología a la vanguardia entrenando desde luego el personal con estándares internacionales.

Las empresas proveedoras de insumos como prótesis, material descartable, insumos médicos etc. Tendrán inicialmente un contrato por 5 años con el INNE, proveyendo todos los materiales que la institución crea conveniente de cada línea a precios preestablecidos. Este contrato incluirá también el entrenamiento del personal para el correcto uso del material que proveen. Se tendrán en cuenta solo empresas acreditadas internacionalmente y con experiencia mínima de 10 años en el mercado. De esta manera el INNE incluirá este material en las prestaciones asegurándose de que la disponibilidad de los mismos sea la igual para todos los pacientes, y de que este hecho no sea el que, en última instancia, incremente los costos de salud en este punto. Se dispondrá según resolución del consejo superior la manera de adquisición ya sea licitación pública, privada o negociación directa con las empresas proveedoras. De ninguna manera y bajo ningún concepto estas empresas actuaran directamente con los profesionales de la salud, ni en concepto de colaboración, ni de becas, ni de reconocimiento, articulando esas cuestiones directamente con el consejo superior, esta actitud por parte de la empresa o del profesional de la salud será penada estrictamente por el "código de ética del INNE".

Empresas propuestas:

- MEDTRONIC: Esta empresa reconocida a nivel mundial dicta el pulso de la actualización en neurocirugía, proveyendo equipamiento de quirófano, prótesis, etc. Además de tener representantes en argentina, y en el NEA (asegurando el mantenimiento y asesoramiento) poseen reconocidos programas de entrenamiento que ponen a la vanguardia al personal de la salud. http://www.medtronic.com
- CARL ZEISS: Líder en microscopia y sistemas ópticos a nivel mundial, tienen representante en argentina y sus sistemas son empleados en múltiples especialidades, son reconocidos por su fidelidad y durabilidad. http://www.zeiss.com.ar/.
- PHILIPS: Reconocido fabricante de sistemas de diagnóstico por imágenes, la última generación permite optimizar estudios, tiempo y costos. Además de poseer toda la estructura de entrenamiento y capacitación en Argentina, son los inventores de nuevos estudios complementarios que transforman a un centro en líder en cuanto a complejidad.
- AESCULAP: Fabricantes de instrumental neuroquirúrgico en todas las líneas, desarrollador de nuevas tecnologías, posee un centro de entrenamiento reconocido mundialmente, son los proveedores ideales de instrumental quirúrgico y material descartable. Con representantes en Argentina que trabajan activamente con centros destacados. http://www.bbraun.com.ar/
- SIEMENS: líderes mundiales en resonancia y tomografía, esta empresa redefinió el concepto de diagnóstico por imágenes y seguridad a la hora de realizar estudios complementarios. También tiene representantes en la Argentina.
- CODMAN: Line de J & J reconocida internacionalmente, destacada por su material para cirugía vascular y endovascular en neurocirugía, posee además una subcategoría de material descartable e

III - FINANCIACIÓN

instrumental. También cuenta con representante en argentina. http://www.depuy.com/about-depuy/depuy-divisions/codman-and-shurtleff

- STORZ: Líder mundial en endoscopia y laparoscopia en todas las especialidades, ofrece una gama completa de soluciones quirúrgica en este sentido, ademes de poseer representante en argentina cuenta con un variado sistema de financiación ajustándose a todas las posibilidades. http://www.karlstorz.com/cps/rde/xchg/karlstorz-es/hs.xsl/index.htm
- Soluciones Informáticas de Philips: esta división de la reconocida empresa se especializa en realizar los ajustes pertinentes a medida del cliente para una vanguardista y efectiva red informática que permita optimizar el recurso, tanto de imágenes, consumos, medicación, seguridad etc., con una interfaz sencilla y de fácil mantenimiento. http://www.healthcare.philips.com/mx_es/products/healthcare_informatics/

Las empresas anteriormente nombradas son simplemente tentativas, presentan en común una arraigada historia en el ámbito de la neurociencia, años de experiencia y el patrimonio de muchas de las innovaciones que se utilizan actualmente en todo el mundo. Por ser empresas multinacionales poseen sistemas propios de financiación, que ponen al alcance de la mano toda la tecnología; sistemas de entrenamiento y capacitación reconocidos por todas las entidades científicas. Invertir en estos equipamientos inicialmente podrá significar un alto costo, pero totalmente rentable en un mediano y largo plazo, ya que se trata de material mundialmente probado y reconocido por su durabilidad y confianza, el mantenimiento a un menor costo ya que los técnicos y encargados ya se encuentran en el NEA por otros productos, y no hace falta trasladarlos. Significan una conveniencia innegable desde el punto de vista de capital humano formado, ya que proporcionan capacitación para utilización de todos sus productos teniendo en cuenta que son líderes mundiales en sus respectivas líneas, esto significa estar a la vanguardia de la complejidad en el área; y por ultimo al estar reconocidos mundialmente hacen más fácil establecerse como centro prestador de salud y de entrenamiento de personal a nivel regional, recordemos que Paraguay y el sur de Brasil (costa de Uruguay) no poseen centros de alta complejidad en Neurociencias.

b. En el Corto y Mediano Plazo.

Entre el 3 y 6to año de funcionamiento el INNE, hará mayor hincapié en la difusión y extensión de la misión y función, acentuando la publicidad de todo tipo en provincias limítrofes y países como Paraguay y sur de Brasil. En este periodo probablemente las actividades estén todas habilitadas, las especialidades funcionando y será el momento crítico ya que a partir del 5to año empezará a hacer frente a sus obligaciones crediticias.

En este lapso el consejo superior hará énfasis en afianzar el entrenamiento del personal, imponer el instituto en los destinos de personal joven como profesionales recién egresados de la UNNE y otras instituciones, empezando desde el 2do año de funcionamiento a aplicar *Becas para Incentivo Profesional* (que se detallará en cada caso en apartado "Extensión")

El mayor ingreso estará signado por los convenios hasta el momento con obras sociales provinciales, instituciones estatales y actividad privada del instituto en las disciplinas innovadoras como cirugía mínimamente invasiva, neuroestimulación y tratamiento del dolor etc. Pero aun no estará bien consolidado como centro de referencia regional para las prestaciones a servicios de medicina prepaga.

En esta etapa la mejor perspectiva es contar con los pacientes de las obras sociales provinciales de al menos 3 provincias, esto significara el mayor porcentaje de ingreso. Los pacientes privados que tengan otras obras sociales será un pequeño porcentaje, y se afianzaran los procedimientos ambulatorios mínimamente invasivos que significaran un 20% de la facturación total del INNE.

En este periodo los estatutos, manuales, organigramas etc. deben estar totalmente implementados y completos.

b. En el Corto y Mediano Plazo.
i. Convenio con obras sociales y seguros de salud.

Durante este periodo (3 a 6 años de funcionamiento), será necesario afianzar los convenios con obras sociales y seguros de salud. El INNE tendrá el mismo calculo tarifario para todas las obras sociales y seguros de salud, haciendo excepción únicamente con los gobiernos regionales para la cobertura de pacientes que no posean servicios de salud u obra social y deban ser referidos desde hospitales públicos.

Todos los cuadros tarifarios estarán basados teniendo en cuenta las siguientes circunstancias:

a) El cuadro tarifario será universal y se aplicará el mismo en todos los casos, salvo excepciones previstas por el consejo superior.
b) Los honorarios profesionales estarán respetados basados en los nomencladores de las sociedades científicas nacionales.
c) Los cuadros tarifarios incluirán los estudios complementarios, la internación y las prótesis.
d) Los pagos de prestaciones se harán al INNE a mes vencido, si por algún motivo el pago queda en mora, se suspenderá la prestación a las obras sociales, seguros de salud, etc. hasta recomponer la situación.

Los cuadros tarifarios estarán confeccionados en base a nomencladores de sociedades científicas nacionales, estos nomencladores serán aprobados previamente por el consejo superior y actualizados cuando corresponda por la dirección. Los honorarios profesionales serán los estipulados en estos nomencladores y se abonarán a los mismos sin quitas ni descuentos de ningún tipo, salvo casos especiales de personal en formación (se explica para cada caso en personal). Por ejemplo, nomenclador de la Asociación Argentina de Neurocirugía 2012 (incluido en anexos):

> Cuadro tarifario tentativo ejemplo: se tomará una prestación en particular por ejemplo prestaciones tipo "D" (equivale a 630 unidades en este nomenclador). El cálculo final se realizará de la siguiente manera:
>
> D x 1 (honorario medico de cirujano y ayudante)
>
> D x 2 (Material Protésico Necesario)
>
> D x 1,5 (internación, estudios complementarios, etc.)
>
> D x 0,5 o 1 o 2 o 3 (Coeficiente de traslado según corresponda) El medio del traslado será definido por el INNE. Si se trata de emergencias y finalmente por distintos motivos el paciente no es internado (por no tener la complejidad suficiente, por deceso, etc.) se multiplicará este coeficiente por el valor del o los módulos correspondientes de observación en urgencias médicas. Nunca se prestará traslado a estudios complementarios.
>
> > a) 0,5= Ciudad de Corrientes o Resistencia y aledañas (barranqueras, Santa Ana, siempre y cuando no sobrepasen los 25 Km.)
> > b) 1= Resto de las provincias del Nordeste (Corrientes, Chaco, Misiones, Formosa)
> > c) 2= Resto del Norte del País: Norte de Santa Fe, Entre Ríos, Santiago del Estero, Salta, Jujuy y Tucumán.
> > d) 3= Internacional (Países limítrofes)
> > e) 5= Internacional (Países no limítrofes)
>
> En total D x 4,5 es decir (2205 unidades) para este nomenclador sería en total por todo concepto $100217,25.

Los mismos índices se utilizarían en cirugías que no requieran prótesis es decir para el ejemplo D x 4,5, ya que en realidad el material protésico tiene un valor más elevado, y se compensara con los procedimientos que no requieren prótesis. Es así que una vez establecidos los multiplicadores para cada práctica se establecerán a modo de modulo: días de internación, procedimientos, estudios complementarios, prótesis; todo incluido en el mismo costo. De esta manera se construirán los costos independientemente de si el paciente precisa o no prótesis o si permanece menos cantidad de días internado.

Cabe destacar con respecto a lo anterior, que si el modulo incluye por ejemplo 5 días de internación, prótesis, estudios complementarios, y el paciente permanece internado menos cantidad de días, el modulo se cobrara de la misma manera. Pero si luego de transcurrido el tiempo estimado de internación el paciente no puede ser derivado al centro que lo envió (público o privado) se tolerarán 24 horas y luego se volverá a cobrar el modulo completo; es decir 5 días de internación, prótesis, estudios complementarios, etc. ya que se ocupa una cama que podría ocupar otro paciente por esos costos.

De esta manera estarán cubiertos y asegurados los honorarios médicos, las prótesis y el ingreso para el INNE. En cada especialidad se realizará el cálculo pertinente, en este ejemplo no está incluidos el pago de alojamiento a acompañantes ni el pago de alojamiento a pacientes con tratamiento ambulatorio.

La facturación se realizará inmediatamente cumplido el procedimiento de manera electrónica. Enviándola a más tardar 6 horas después al seguro de salud pertinente. La facturación deberá ser precisa y ágil.

Todos los costos deben depositarse o acreditarse a las cuantas del INNE a mes vencido, sin excepción, de lo contrario se cesará la cobertura al mismo.

El entrenamiento preciso del personal especializado en la operación de sistemas y aparatos de alta tecnología estará a cargo de las empresas proveedoras de los mismos por un plazo mínimo de 3 años.

b. En el Corto y Mediano Plazo
ii. Convenio con otras instituciones sanitarias (Clínicas y Sanatorios).

Se celebrarán en esta etapa inicial convenios con clínicas y sanatorios privados, de manera tal de que sus pacientes sean derivados directamente desde la institución privada (Sanatorio, clínica, etc.). El Facturara según corresponda el modulo, pero derivara con la mayor brevedad posible el paciente nuevamente a la institución que lo refirió inicialmente, de esta manera el paciente continuara su internación y seguimiento en la institución correspondiente (estudios complementarios, etc.), a este fin el INNE remitirá parte de los fondos, del módulo facturado (lo correspondiente a internación y estudios complementarios) a la institución (clínica o sanatorio) que refirió el paciente. Para reglamentar esta situación, se dará participación a la entidad reguladora como "Asociación de Clínicas y Sanatorios de Corrientes".

Con estos convenios se intenta que los centros privados no pierdan la preferencia del paciente, que la atención del paciente empiece y culmine en el mismo centro, que la mediana complejidad se afiance definitivamente, ya que los cuidados y criterios de derivación de los pacientes así lo exigen.

En estos casos el INNE podrá realizar, a propuesta de la dirección y con aprobación por mayoría simple del consejo superior, costos diferenciales ya que el sanatorio o clínica correrán con la mayor parte de la internación y se harán cargo de los traslados que correspondan.

Estos convenios suplirán en un primer momento una mediana complejidad, si es que el centro privado no la posee, pero a su vez contemplaran un tiempo prudencial para que el sanatorio o clínica se haga cargo de ese nivel, supliendo finalmente solamente la alta complejidad.

b. En el Corto y Mediano Plazo.
iii.   Convenios regionales.

El INNE, intentara también convenios regionales directamente con gobiernos provinciales o internacionales para la atención de pacientes, siempre sobre la base de las tabulaciones que se presenta a las obras sociales provinciales y privadas. El traslado carrera por cuanta del INNE con la estructura tarifaria antes mencionada (Ver II-b-i) excepto que el convenio acuerde otra metodología de traslado. No se prestarán servicios de mediana y baja, respetando la complejidad del INNE.

Estos convenios fijaran un número de camas máximo a ocupar simultáneamente por parte de las derivaciones que se contemplen. Al realizar este tipo de convenios en INNE tendrá en cuenta al personal propuesto por la otra parte, para especialización, estos últimos deberán cumplir los requisitos de los demás postulantes y estos convenios no servirán para la adjudicación directa de becas, sino que simplemente se incorporará el personal a la lista de posibles candidatos, excepto que el convenio incluya el entrenamiento de personal.

c. A largo plazo.

El INNE luego del 5to año de funcionamiento y proyectando hasta el 10mo año, ya habrá cumplido con sus obligaciones crediticias (ver estudio financiero contable), y se habrá capitalizado de manera tal de que sus componentes (Neurociencias S.A., INNE y otros socios) serán completamente independientes. En esta etapa el instituto estará en pleno ejercicio de sus políticas de enseñanza y extensión, estará en condiciones además de aplicar cabalmente los reglamentos propuestos para la carrera sanitaria dentro del mismo (ver cap. III: Estructura Organizativa).

Este plazo es suficiente para abarcar entre el 70% y 90% del total de las derivaciones, y afianzarse en el mercado de prestadores de salud, como por ejemplo en procedimientos mínimamente invasivos y ambulatorios.

El equipamiento y tecnología adquirida a partir de este periodo será financiado y respaldado totalmente por el INNE, haciendo énfasis en la renovación tecnológica, y actualización del personal, continuando a la vanguardia regional en la espacialidad.

Se evaluará en esta etapa la posibilidad de reformas y ampliaciones edilicias, la adquisición de nuevas terapias oncológicas como radiocirugía, se acentuará el tratamiento de Rehabilitación.

c. A largo plazo.
i. Constitución del costo de prestaciones.

Los costos de las prestaciones del instituto serán revisados y actualizados cada 6 meses optativamente y cada año obligatoriamente. Esta revisión estará a cargo de la dirección, los coeficientes multiplicadores (ver II-b-i) en todos los casos serán revisados por la dirección y aprobados por mayoría simple por el consejo superior. La revisión por parte de la dirección debe incluir valores actualizados de los nomencladores que correspondan, y la opinión de los profesionales del INNE que representan al área (Jefes de Área III-d-v).

+ **Los costos de procedimientos (quirúrgicos o no)**: como se mencionó anteriormente se efectuarán en base a nomencladores de asociaciones científicas nacionales, con un coeficiente multiplicador (ver II-b-i) fijo establecido por el Consejo Superior, por ejemplo, para procedimientos correspondientes a la Asociación Argentina de Neurocirugía, dependiendo del procedimiento será: A x 4; AII x 4 o D x 4, siendo este multiplicador valido para todas las categorías de procedimientos. El valor resultante luego de aplicar el coeficiente de multiplicación incluirá todos los servicios internación, prótesis, estudios complementarios durante la internación, primera consulta en consultorios externos luego del procedimiento, traslado, medicación estudios de laboratorio, etc. (excepto rehabilitación).
+ **Los costos de estudios complementarios de baja y alta complejidad**, como RMN funcional, Angio-TC con o sin reconstrucción 3D, Angiografías, polisomnografías, PET – SPECT; RMN, angio-RMN; TC Helicoidal; espinograma; etc. Se facturará solo a pacientes ambulatorios, que fueron derivados al INNE para realizar estudios complementarios, no para procedimientos durante la internación, ya que estos últimos están incluidos en los módulos descriptos anteriormente. Serán fijados por valores existentes en el Instituto de Obra Social de Corrientes (IOSCOR), intentando lograr un valor fijo para todos los estudios complementarios del INNE, independientemente de la complejidad. Este valor será calculado en base a un promedio del valor de todos los estudios nomenclados por el IOSCOR y multiplicado por un valor a decidir por el Consejo Superior, este valor será aplicado a todos los estudios y para todos los prestadores de salud.
+ **Los costos de consultas y atención en consultorios externos:** Se aplicarán estos costos a la atención de pacientes en consultorios externos, sin incluir la primera consulta luego de realizar un procedimiento, en pacientes a los que se facturo el módulo de procedimiento (como se describió anteriormente en este apartado), esto último no incluye a pacientes que resulten de convenios particulares con instituciones privadas. El costo de la consulta se calculará teniendo en cuenta el arancel de consulta abonado a los especialistas por el IOSCOR, tomando como valido el de mayor costo de los nomenclados a especialistas que atiendan en el INNE, es decir, por ejemplo: si la consulta nomenclada en IOSCOR para un Psicólogo es de $500, para un Neurólogo $290, para un Neurocirujano $480, para un kinesiólogo $200. Se tomará un valor fijo para todos los especialistas del INNE en este caso $500.
+ **Los costos de internación en rehabilitación:** Se aplicará a pacientes que precisen por evaluación de profesionales del INNE permanecer internados para su rehabilitación. Se calculará teniendo como base de referencia lo nomenclado por el IOSCOR para internaciones en sala clínica (sala general) de instituciones privadas, tomando como referencia la más costosa de la provincia de corrientes y multiplicándola por un coeficiente fijo a decidir por el consejo superior. O se facturará teniendo como referencia el nomenclador de la asociación argentina de neurocirugía, más precisamente cirugías tipo C, multiplicado por el coeficiente que el INNE utilice para esa prestación (por ejemplo 4,5); este será el valor de un módulo de 7 días de internación, con todo incluido. Cabe destacar que las internaciones del INNE siempre incluyen a 1 acompañante, su alojamiento y pensión completa.
+ **Los pacientes para rehabilitación ambulatoria:** Sera aplicado a todos los pacientes que precisen de rehabilitación ambulatoria en la institución previa evaluación de profesionales del INNE, del sector de rehabilitación. Se calculará teniendo en cuenta el valor de la atención por consultorio externo (que se señaló previamente en este punto) multiplicado por un valor fijo decidido por el consejo superior.
+ **Paciente en observación de Urgencias:** Modulo o ítem será facturado únicamente si el paciente no es internado en otro sector (sala general o ambulatorio), ya que este y consultorios externos serán los mecanismos naturales de indicación de internación. Este paciente contara con todos los medicamentos y estudios complementarios necesarios para su compensación aguda inmediata (siempre a criterio de

profesionales del INNE). El INNE no contará con Urgencias de demanda espontanea, debiendo ser evaluado el paciente por otro centro de menor complejidad para que el paciente sea admitido y evaluado por la Urgencia. Este módulo se facturará por fracciones de 8 horas como mínimo (es decir si un paciente queda en observaciones 2 horas el modulo se facturará de manera completa). El costo será exactamente 50 veces lo que se facture por consultorio, fueran cuales fueran los estudios y medicación que el paciente precisa.

U.N.	50,75	Cirugías	U. N. Coeficiente de aplicación	Nuevos U.N.	Costo Unitario Cirugía	Promedio de días internado
Unidad Neurológica		Clase C	504	5	2520	$ 127.890,00	3
		Clase D	630	5	3150	$ 159.862,50	7
		Clase D1	810	5	4050	$ 205.537,50	10

Fig. 6: Valores de prestaciones del INNE.

Si tenemos en cuenta los valores fijados de este modo (Fig. 6), podremos obtener aproximadamente los valores que el INNE facturara por sus servicios.

De este grafico (extraído del Anexo "Estudio Económico Financiero" sección 3: "Flujo de Efectivo de la Inversión Total") podremos interpretar el costo total de los procedimientos quirúrgicos para cada una de las categorías del nomenclador, con un coeficiente de multiplicación 5, se trata de pacientes en la ciudad de Corrientes o Resistencia puesto que de lo contrario el traslado elevaría este coeficiente. A modo de ejemplo se obtuvieron los valores pagados por el IOSCOR para pacientes con estas patologías tratados en la ciudad de Corrientes, y parte de los costos que implica una derivación a Bs As para estos procedimientos. IOSCOR basado en el nomenclador INOS, actualmente paga al Hospital Escuela General San Martin ese valor,

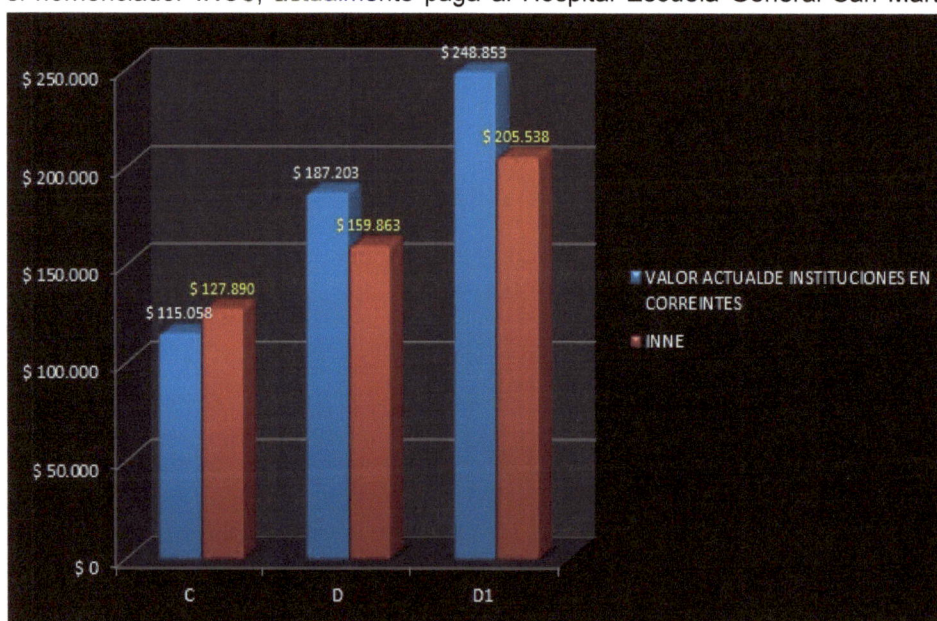

Fig. 7: Valores IOSCOR al 2013 comparados con tarifario de INNE 2013.

determinado por INOS multiplicado en promedio por 10, sin contemplar los traslados de familiares, el alojamiento de los acompañantes, determinaciones de laboratorio de alta complejidad, etc. (ver anexos).

Este nomenclador INOS contempla todas las prestaciones separadamente, es decir: estudios de imágenes, honorarios del cirujano, honorarios del anestesista, honorarios del médico durante la internación en UTI, día de internación en UTI, día de internación en sala general, prótesis, oxigenoterapia, descartables, etc. en cambio, el INNE pretende unificar estos valores y facturarlos directamente con todos los servicios incluyendo al acompañante, es decir un costo único y abarcativo, eliminando de esta manera el manejo de distintas cajas. Esto posibilitara inclusive reducir los costos con respecto al IOSCOR e incluir más servicios.

III - FINANCIACIÓN

A modo de ejemplo (Fig. 7), veamos que solamente en la prestación tipo C los valores del INNE superan a los valores abonados actualmente por el IOSCOR, pero recordemos que este último no tiene en cuenta algunos ítems que el INNE sí, cabe destacar además que el IOSCOR, la cobertura social estatal de la provincia de corrientes, es la que menos paga por prestaciones médicas comparadas con las coberturas medicas estatales de la provincia de Misiones y el Chaco.

c. A largo plazo.
ii. Distribución del ingreso.

La distribución del ingreso se hará con respecto a las prioridades de la dirección, esta última es cambiada cada 2 años, respetando el proyecto presentado por la misma (ver III-d-ii). Al momento de la elección de la dirección (director y subdirector) el Consejo Superior aprobara o no por mayoría simple la propuesta de distribución del ingreso del instituto, presentada por los nuevos directores, teniendo en cuanta siempre los siguientes ítems:

Docencia, mantenimiento edilicio y tecnológico, premios e incentivos, Neurociencias S.A. y socios, expansión y nuevas terapias, caja chica

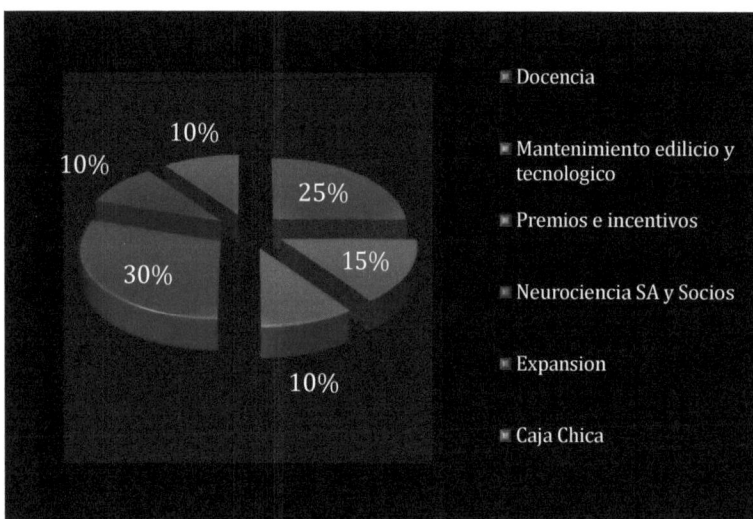

Fig. 8: distribución del ingreso en el corto plazo.

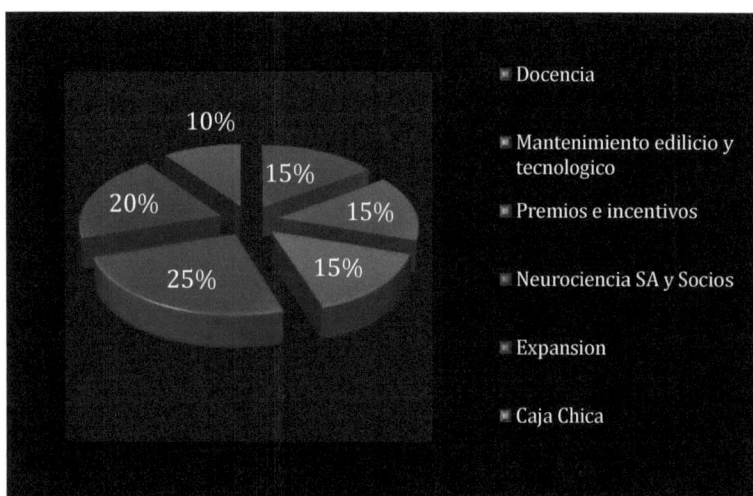

Fig. 9: Distribución del Ingreso en el mediano y largo plazo.

7 y 8 se explican a continuación con más detalle.

A continuación, se expondrán lineamientos generales de la financiación del instituto, estos lineamientos generales deberán ser respetados por los proyectos de dirección, en los plazos mencionados.

En el corto plazo, es decir de 1 a 5 años de funcionamiento (Fig. 8), hay que destacar la predominancia de la actividad docente, ya que en este periodo el fortalecimiento de esa área será indispensable para el futuro crecimiento del INNE. En el último periodo de esta primera etapa el INNE empezará a hacer frente a sus obligaciones crediticias, es por ello que debe capitalizarse, siempre teniendo en cuenta que la docencia debe ser la primera prioridad esto permitirá en el siguiente paso mano de obra calificada formada en el instituto, sumamente competitiva y probablemente a menos costo que la mano de obra inicial para la puesta en marcha.

A mediano y largo plazo (Fig. 9) es decir de 6 a 10 años de funcionamiento, en INNE continuará haciendo frente a sus obligaciones crediticias, y el foco del instituto se fijará esta vez en la expansión y nuevas tecnologías, ya que la docencia le brinda una base sólida de personal bien formado y apto para la introducción de nuevas tecnologías. Los ítems mencionados en las figuras

III - FINANCIACIÓN

- Los premios e incentivos para el personal se mantendrán con un porcentaje fijo de los ingresos de esta manera se volverán predecibles y calculables para cada uno de los beneficiarios y para la administración.
- La actividad de docencia administrara sus fondos mediante el jefe de docencia que informara semestralmente de manera informal y anualmente de manera formal a la dirección sobre sus actividades, las metas y distribuciones serán presentadas a la dirección quien las aprobara o no independientemente de la opinión del consejo superior, salvo que este decida intervenir por motivos de auditoria.
- Mantenimiento edilicio y tecnológico, estará representado por la administración que distribuirá los ingresos según corresponda. Con la sola aprobación de la dirección, excepto que el Consejo Superior desee intervenir.
- Premios e incentivos estarán administrados por el departamento Administración (ver. III-d-vii-1) que dejara en manos de la Jefatura de Personal la correspondiente distribución y aplicación según los casos que correspondan.
- Neurociencias S.A. y Socios son en realidad la capitalización de la institución, recordemos que el INNE estará constituido por una sociedad entre Neurociencias S.A., INNE y otros socios. La administración de estas asignaciones quedara a cargo de las partes interesadas pudiendo inclusive solicitar un administrador o auditor externo en cada caso para control de estos fondos.
- Expansión, este ítem quedara a consideración del Consejo Superior en las reuniones ordinarias o extraordinarias, y se consideraran las distintas propuestas de crecimiento de cada sector. Por último, el Consejo Superior oirá las propuestas de expansión de cada área y aprobará la propuesta que corresponda destinando los fondos asignados al grupo que coordine la expansión. Este grupo estará formado para cada proyecto por personal idóneo del área que corresponda nombrando un jefe de proyecto quien finalmente administrará los fondos, rindiendo cuenta a la dirección.
- La caja chica, será administrada únicamente por la dirección, para los fines que esta considere. Esta dirección rendirá cuantas al Consejo Superior en los plazos que este último establezca y cuando el Consejo superior lo solicite de manera extraordinaria.

d. Fuerzas Armadas y de Seguridad, Ejército Argentino.

Este proyecto puede llevarse adelante tanto en el ámbito civil como con la colaboración de las FFAA, en este caso el E.A. (Ejército Argentino) sería la fuerza más adecuada ya que cuenta con personal y material de utilidad. Además, deberían incorporarse las demás FFAA (Fuerzas Armadas) y FFSS (Fuerzas de Seguridad), de esta manera se constituirá un núcleo que incorpore a todos los pacientes incluidos en los seguros de salud correspondientes. Además, se incluirá entrenamiento y formación de personal para los fines que estas instituciones consideren y bajo las normativas que estas instruyan.

La participación del EA será de vital importancia para la concreción del INNE "Francisco I" y su cobertura tanto al medio civil como militar. Sus objetivos generales serán los siguientes:

1. El INNE prestara atención preferencial al personal en actividad del E.A., realizando convenios de prestaciones al costo con el Comando de Sanidad de cada fuerza.
   > El personal en actividad de las demás FFAA y FFSS abonara el 60% de todas las prestaciones previstas en el apartado II-c-i.

   Esta norma se cumplirá siempre y cuando los pacientes en cuestión cumplan con el criterio de atención de alta complejidad y de derivación de un nivel de mediana complejidad.
2. Luego de terminada la atención aguda a criterio del INNE, del personal en actividad de las FFAA y FFSS, se derivará al paciente al centro desde donde vino referido o al que se indique por cadena de comendo. De no ser así se facturará a los comandos de sanidad sin excepción el precio de la internación.
3. Prestar atención a personal vinculado a las FFAA y FFSS mediante las obras sociales de las mismas IOSE, DIBA, etc. facturándole a las mismas el costo exacto de lo que facturan en Buenos Aires los hospitales de cada Fuerza. Según lo expresado en el apartado II-c-i. De no existir un precio constituido (es decir que abarque internación, procedimiento, prótesis, etc.) se realizara un nomenclador con precios preferenciales, pero siempre siguiendo el esquema abarcativo mencionado.

Para llevar a cabo estos objetivos, el E.A. debería firmar un convenio de utilización del predio que ocupaba el ex "Regimiento de Infantería 9 Coronel Pagola" (RI9) y el ex "Hospital Militar Corrientes" (HMCtes), este

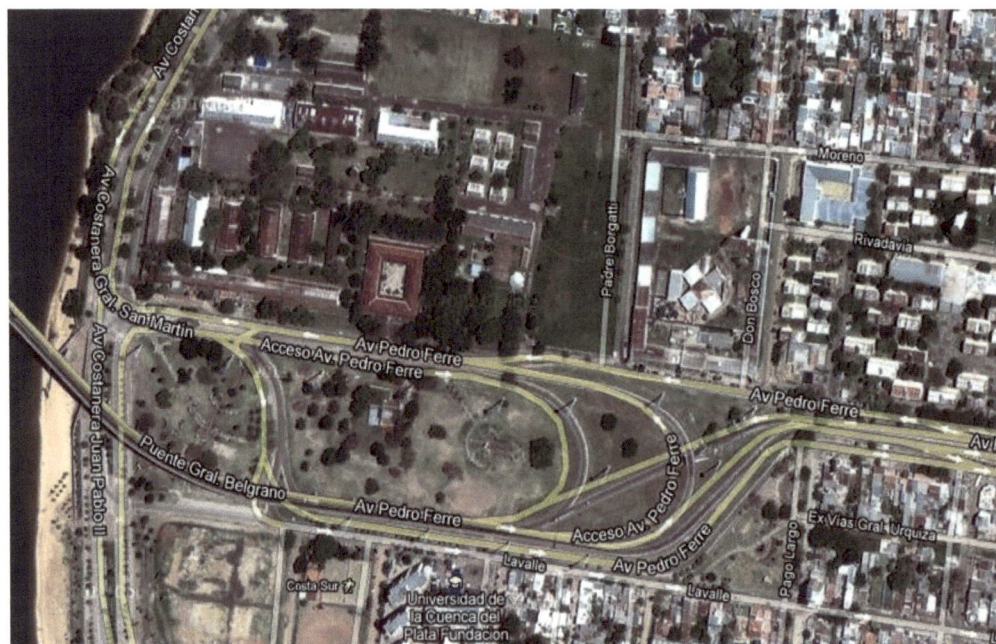

Fig. 10: Posición actual del predio ex RI9 Cnl Pagola y HMCtes

predio (Fig. 10) comprendido en la esquina de las Av. Costanera y Ferre de la Ciudad de Corrientes Capital, presenta un emplazamiento con las siguientes características: confluencia de accesos terrestres por las rutas más importantes de la Ciudad de Corrientes y fácil acceso a ciudades aledañas de la Provincia del Chaco (Resistencia, Barranqueras, etc.), una excelente vía de acceso por fluvial mediante el Rio Paraná a

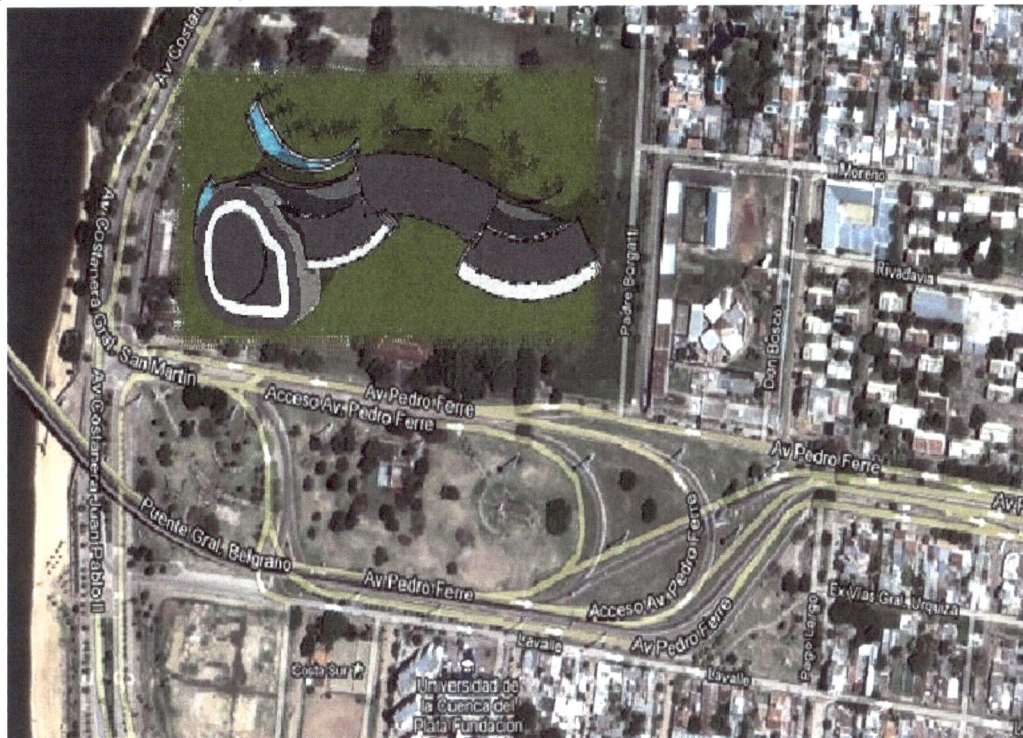

Fig. 11: Croquis distribución del INNE en el predio.

localidades rivereñas y a la República del Paraguay.

La figura 11 muestra una distribución aproximada del INNE sobre los predios del ex Regimiento de Infantería 9 y Hospital Militar Corrientes. En las imágenes anteriores se puede observar la ubicación actual del predio antes mencionado (Fig. 10 y 11) y un croquis aproximado de la distribución del predio para el INNE.

El correspondiente convenio de uso de este predio de ninguna manera le quitara la propiedad del mismo al E.A., este simplemente autorizará (mediante quien corresponda) el uso del mismo por un periodo de 90 años aprox. Con opción a renovar indefinidamente. De esta manera se integrará en el INNE un Hospital civil y militar ya que como se detalla adelante el E.A. formará parte del Consejo Directivo y además será el encargado de la integración de las demás FFAA y FFSS al instituto. Esto convertirá al INNE en un instituto mixto cívico-militar que además brindará formación profesional a ambos fines.

A fines de no tergiversar los objetivos del proyecto ni su funcionamiento se tendrán en cuanta los siguientes puntos:

⭐ El E.A. dispondrá de una "*Oficina de Representación y Enlace de las FFAA Y FFSS*" que coordinará la derivación, recepción etc. con medios del INNE, de los pacientes bajo la órbita de los distintos comandos de sanidad y obras sociales correspondientes (esta oficina estará conformada idealmente por personal de FFAA y FFSS). El personal de esta oficina será proporcionado por las FFAA y FFSS según corresponda, pero no dispondrá de personal orgánico del INNE a tal fin, si por supuesto de sus sistemas informáticos, etc. Esta oficina deberá convertirse en un destino de sanidad o comisión para las distintas fuerzas. El personal asignado a esta oficina no podrá desempeñarse en otras áreas secciones etc. del

INNE, excepto que accedan por concurso como está estipulado para los demás cargos, como se menciona a continuación.

- Las FFAA y FFSS podrán incorporar personal al INNE según la estructura organizativa existente, teniendo prioridad personal del E.A. Esta incorporación se realizará por estricto concurso (como está previsto para todo el personal). El personal incorporado por concurso podrá desempeñarse en cualquier área o cargo al que accedió por el mencionado concurso a diferencia del personal perteneciente a la oficina antes mencionada "Representación y Enlace. Este concurso no tendrá en cuanta la jerarquía militar, si la habilidad y capacitación profesional, etc. Este personal podrá formar parte del Consejo Directivo, Dirección, etc. respetando la jerarquía de los escalafones laborales existentes (ver III-b), asimilado como cualquier otro personal del INNE. Este personal percibirá la remuneración que le corresponde por su cargo, además de la remuneración que le corresponde como personal dependiente de FFAA o FFSS. Si la remuneración del INNE supera a lo percibido como haber de la fuerza, el INNE girará el monto exacto del haber percibido en la fuerza a la Contaduría General del Ejército (o la fuerza que corresponda) todos los meses contra la presentación de recibo de haberes en Administración; el restante de lo percibido en el INNE será depositado a la cuenta del causante.
    - Por ejemplo si luego de ingresar a un cargo del INNE (por los mecanismos correspondiente y exceptuando la oficina de Representación y Enlace que se describió anteriormente) le corresponde para ese cargo un haber mensual bruto de $10.000 y en su actividad militar percibe $7000 mensual bruto, el INNE girara mensualmente a la fuerza que corresponda $7000 a manera de devolución, de esta manera el personal militar no pierde sus aportes jubilatorios, antigüedad, etc., la Fuerza en cuestión no se reciente con la remuneración y el personal percibe un haber equivalente al resto del personal para ese cargo, además por supuesto de los incentivos económicos propios de INNE, premios, etc.
- El personal militar que trabaje en la institución deberá concurrir al mismo con uniforme diario o blanco (según la corresponda) y nunca de combate. Los horarios serán regidos por el INNE y no por las FFAA o de Seguridad.
- El INNE a pesar de no ser estrictamente una unidad militar, adoptara las normas básicas de saludo, protocolo, vestimenta (teniendo en cuanta la excepción antes mencionada), etc. Ya que la oficina de Representación y Enlace además de los pacientes y demás personal militar adoptara las normas correspondientes y se considerara una dependencia militar.
- El E.A. o las demás FFAA y FFSS podrán incorporar un representante de cualquier especialidad o arma al Consejo Superior. Este cargo está reservado para personal que no haya rendido concurso para formar parte de la estructura orgánica del INNE. Este personal no podrá ser elegido Director ya que no paso por los escalafones laborales pertinentes. Integrará el Consejo Superior en las mismas condiciones que los representantes de los socios inversores (Ver III-d-1).
- El INNE podrá solicitar personal que considere idóneo de las FFAA o FFSS y someterlo a concurso con las directivas antes mencionadas, para ingresar a unos de sus cargos o escalafones. Esta solicitud será articulada por la oficina de Representación y Enlace.
- El personal dependiente de la oficina de Representación y Enlace de las FFAA o FFSS tendrá la obligación de izamiento y arrió del pabellón Nacional diariamente. Así como la correspondiente celebración de las demás fechas o actos patrios que considere, siempre con autorización de la Dirección.
- La Oficina de Representación será un destino orgánico de las FFAA y FFSS.

IV – Estructura Organizativa

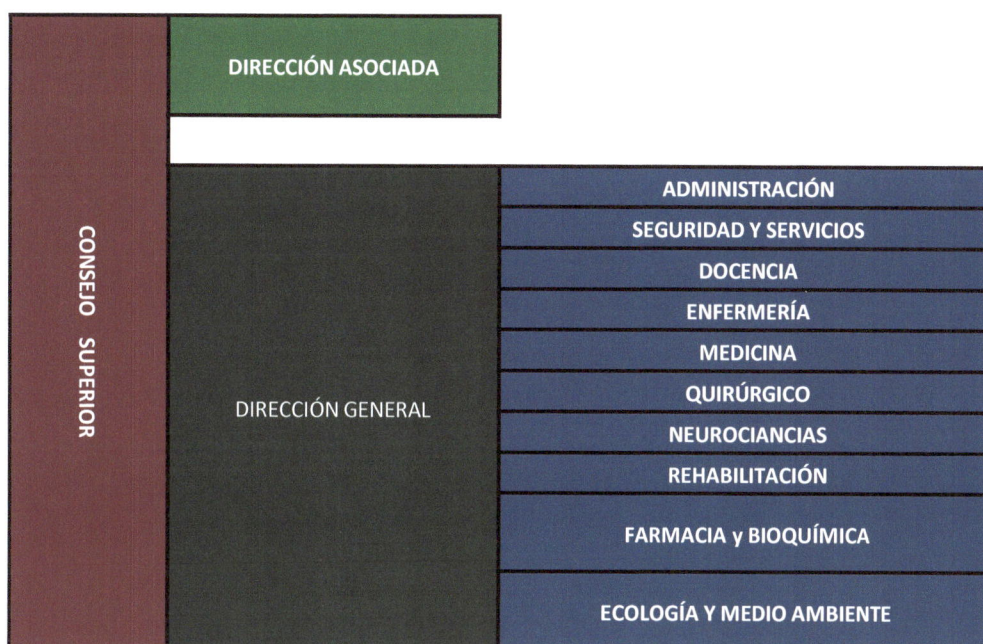

CONSEJO SUPERIOR	DIRECCIÓN ASOCIADA	
	DIRECCIÓN GENERAL	ADMINISTRACIÓN
		SEGURIDAD Y SERVICIOS
		DOCENCIA
		ENFERMERÍA
		MEDICINA
		QUIRÚRGICO
		NEUROCIANCIAS
		REHABILITACIÓN
		FARMACIA y BIOQUÍMICA
		ECOLOGÍA Y MEDIO AMBIENTE

ADMINISTRACIÓN			
	Recursos Humanos y Personal	ADMINISTRACIÓN DE PERSONAL	RECEPCIÓN Y SECRETARIAS
		SERVICIO SOCIAL	LEGAJOS PERSONAL
	Finanzas y Contabilidad	FACTURACIÓN	ADMISIÓN
		CAJA	
	Administración de recursos Financieros	SALARIOS	INVERSIONES
		AUDITORIA	
	JURÍDICO	DISCIPLINA Y REGLAMENTOS	ATENCIÓN INTERNA
		ATENCIÓN EXTERNA	

SEGURIDAD Y SERVICIOS			
	HOTELERÍA	CAMAREROS	LIMPIEZA
		COCINA	LAVANDERÍA Y BLANQUERÍA
	SEGURIDAD	MONITOREO	IDENTIFICACIÓN Y ACCESOS
		SEGURIDAD FÍSICA	MANTENIMIENTO
	INFORMÁTICA	REDES	SOFTWARE
		HARDWARE	ELECTROMEDICINA
	TRANSPORTE	AMBULANCIAS	HELIPUERTO
		TRANSPORTE INTERNO	PUERTO

DOCENCIA		
	EXTENSIÓN	PROMOCIÓN DEL INNE
		CONGRESOS Y REUNIONES / CEREMONIAL Y PROTOCOLO
		COORDINACIÓN EXTERNA
	INVESTIGACIÓN Y DESARROLLO	PROGRAMAS ESPECIALES
		LABORATORIO DE ENTRENAMIENTO
	CAPACITACIÓN Y ENTRENAMIENTO	RESIDENCIAS Y PASANTÍAS
		BECAS Y PREMIOS

IV – ESTRUCTURA ORGANIZATIVA

ENFERMERÍA	ENFERMERÍA de INTERNACIÓN	INTERNACIÓN ADULTOS	
		INTERNACIÓN PEDIATRÍA	
	ENFERMERÍA de UTI	UTI ADULTOS	
		UTI PEDIATRÍA	
	ENFERMERÍA QUIRÚRGICA	TÉCNICOS	
		ESTERILIZACIÓN	
		QUIRÓFANO	
	ENFERMERÍA de URGENCIAS	URGENCIAS ADULTOS	
		URGENCIAS PEDIATRÍA	
		EVACUACIONES	

MEDICINA	MEDICINA de URGENCIAS	PEDIÁTRICAS	
		ADULTO	
	MEDICINA PEDIÁTRICA		
	CLÍNICA MEDICA		
	MEDICINA de UTI	PEDIÁTRICAS	
		ADULTO	
	DIAGNOSTICO POR IMÁGENES	TÉCNICOS	NEUROIMAGENOLOGÍA
		SECRETARIA	
	MÉDICOS CONSULTORES	Sec. HONORABLE COLEGIO DE CONSULTORES	sec. CONSULTORES ESPECIALES
		Sec. CONSULTORES PERMANENTES	Sec. CONSULTORIOS EXTERNOS

QUIRÚRGICO	CIRUGÍA GENERAL	
	CIRUGÍA PEDIÁTRICA	
	ANESTESIOLOGIA	DOLOR
		INTRAOPERATORIO Y MONITOREO

NEUROCIENCIAS	NEUROCIRUGÍA	NEUROCIRUGÍA DEL TRAUMA	NEUROCIRUGÍA PEDIÁTRICA
		CIRUGÍA ESPINAL	NEUROCIRUGÍA ENDOVASCULAR
		SISTEMA NERVIOSO PERIFÉRICO	RADIOCIRUGÍA
		NEUROCIRUGÍA VASCULAR	
		NEUROCIRUGÍA FUNCIONAL	
		CIRUGÍA DE EPILEPSIA	
		NEUROCIRUGÍA ONCOLÓGICA	
	NEUROLOGÍA	NEUROPEDIATRÍA	ENFERMEDADES NEUROMUSCULARES
		MOVIMIENTOS ANORMALES	ENFERMEDADES DESMIELINIZANTES
		NEUROONCOLOGÍA CLÍNICA	NEUROFISIOLOGÍA
		NEUROENDOCRINOLOGÍA	
		EPILEPSIAS	
		TRASTORNOS SUEÑO VIGILIA	

IV – ESTRUCTURA ORGANIZATIVA

REHABILITACIÓN	KINESIOLOGÍA	FISIATRÍA	
		AUXILIARES	
	SALUD MENTAL	NEUROPSIQUIATRÍA	
		NEUROPSICOLOGÍA	
	EDUCACIÓN ESPECIAL	MAESTROS ESPECIALES	ZOOTERAPIA
		EDUCACIÓN FÍSICA	PSICOPEDAGOGÍA
		TERAPIA OCUPACIONAL	GUARDERÍA
		FONOAUDIOLOGÍA	

FARMACIA Y BIOQUÍMICA	BIOQUÍMICA	LABORATORIO AMBULATORIO
		HEMOTERAPIA
	FARMACIA	FARMACIA HOSPITALARIA
		FARMACIA EXTERNA

ECOLOGÍA Y MEDIOAMBIENTE	USINAS	TERMOELÉCTRICA
		BIODIGESTORES
	GESTIÓN AMBIENTAL	RECICLAJE Y TRATAMIENTO DE RESIDUOS
		PROMOCIÓN Y EXTENSIÓN

Tabla 1: La estructura organizativa será el eje fundamental de trabajo de este instituto, las distintas áreas o escalafones serán puestas en consideración en esta sección. A criterio del consejo superior se agregarán o quitarán dependencias según sea apropiado.

En esta tabla se observa, en rojo el Consejo Superior, en verde la Dirección General y Asociada, en azul los Departamentos, en violeta las Áreas y en rosa las Secciones.

a. Características del Personal.

El personal que conforma cada eslabón del instituto intentara ser el más capacitado para la función que le corresponda desarrollar. Las características propias de cada función serán tenidas en cuenta y descriptas en el desarrollo de cada departamento o eslabón.

En general el personal deberá contar con las siguientes características:

- Integridad Personal.
- Conducta y Presentación: se tendrán en cuanta estas características al momento de seleccionar el personal adecuado, pudiendo inclusive solicitar documentos legales que demuestren buenas conductas a criterios del INNE.
- Calificaciones: Deberá demostrar estar calificado para la tarea que se propone realizar, tenga o no experiencia previa a criterio del INNE.
- Recomendaciones: Se tendrán en cuenta las recomendaciones laborales para el personal postulante, más aún si estas recomendaciones se realizaron por personal del INNE.
- Familiares en el INNE: se prestará especial atención a personal postulante que ya tenga familiares trabajando en el INNE, si relegar en ningún caso las características anteriores.
- Siempre tendrán prioridad de acceso a la vacante propuesta, el personal que pertenezca al INNE y que se encuentre en condiciones de concurso.
- Regionalismo: Siempre se priorizará personal regional, es decir en un concurso en el que las demás características estén en iguales condiciones se priorizara personal zonal.

b. Escalafones Laborales.

La estructura orgánica u organizativa se construirá con un modelo de escalafones laborales que posibilitará no solo una clara estructura vertical, sino a su vez, la posibilidad de subir o ascender de escalafón a cualquier integrante de la estructura. Garantizando control, dinamismo, constante actualización y accesibilidad.

El salario estará directamente en relación al SMVM (Salario Mínimo, Vital y Móvil), multiplicado por coeficientes que el consejo directivo aprobará en cada caso.

Todos los escalafones tendrán participación en las ganancias del INNE con excepción de Contratados y Becarios.

Se clasificará con letras y los integrantes serán distinguidos por el uniforme y distintivos que el Consejo Directivo decida en cada caso.

Todos los escalafones serán accesibles por concursos que, para cada caso, el Director de Departamento y/o el Consejo Superior según corresponda llevarán adelante.

Los ascensos de escalafón no tienen edad o permanencia mínima en algún cargo, y puede presentarse a concurso cualquier personal para cualquier cargo.

Denominar la cantidad y calidad de vacantes será merito exclusivo del consejo superior a recomendación del director.

A fines de retiros y jubilaciones, el personal que no totalice los años mínimos para retirarse en su actual escalafón, podrá sumar 2 años del escalafón anterior equivaldrán a uno del actual, es decir:

> 2 años del escalafón B equivalen a 1 del A. dos años del C equivales a uno del B. Dos años del escalafón D equivales a uno del C. Por ultimo 2 años de contrato equivalen a un año del escalafón D.

> Este cálculo solo está reservado para personal que no complete los años necesarios para jubilarse en un escalafón al llegar a la edad correspondiente, pudiendo solo sumar los años del escalafón inmediatamente inferior. Podrán sumarse por este método solo hasta el 40% de la totalidad de años mínimamente necesarios, es decir si para jubilarse en el escalafón B la permanencia mínima es de 10 años podrán sumar por este método solo 4 años. Si un personal utiliza este método para jubilarse pierde la participación en las ganancias (25% de la participación que percibe el mismo escalafón en actividad) que perciben los jubilados que sumaron años simples para jubilarse.

Si cualquier trabajador no suma los años requeridos mínimamente para su jubilación en el escalafón actual inclusive utilizando el método antes descripto, se tomará el escalafón inferior al que se encuentra actualmente y se contaran en el 2 años por cada uno trabajado en el escalafón actual, es decir si se encuentra en el escalafón B pero no completa el tiempo mínimo requerido, se tomara lo requerido para el escalafón C y se contara por 2 cada año trabajado en el B, si aun así no alcanza lo requerido para jubilarse en el escalafón C, se tomaran los años necesarios para jubilarse en el escalafón D y nuevamente se contarán los años pero multiplicando por 4 los trabajados en el escalafón actual (B x 4), y así sucesivamente hasta comprobar si puede jubilarse en alguna categoría inferior. Si aun así no alcanza los años en ningún escalafón podrá ser contratado y sumar años o utilizar el método que decida el Consejo Directivo. El personal que utilice este método no participara de las ganancias y se jubilara con el tiempo mínimo requerido percibiendo el haber correspondiente (es decir el 85%).

En cada escalafón se percibirá un haber calculado específicamente (para todos los trabajadores del mismo escalafón), independientemente de este, el personal percibirá premios económicos y participación a las ganancias según corresponda. La participación en las ganancias, los premios, becas, etc. No tendrán carácter remunerativo.

El mismo personal no podrá ocupar 2 cargos al mismo tiempo, si realizar suplencias cubrir al personal faltante según le corresponda.

- Escalafón A (jerarquía superior):
  1. Es el de mayor jerarquía, reservada para los Jefes de Departamento.
  2. Esta categoría no podrá ser beneficiaria de premios (pues es deber de ellos premiar a los escalafones inferiores).
  3. Sera un escalafón de dedicación exclusiva.
  4. Tendrán la mayor participación en las ganancias (tipo 1).
  5. No tendrán la obligación de cumplir horarios laborales.
  6. Se accederá a este escalafón únicamente por concurso.
  7. Podrán seguir ejerciendo actividades asistenciales según corresponda y recibirán la remuneración correspondiente por ello.
  8. 55 días de licencias al año como máximo, 35 en verano y 20 en invierno. Podrán fraccionar las mismas según su conveniencia durante el año. Los días que no se utilicen durante el año, no serán acumulables para el siguiente año.
  9. Cada 5 años deberán presentar méritos ante el Departamento Docencia debiendo cumplir con las exigencias mínimas del Departamento al que pertenezcan, de no ser así el consejo directivo podrá ejercer retenciones sobre las ganancias o sancionar al personal, contemplando siempre las situaciones particulares.
  10. Cumpliendo 10 años en este escalafón el personal se podrá retirar con el 100% de su haber que será ajustado al igual que el personal en actividad. Se podrán jubilar en este escalafón con un mínimo de 6 años simples completos en el escalafón y le corresponderá el 85% del haber que se percibe para el mismo escalafón en actividad.
     - Luego del Retiro o jubilación la participación de las ganancias que percibirán será del 25% de lo que percibe un personal de este escalafón en actividad.
     - De no completar los años requeridos mínimamente para jubilarse, podrán utilizar el método señalado anteriormente sumando los años trabajados en el escalafón inmediatamente anterior.

- Escalafón B (Jerarquía intermedia):
  1. Es el segundo en jerarquía, reservado para los Jefes de Áreas.
  2. Este Escalafón podrá participar de premios, especialmente diseñados para esta categoría.
  3. Sera un escalafón de dedicación exclusiva.
  4. Tendrán Participación en las ganancias (Tipo 2).
  5. Tendrán que cumplir con al menos 5 horas laborales por día hábil, pero, excepto que estén licenciados, serán responsables de su área las 24 horas del día los 7 días de la semana.
  6. Se accederá a este escalafón únicamente por concurso
  7. Deberán continuar ejerciendo actividades asistenciales u horas extras, según corresponda. Y recibirán la remuneración correspondiente por ello.

8. 50 días anuales de licencias como máximo, 35 en verano y 15 en invierno. Podrán fraccionar las mismas según su conveniencia durante el año. Los días que no se utilicen durante el año no serán acumulables para el siguiente año.

9. Cada 5 años deberán presentar méritos ante el Departamento Docencia debiendo cumplir con las exigencias mínimas del Departamento al que pertenezcan, de no ser así el Consejo Directivo podrá ejercer retenciones sobre las ganancias o sancionar al personal, contemplando siempre las situaciones particulares.

10. Cumpliendo 10 años en este escalafón el personal se podrá retirar con el 100% de su haber que será ajustado al igual que el personal en actividad. Se podrán jubilar en este escalafón con un mínimo de 6 años simples completos en el escalafón y le corresponderá el 85% del haber que se percibe para el mismo escalafón en actividad.

   - Luego del Retiro o jubilación la participación de las ganancias que percibirán será del 25% de lo que percibe un personal en este escalafón en actividad.
   - De no completar los años requeridos mínimamente para jubilarse, podrán utilizar el método señalado anteriormente sumando los años trabajados en el escalafón inmediatamente anterior.

⊥ Escalafón C (Jerarquía intermedia):

1. Es el Tercero en jerarquía reservado para los jefes de Sección.
2. Este Escalafón podrá participar de premios
3. Sera un escalafón de dedicación exclusiva.
4. Tendrán Participación en las ganancias (Tipo 3)
5. Tendrán que cumplir con al menos 8 horas laborales por día hábil. Que se pueden repartir a consideración de los jefes de Departamento.
6. Se accederá a este escalafón únicamente por concurso
7. Deberán continuar ejerciendo actividades asistenciales u horas extras, según corresponda. Y recibirán la remuneración correspondiente por ello.
8. 45 días de licencias anuales como máximo, 30 en verano y 15 en invierno. Podrán fraccionar las mismas según su conveniencia durante el año. Los días que no se utilicen durante el año no serán acumulables para el siguiente año.
9. Cada 4 años deberán presentar méritos ante el Departamento Docencia debiendo cumplir con las exigencias mínimas del Departamento al que pertenezcan, de no ser así el consejo directivo podrá ejercer retenciones sobre las ganancias o sancionar al personal, contemplando siempre las situaciones particulares.
10. Cumpliendo 15 años en este escalafón el personal se podrá retirar con el 100% de su haber que será ajustado al igual que el personal en actividad. Deberán acumular una permanencia mínima de 10 años simples como mínimo. Entre 10 y 15 años le corresponde 85% del haber al jubilarse.

    - Luego del Retiro o jubilación la participación de las ganancias que percibirán será del 25% de lo que percibe un personal en este escalafón en actividad.
    - De no completar los años requeridos mínimamente para jubilarse, podrán utilizar el método señalado anteriormente sumando los años trabajados en el escalafón inmediatamente anterior.

⊥ Escalafón D (Jerarquía Inferior):

1. Es el Cuarto en jerarquía reservado para integrantes de cada Sección.
2. Este Escalafón podrá participar de premios
3. Sera un escalafón de dedicación exclusiva.
4. Tendrán Participación en las ganancias (Tipo 4)
5. Tendrán que cumplir con al menos 8 horas laborales por día hábil y 12 horas al mes los fines de semana.

6. Se accederá a este escalafón únicamente por concurso.
7. Deberán realizar actividades asistenciales u horas extras, según corresponda y recibirán la remuneración correspondiente por ello.
8. 40 días de licencias como máximo 30 en verano y 10 en invierno. Podrán fraccionar las mismas según su conveniencia durante el año. Los días que no se utilicen durante el año no serán acumulables para el siguiente año.
9. Cada 3 años deberán presentar méritos ante el Departamento Docencia debiendo cumplir con las exigencias mínimas del Departamento al que pertenezcan, de no ser así el consejo directivo podrá ejercer retenciones sobre las ganancias o sancionar al personal, contemplando siempre las situaciones particulares.
10. Cumpliendo 20 años en este escalafón el personal se podrá retirar con el 100% de su haber que será ajustado al igual que el personal en actividad. Se podrán jubilar con un mínimo de 15 años completos y simples el 85% del haber del personal del mismo escalafón en actividad.
    - Luego del Retiro o jubilación la participación de las ganancias que percibirán será del 25% de lo que percibe un personal en este escalafón en actividad.
    - De no completar los años requeridos mínimamente para jubilarse, podrán utilizar el método señalado anteriormente sumando los años trabajados en el escalafón inmediatamente anterior.

- Contratados (Jerarquía Inferior):
    1. Se diferenciará entre contratados con nivel de Post Grado (Universidad más residencia, por ejemplo), universitario, terciario u oficio. Según corresponda a la carrera o certificación que posean.
    2. Se realizarán contratos individuales según la necesidad del INNE.
    3. Podrán participar de premios.
    4. Los contratos tendrán una primera etapa de prueba renovable de 1 año y luego de 3 periodos satisfactorios, se renovará el contrato a 3 años, luego de dos periodos de tres años satisfactorios se renovará el contrato a 5 años y así sucesivamente hasta que el personal concurse por un cargo de escalafones superiores.
    5. Tendrán Participación en las ganancias (Tipo 5) luego de completar su primer periodo de 3 años.
    6. Tendrán que cumplir con al menos 8 horas laborales por día hábil y 24 horas al mes los fines de semana o juntar todas las horas y distribuirlas semanalmente en guardias y horas extras según determine el Departamento Personal.
    7. 35 días de licencia anual como máximo 20 en verano y 15 en invierno. Podrán fraccionar las mismas según su conveniencia durante el año siempre con la autorización y según lo reglamente el Departamento Personal. Los días que no se utilicen durante el año no serán acumulables para el siguiente año.
    8. El Departamento Administración decidirá según los méritos presentados las siguientes renovaciones de contrato pudiendo llamar a concurso para cubrir la vacante a las que el personal de este escalafón tiene derecho a presentarse.
    9. Cumpliendo 25 años en este escalafón el personal se podrá retirar con el 100% de su haber que será ajustado al igual que el personal en actividad. Podrán retirarse con un mínimo de 20 años simples percibiendo el 85% del haber de un trabajador en actividad del mismo escalafón.
        - Luego del Retiro o jubilación la participación de las ganancias que percibirán será del 25% de lo que percibe un personal en este escalafón en actividad.
        - De no completar los años requeridos mínimamente para jubilarse, podrán utilizar el método señalado anteriormente sumando los años trabajados en el escalafón inmediatamente anterior

- Becarios:

Instituto de Neurociencias del Nordeste – INNE "Santo Padre Francisco"

IV – ESTRUCTURA ORGANIZATIVA

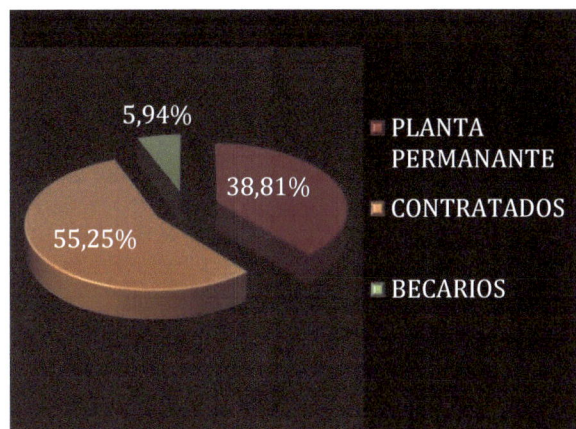

Fig. 12: Distribución de personal en planta permanente (escalafones), contratados y becarios.

1.   Está reservado para personal en entrenamiento como residentes, alumnos, etc. Que el INNE decida reclutar mediante el Departamento de Docencia.

2.   Este Escalafón podrá participar de premios.

3.   Percibirán un salario que no será remunerativo, equivalente al haber de un contratado en su primer año.

4.   No tendrán Participación en las ganancias

5.   Tendrán que cumplir con al menos 8 horas laborales por día hábil y 24 horas al mes los fines de semana.

6.   30 días de licencia anual como máximo 20 en verano y 10 en invierno. Podrán fraccionar las mismas según su conveniencia durante el año, con autorización del Departamento Administración y según este último lo reglamente. Los días que no se utilicen durante el año no serán acumulables para el siguiente año.

7.   Presentaran sus méritos al departamento docencia. Podrán ser sancionados con recarga de actividades u horario. Los programas de los becarios serán aprobados y reglamentados por el Departamento Docencia.

8.   Al no ser un escalafón remunerativo nadie se podrá jubilar en este escalafón, pero si utilizar los años aquí trabajados para sumar o completar años mínimos en los demás escalafones.

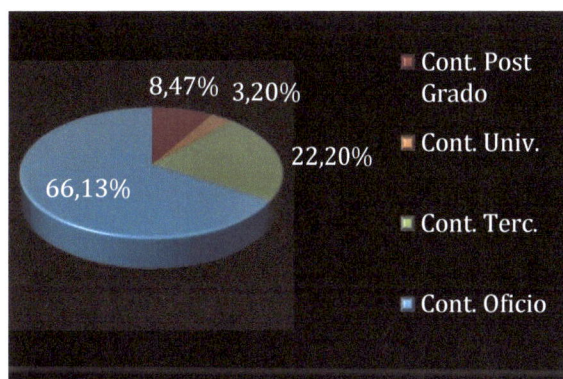

Fig. 13: Subdivisión del personal contratado.

Con esta distribución (Fig. 12) de escalafones se obtiene una planta permanente (escalafones), contratados (de distintas categorías) y becarios. La cantidad de empleados en cada una de estas está supeditada a la necesidad del INNE, siempre persiguiendo la mayoría de empleados de categorías inferiores e intermedias (contratados y escalafón D y C). Con esta premisa la distribución quedaría reflejada de acuerdo al grafico de la figura 12, en él se observa la distribución de la cantidad de trabajadores en planta permanente, contratados y Becarios. El 55% de contratados permitirá una actividad fluida y un horario laboral preciso y rutinario. Le presencia de becarios asegurara el progreso futuro de la institución formando nuevos recursos. A su vez los contratados estarán diferenciados por sus estudios y entrenamientos (Fig. 13), pudiendo ser: personal con oficios, personal con estudios terciarios, personal con estudios universitarios o personal con estudios de post-grado, siempre procurando que sea mayoría el número de contratados con oficios. (Como se muestra en la distribución actual). Mayores detalles se pueden observar en los anexos 3 y 5.

El salario, se fijará teniendo como referencia el SMVM (Salario Mínimo Vital y Móvil) vigente en la República Argentina (Fig. 14 y 15), este se multiplicará por un coeficiente decidido por el Consejo Directivo. Si observa la figura 14 se evidencia un esquema TENTATIVO teniendo como referencia el SMVM de 2012. De esta manera quedarían constituidos los salarios inicialmente, teniendo en cuanta que la planta permanente además comparte las ganancias del INNE. Esta escala salarial propia, intenta premiar al entrenamiento del personal, independientemente de la tarea que realice y se encuentra muy por encima de los valores

Instituto de Neurociencias del Nordeste – INNE "Santo Padre Francisco"

IV – ESTRUCTURA ORGANIZATIVA

actuales de remuneración en todas las categorías. *Véase anexo: Requerimiento de Personal y Salarios (3 y 5).*

El personal como es lógico se irá incrementando paulatinamente dependiendo de las necesidades del INNE, de esta manera se llegará a una funcionalidad del 100% al finalizar el 6to año (Fig. 16). Junto con este incremento también se experimentará un mayor gasto en concepto de salarios hasta finalizar el 6to año, donde este gasto finalmente se estabilizará (Fig. 17).

Con este esquema claro de incremento de personal y gasto salarial se podrá realizar una planificación de prioridades a largo plazo, esta planificación será la que finalmente permitirá una rentabilidad adecuada para asumir las obligaciones crediticias del año 5 al 10 y luego para modernizar los servicios, sistemas, etc.

Como se puede observar además se generarán casi 800 puestos de trabajo directos genuinamente.

	Mayor Jerarquia	Jerarquia Intermedia		Menor Jerarquia					Becarios
					Contratados				
	Escalafon A	Escalafon B	Escalafon C	Escalaf. D	POST GRADO	UNIVERSITARIO	TERCIARIO	OFICIO	
COEFICIENTE	6	4	3	1,5	3	2,5	2	1,5	1,5
SALARIO MENSUAL	$ 16.800	$ 11.200	$ 8.400	$ 4.200	$ 8.400	$ 7.000	$ 5.600	$ 4.200	$ 4.200

Fig. 14: Salario aproximado del personal y relación con el SMVM a 2012.

IV – ESTRUCTURA ORGANIZATIVA

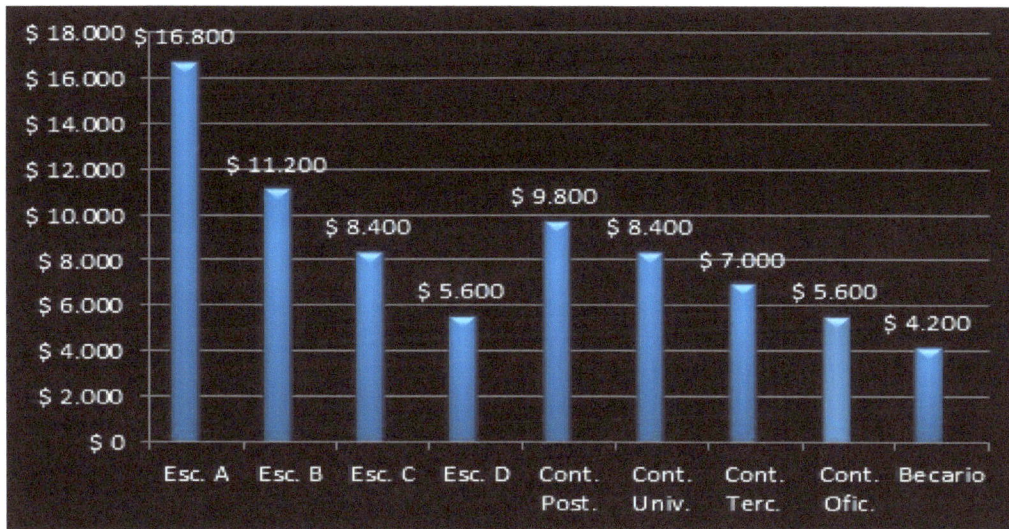

Fig. 15: Salario aproximado de cada categoría al 2012.

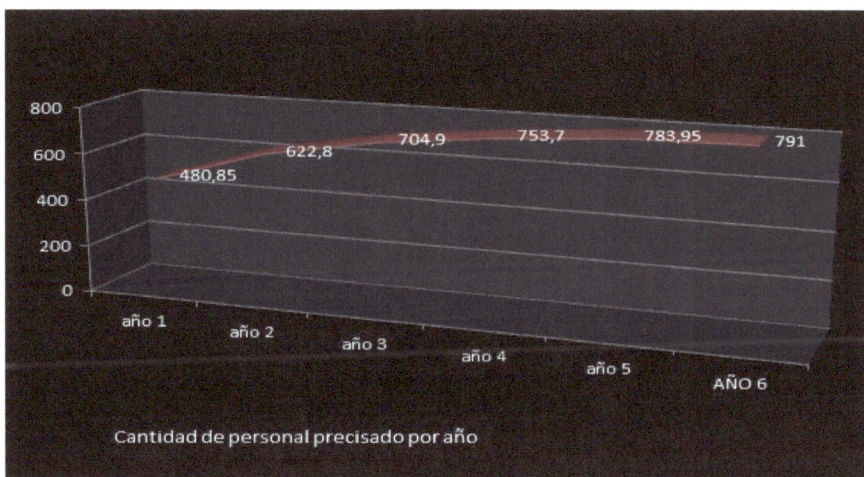

Fig. 16: Incremento de personal por año.

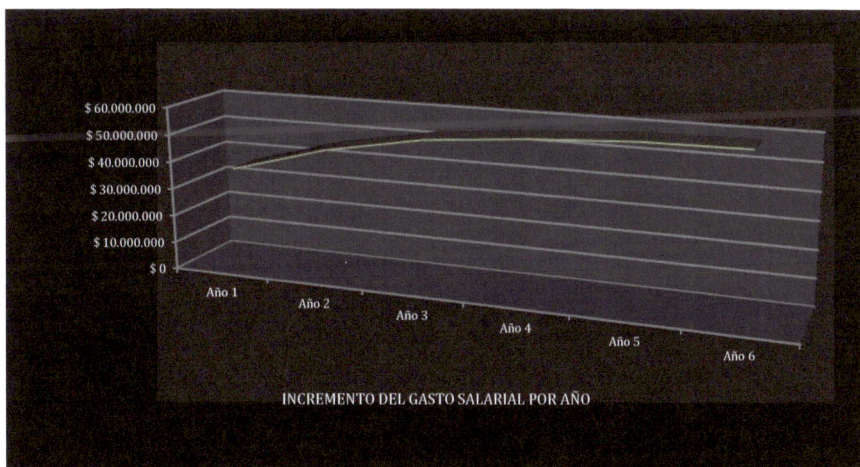

Fig. 17: Incremento del gasto salarial por año, según valores de SMVM del año 2012.

c. Elección del Personal.

La elección del personal se realizará siempre por evaluación de las características descriptas en la sección anterior. La mecánica de selección será siempre articulada por un tribunal de evaluación, mediante voto secreto de cada integrante, presidido por la Jefatura de Recursos Humanos y Personal, tendrán también injerencia:

1. El Departamento en el que se incorporara el personal, representado por 2 personas que la dirección de departamento considere.
2. Un representante de la Dirección General.
3. Una persona del INNE que ocupe un cargo equivalente. Seleccionado por sorteo entre los postulantes que la Jefatura de Recursos Humanos y Personal considere.
4. Un representante sindical opcional dependiendo de lo que considere la Jefatura de Personal y Recursos Humanos.
5. Un representante de la UNNE o institución universitaria que el INNE considere.

La mecánica de elección será de la siguiente manera:

La jefatura de recursos humanos y Personal llevara adelanta la coordinación, instrucción y ejecución de los concursos.

El personal que se postule presentara la documentación pertinente a la Jefatura de Recursos Humanos y Personal, en los lapsos que esta estipule. Cada postulante tendrá un número de identificación por el que será presentado mediante un breve resumen (escrito) a cada integrante del tribunal.

En la fecha estipulada, el concurso se desarrollará en 2 etapas. En la primera etapa cada integrante del tribunal podrá solicitar la documentación complementaria presentada por cada postúlate, pudiendo impugnar parte o la totalidad de la misma (con la debida justificación), esta etapa no requerirá la presencia de los postulantes ni la reunión del tribunal. En la segunda etapa el personal postulante se presentará ante el tribunal (reunido en la misma sala en su totalidad) primero con la posibilidad de defender la documentación presentada, luego realizará una exposición (si el cargo lo requiere) de no más de 15 minutos y por ultimo responderá preguntas del tribunal.

La elección final será por voto secreto de cada integrante del tribunal pudiendo votar a favor, en contra o abstenerse en cada caso. Siendo seleccionado cada personal por mayoría simple. La jefatura de Recursos Humanos y Personal podrá impugnar 1 de los votos del tribunal si lo considera y tendrá la potestad de decisión si resulta un empate entre 2 postulantes. Si ningún postulante alcanza la mayoría o hay más de 2 personas con el mismo puntaje se declarará desierto el concurso y se fijara una nueva fecha para su celebración, de la cual participaran solo los postulantes que llegaron al empate y si nadie alcanzo una mayoría (por ejemplo nadie tuvo un voto o se presentó solo una persona) se llamara nuevamente a concurso abierto por segunda vez, si en esta segunda vez solo se presenta una persona esta ampliara su exposición o "entrevista" y su elección será puesta a consideración del Director.

Los requerimientos de personal serán puestos a consideración de la Dirección General, ha pedido de los departamentos cada 6 meses (solo en caso de disponer de vacantes), estas vacantes serán confirmadas por el departamento Administración. La dirección decidirá la fecha de llamados a concursos y publicará las vacantes en medios de comunicación (al menos 2 diferentes), al menos 3 veces durante las 4 semanas antes de la fecha prevista para el concurso.

Las vacantes que cada departamento considere serán cubiertas primero por personal en condiciones de hacerlo que pertenezcan al Instituto y con mayor razón los que pertenezcan al Departamento que solicite la vacante, este personal de igual manera deberá presentarse a concurso.

Siempre la decisión final se realizará por elección como esta descripto anteriormente.

Si no se llega a conformar el tribunal, se postergará la fecha de concurso por 5 días hábiles, si en esta nueva oportunidad no se reúne el tribunal se realizará el concurso de igual manera con los representantes que se logre reunir (al menos 3). Si no se logra reunir 3 representantes se postergará nuevamente la fecha por 5 días hábiles (sancionando según corresponda a los ausentes) y se intimará al personal correspondiente a concurrir bajo pena de apercibimientos económicos nuevamente. Para el personal del INNE que deba conformar el tribunal, esta actividad será una carga obligatoria, debiendo justificar debidamente su ausencia en el primer llamado y quedando expuesto a sanciones por no concurrir al segundo llamado.

d. Descripción de Cada eslabón.

Todos los integrantes de la estructura organizativa se relacionarán entre sí, inclusive en tareas de auditoría y control. Se describirá más adelante.

Este modelo (Tabla 1) de estructura se realiza a modo de propuesta, teniendo en cuenta que la prioridad de esta estructura organizativa es agilizar la comunicación, disminuir la burocracia y el papeleo dinamizando los procesos.

d. Descripción de Cada eslabón.
i. Consejo Superior.

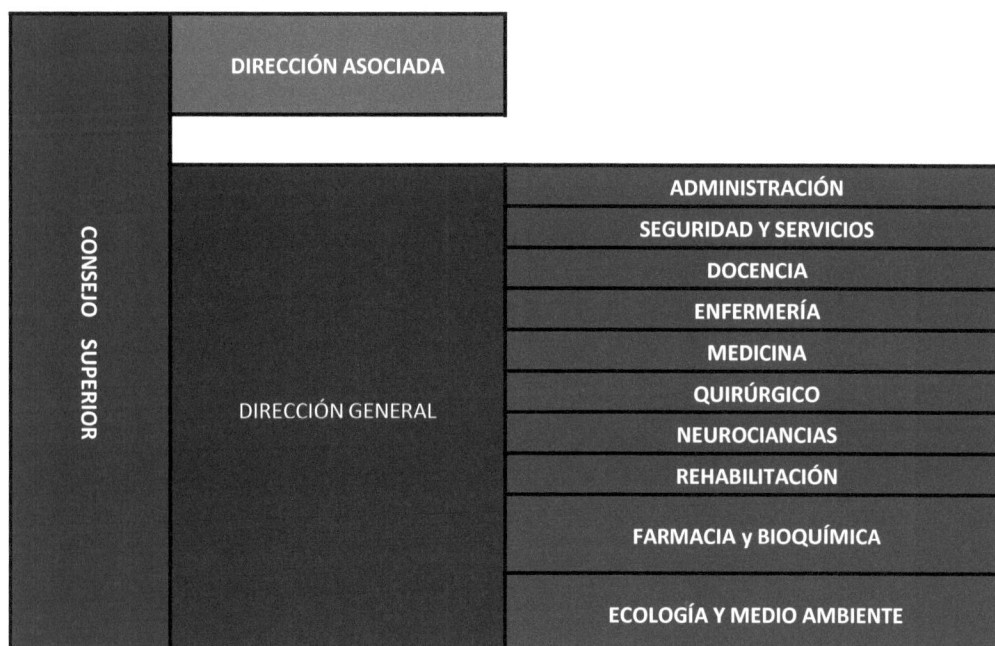

Tabla 2: Estructura organizativa básica, Consejo Directivo, Dirección General y Departamentos.

El consejo superior será la entidad de mayor jerarquía en el Instituto. Estará conformado por (Tabla 2, Figuras 18 y 19):

- Los Jefes de Departamentos. Estos conformaran el consejo hasta el momento de su retiro voluntario del consejo o jubilación. Todos los Departamentos deben ser representados.
- Algunos Departamentos podrán tener representantes con jerarquía laboral intermedia, este será elegido por votación de los integrantes del mismo, un año luego del concurso del Jefe de departamento, y ejercerá esta función por 2 años.
  - Cabe destacar en este punto que solamente los Departamentos que posean en promedio de 4 a 6 secciones por Área tendrán 1 representante más en el Consejo Superior (aparte del Jefe de Departamento) y los que tengan de 6 o más Secciones por Área tendrán 2 representantes en el Consejo Superior, aparte del Jefe de Departamento (No serán permitidos más de 3 representantes por Departamento en el Consejo Superior) De esta manera se asegura que los Departamentos con mayor personal estén representados equitativamente con respecto a los que tienen menos personal. En este caso los Jefes de Área serán también representantes en el consejo superior.
- Un representante de cada socio financista del INNE, es decir: 1 de Neurociencias S.A., y uno de cada uno de los socios, en esta sección no estará representado en INNE (como socio).
- Un integrante del Ejército Argentino (E.A.), representando FFAA y FFSS.
- El Director Asociado. (ver III-d-iii)
- El Director General del INNE. Este será la mayor autoridad del consejo y será quien decida en caso de empate de votaciones. Normalmente no tendrá voto en las cuestiones en que se alcance la mayoría prevista. Podrá intervenir a pedido de 5 o más integrantes del consejo (que lo solicitarán a mano alzada) y en estos casos si considera podrá impugnar hasta 2 votos. Podrá decidir a favor o en contra o cuestiones especiales a pedido de la mitad del consejo.
- El Subdirector General será el Secretario del consejo, pero nunca tendrá voto.

Instituto de Neurociencias del Nordeste – INNE "Santo Padre Francisco"

IV – ESTRUCTURA ORGANIZATIVA

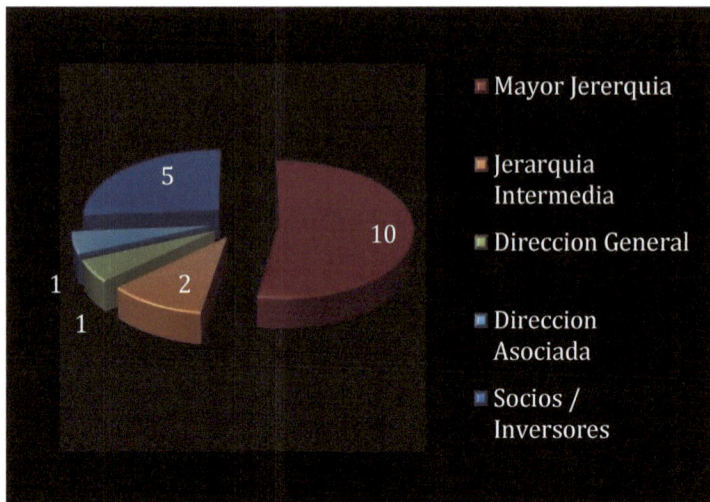

Fig. 18: Conformación del Consejo Superior.

Solo podrán ser electos Directores Generales aquellos integrantes del consejo que ejerzan actividades como Directores de Departamento (es decir el personal con la mayor jerarquía).

Los representantes del consejo no perjudicaran sus funciones en el INNE, debiendo cumplir cabalmente con ambas tareas. La representación en el consejo y sus tareas habituales.

Cada integrante del consejo solo representara a una parte, es decir si un integrante es miembro de Neurociencias S.A. u otros socios, y a su vez es un empleado de mayor jerarquía. Se priorizará su jerarquía laboral debiendo representar con otra persona la parte que queda vacante, en este caso la sociedad.

El consejo tendrá 10 reuniones ordinarias al año, y reuniones extraordinarias a pedido del Director hasta 2 veces entre cada reunión ordinaria. Los temas que se trataran en cada reunión ordinaria serán a pedido de cada uno de los miembros del consejo que por escrito (puede ser por medios informáticos, email, etc.) se lo presentaran al secretario hasta 3 días hábiles antes de cada reunión. El secretario deberá informar a cada uno de los integrantes por escrito (puede ser medios informáticos) de los temas a tratar junto con el

Mayor Jererquia	Jerarquia Intermedia	Direccion General	Direccion Asociada	Socios / Inversores
10	2	1	1	5

19

Fig. 19: Integrantes del Consejo Superior. En el apartado Socios / Inversores se toma como ejemplo el caso de que existan 4 socios Financistas + 1 miembro E.A.

llamado a reunión. De no haber temas propuestos, los mismos serán propuestos por el Director General del INNE a viva voz durante la reunión. El llamado de cada reunión extraordinario se realizará acompañado de los temas a tratar y se notificará por cualquier medio (dejando constancia por parte del secretario) como mínimo 2 días hábiles antes de la reunión propuesta.

Este consejo tendrá un espacio físico propio en el INNE, exclusivamente para el ejercicio de sus funciones, las reuniones serán plasmadas en un libro de actas junto con la firma aclaración y DNI de todos los presentes. Las reuniones también podrán ser grabadas en audio, video o ambos según considere el Consejo Superior por mayoría simple.

Las decisiones, medidas, reglamentos, etc. resultantes en cada reunión serán elevadas a la dirección que publicara por medios internos a los interesados que correspondan.

Cada integrante del Consejo Superior nombrara un suplente (que no puede ser otro miembro del consejo) que lo representara en caso de licencias o de ausencia por fuerza mayor. El titular deberá informar de su suplente al Secretario al momento de recibir la notificación de la reunión o a más tardar en las siguientes 24 horas, el suplente postulado deberá aceptar la carga ante el Secretario. El titular y el suplente no podrán faltar simultáneamente a las reuniones, sean ordinarias o extraordinarias. El Suplente debe pertenecer al INNE, y debe tener al menos una Jerarquía Laboral intermedia.

Cada integrante deberá asistir al menos a 7 reuniones ordinarias y a un tercio de las reuniones extraordinarias contabilizadas anualmente, debiendo justificar todas sus inasistencias. En caso de no

IV – ESTRUCTURA ORGANIZATIVA

asistencia a más de las reuniones permitidas. En la última reunión del año será puesta a consideración la sanción o no al integrante ya sea suspensión del voto, multas económicas, retirada del consejo, etc.

Toda conducta que el consejo crea desacertada con respecto a sus miembros será puesta en consideración al consejo decidiendo sancionar o no.

En la primera reunión ordinaria el Consejo Superior tratara la elección del Director y la confección de un reglamento definitivo para el consejo. Antes del primer año deberán terminar además un estatuto de ética para todo en INNE.

El consejo tendrá la potestad de la elección del Director General, elegido entre sus propios integrantes de mayor jerarquía laboral.

El consejo podrá intervenir o participar de cualquier actividad del INNE, siempre y cuando lo decida la mayoría de sus integrantes.

Ningún integrante del consejo percibirá beneficio económico por pertenecer al mismo.

Únicamente la Dirección General, Director y Subdirector contarán con un adicional en sus haberes. Este adicional será el 30% de lo que le corresponde al INNE en la participación de las ganancias, calculado anualmente (ver II-a), pagadero al final de cada año. Este incentivo será repartido de manera no remunerativa 70% al Director y 30% al Subdirector. Este incentivo se percibirá por el tiempo que dure el Director en su cargo (normalmente 2 años). Pero podrán quitarse y/o descontarse en los casos en los que el Consejo Superior considere sancionar al Director, al Subdirector o a ambos, esta sanción será votada por ¾ partes del consejo, en esta votación no podrá intervenir el Director.

La elección del Director General y Subdirector General, se realizará cada 2 años y no podrán ser reelectos hasta que todos los Departamentos del INNE hayan tenido su representante en la Dirección General. Excepto que algún integrante de los elegibles para directores renuncie a su posibilidad. Los postulantes a Director General se postularán por si solos o por voto secreto de todos los integrantes del Consejo Superior (esta elección se realizara durante la última reunión ordinaria de cada año) resultando 3 candidatos (los 3 más votados) de haber empates en la votación desempatará el voto del Director General en funciones y si este se excusa tendrá esta potestad el Director Asociado.

Los postulantes luego de aceptar la candidatura tendrán el tiempo que el Consejo Superior considere para presentar su propuesta para la gestión que les correspondería, y presentaran sus candidatos a Subdirector General y Director Asociado. Luego de esta presentación el consejo elegirá por ¾ partes al nuevo director, si ningún candidato logra las ¾ partes se llamará a reunión extraordinaria (a más tardar 15 días calendarios después) y en este caso resultara electo el Director por simple mayoría, los candidatos a Director general y Subdirector general (si forma parte del Consejo Superior) no tendrán voto (más detalles en el apartado Dirección General).

Será electo Subdirector General el empleado de Jerarquía intermedia o mayor que el Director (electo) elija, siempre puesto a consideración previamente ante al Consejo Superior (previo a la elección). Los elegidos serán puestos en función durante la primera reunión ordinaria del año siguiente a su elección.

d. Descripción de Cada eslabón.
ii. Dirección General.

La Dirección General del INNE (Tabla 2) estará constituida por 2 cargos: Director General y Subdirector General. Funcionará en despachos especiales destinados solo a este fin.

🔸 **Director General (ver también III-d-i):**

Sera electo por voto secreto entre los integrantes del Consejo Superior que tengan la mayor jerarquía laboral en el INNE. No podrán ser electos ni propuestos los demás integrantes del Consejo Superior. La función tendrá una duración de 2 años y no será reelegible a menos que todos los Departamentos del INNE hayan sido representados en la Dirección General. Una vez que todos hayan sido electos por 1 periodo (o no hayan aceptado la candidatura), se iniciara nuevamente la cuenta pudiendo ser reelectos, o si transcurrieron 9 periodos.

El Candidato a Director General se postulará por si solo o por terceros sometiendo la candidatura a voto secreto del INNE resultando solo 3 candidatos, si uno o más de estos tres candidatos no se postuló espontáneamente deberá aceptar la candidatura, de no hacerlo se votarán nuevamente has obtener 3 candidatos (entre los que se postularon espontáneamente y los electos por el consejo), si en esta segunda elección no se logran tres candidatos solo se tomaran en cuenta los que queden. Los integrantes que rechacen la candidatura solo podrán ser postulados nuevamente cuando todos los Departamentos hayan sido representados (como se mencionó anteriormente).

Esta postulación se realizará durante la 6ta reunión ordinaria del Consejo Superior cada 2 años, en la mitad del periodo del Director General en funciones. Exceptuando la elección del primer Director General que será propuesto a más tardar en la segunda reunión ordinaria del Consejo Superior. A partir de su postulación el candidato tendrá un plazo determinado por el Consejo Superior para presentar al consejo sus proyectos e ideas para el INNE, este proyecto deberá abarcar el funcionamiento y objetivos particulares de crecimiento para cada departamento, dándole especial importancia al manejo del presupuesto con el que contara la dirección, constituido por: la Caja Chica y la participación de las ganancias del INNE (restante del incentivo salarial de la dirección general), para este proyecto podrá contar con el apoyo de los departamentos que considere.

El Director General tendrá la mayor responsabilidad jurídica y representativa en el INNE.

Este cargo no será compatible con otras funciones (excepto actividades asistenciales), por este motivo este personal será relevado de sus anteriores actividades por el periodo que ejerza la Dirección general.

Coordinara la tarea de todos los Departamentos, teniendo la potestad de asignar, quitar o modificar las funciones de cada uno.

A requerimiento de este se realizarán auditorias especiales, por parte de la sección correspondiente en el Departamento de Administración o entidades externas al INNE.

Dispondrá libremente de los fondos asignados, rindiendo cuanta solo al Consejo Superior cada 6 meses y en ocasiones en que este último se lo solicite especialmente. Los manejos de caja chica no requerirán un informe semestral y solamente constaran en los balances que anualmente se presentan al Consejo Superior. Los manejos de dinero se harán mediante el departamento de Administración, la Dirección General nunca manejara fondos directamente.

Sera quien celebre contratos, convenios, etc. A nombre del INNE previa puesta en conocimiento y aceptación por parte del Consejo Superior.

Sera quien disponga la fecha final y las vacantes de los concursos de personal del INNE, debiendo estar representado en cada uno (El personalmente, o el Subdirector General en su lugar).

Deberá evaluar personalmente al menos 1 Departamento por mes, elevando cada 6 meses un informe al Consejo Superior con la colaboración de Auditoria.

Recibirá asesoramiento del Director Asociado ya sea espontáneamente o a requerimiento específico.

Confirmara finalmente la nómina de personal elevada por la dirección de Recursos Humanos y Personal.

Intervendrá en todos los asuntos que le requieran los Directores de Departamento.

No deberá obligatoriamente, comparecer a pedido de pacientes o como receptor de quejas o sugerencias.

No responderá a horarios de entrada o salida específicos, pero deberá justificar su ausencia en caso de ausentarse de la ciudad en periodos laborales.

Una vez a la semana en horarios de 7:30 recibirá (en un espacio físico reservado a tal fin) a todos los Directores de Departamento para solucionar, intervenir, coordinar y/o implementar cuestiones que se le requieran.

Podrá realizar sus actividades asistenciales dentro del INNE (cirugía por ej. si es Medico, etc.) Sin relegar sus actividades de Director General, y percibiendo los aranceles correspondientes por esta actividad.

Tendrá la potestad de asignar horarios especiales, reuniones, comités, etc.

Al término de sus funciones regresara al puesto del que fue seleccionado.

↓ Subdirector General:

Sera electo directamente por el Director General, previa aprobación del Consejo Superior, entre los empleados de Jerarquía Intermedia del INNE.

Ejercerá por el mismo periodo que el Director General y reemplazará a este en caso de ausencia. Durante los periodos de Licencia uno de los dos (Director General o Subdirector) deberán estar disponibles.

Este cargo no será compatible con otras funciones, por este motivo este personal será relevado de sus anteriores actividades por el periodo que ejerza la Subdirección general. Podrá ejercer solamente actividades asistenciales sin perjuicio de sus funciones como Subdirector general.

Sera reemplazado por alguien designado por el Director General en caso de licencia o ausencia.

Cumplirá funciones de Secretario en el Consejo Superior, siendo responsable de citar a las reuniones ordinarias y extraordinarias, durante el desempeño de esta función llevará el control del correspondiente Libro de Actas y Boletín de Notificaciones.

Las responsabilidades serán dictadas por el Director General, pero en general será el primer escalón de reclamo de los directores de Departamento, en casos que estos no puedan solucionar.

Tendrá la potestad del manejo de finanzas hasta un monto que el Director decida, siempre por intermedio del Departamento Administración. Rendirá cuantas solo al Director General y/o el Consejo Superior si este se lo requiere.

Recorrerá el INNE visitando y observando el funcionamiento del mismo, al menos 3 secciones por semana a sugerencia de AUDITORIA.

Iniciará sus actividades diarias a las 7:30, debiendo permanecer al menos 25 horas semanales presenciales en el INNE. Respetando el resto de sus condiciones laborales que corresponden por su jerarquía.

Al término de sus funciones regresara al puesto del que fue seleccionado.

Cada integrante de la Dirección General se desempeñará en una oficina diseñada a tal fin, con sus correspondientes secretarias, (estas últimas serán proporcionadas por el departamento de Recursos Humanos y Personal por estricta jerarquía laboral).

d. Descripción de Cada eslabón.
iii. Dirección Asociada.

Este cargo será ocupado por una persona ajena al INNE (ver Tabla 2) que, por sus cualidades profesionales, personales, etc. Sea considerado destacado y necesario para un asesoramiento constante a la Dirección General. Tendrá la principal misión de asesorar al director y al Consejo Directivo sobre el rumbo o prioridades que deberá asumir el INNE mientras dure su mandato. Es decir, lo propone el Director porque considera que es la persona más adecuada para coordinar, conducir, asesorar y acompañar el proyecto a 2 años.

Durante sus funciones en este cargo también será parte del consejo Superior. No podrá ser electo Director general, ya que no pertenecerá al mayor escalafón o Jefe de Departamento del INNE.

Podrá desempeñar este cargo también un jubilado o retirado del INNE, pero nunca alguien activamente en la nómina del mismo.

Este cargo podrá ser reelegido las veces que el consejo superior así lo decida a propuesta del Director general.

Para su elección será propuesto por el candidato que se postule a Director General y presentado al momento de que este candidato presente su proyecto para su mandato en el INNE.

La Dirección Asociada, deberá complementar el objetivo de crecimiento del INNE propuesto por el Director General, de manera tal de que la persona que ocupe este cargo debe estar en condiciones de asesoramiento permanente al Director para un correcto crecimiento del INNE

La persona que ocupe este cargo puede ser propuesta desde cualquier esfera (medicina, administración, docencia, infraestructura, etc.) siempre y cuando su tarea o proyecto no tergiverse los objetivos ni la misión del INNE.

Sera el responsable de la imagen social y mediática del INNE y deberá asesorar a la Dirección General sobre todo en materia de extensión, publicidad y auditoria, teniendo plena capacidad para solicitar ayuda de estas secciones y de los distintos Departamentos del INNE.

Internamente sus solicitudes y requerimientos serán respetadas como si fueran las del Director General, teniendo en cuanta que el Director Asociado, no podrá celebrar contratos, contraer compromisos, realizar nombramientos a nombre del INNE. Tampoco tendrá acceso a manejo de finanzas, sin previa autorización de la Dirección General.

Sera contratado con un salario equivalente al de Director y podrá participar de premios de incentivo económico que el consejo superior considere por sus logros. No percibirá participación en las ganancias.

Junto con el Departamento de Recursos Humanos y Personal, será el responsable de ratificar o rectificar en última instancia las quejas o felicitaciones del personal, para ser elevadas al legajo permanente de los trabajadores.

Cumplirá un importante rol social, estando al tanto de los requerimientos de pacientes y medios de comunicación. Sin ningún tipo de responsabilidad legal en este último ítem.

Contará con una oficina separada de la Dirección General, tendrá su propia secretaria, provista por la Dirección de Recursos Humanos y Personal.

Podrá ser retirado de su cargo o sancionado directamente por el Director General o por faltas que el Consejo Superior considere.

IV – ESTRUCTURA ORGANIZATIVA

Laboralmente sus beneficios serán los mismos que los del Director, los mismos horarios, la misma cantidad de licencias. Cuando esté ausente por licencias será relevado por alguien que el mismo designe, cumpliendo con las condiciones del cargo.

Presentará una vez al año al Consejo superior sus propuestas para el crecimiento durante ese año, esta se realizará en la última reunión ordinaria del Consejo Superior durante el año en curso, en vistas al siguiente año.

d. Descripción de Cada eslabón.
iv. Departamentos.

Orgánicamente los Departamentos estarán constituidos por un Jefe de Departamento y distintas Áreas que tendrán como cargo superior el Jefe de Área y a su vez le dependerán Secciones si corresponden, con el cargo superior de Jefe de Sección (Tabla 2).

Tanto los Jefes de Departamento como los Jefes de Área y Sección serán asignados por concursos a sus cargos; El Jefe de Departamento con escalafón laboral A. Estos cargos serán ocupados hasta que asciendan por un nuevo concurso a otro puesto o hasta la jubilación en el cargo, cuando nuevamente se llamara a concurso por generarse vacantes.

El ejercicio de estos cargos no prohibirá las actividades asistenciales y/o profesionales en el INNE, por ejemplo, ser Jefe de Departamento y seguir atendiendo consulta y/o realizando actividades quirúrgicas, etc.

Los Jefes de Departamento tendrán sus propias oficinas y secretarias.

Cada Departamento tendrá la responsabilidad legal de las funciones que ocupa y los inconvenientes que puedan surgir durante el cumplimiento de las mismas. Por ejemplo, el Jefe del Departamento Medicina será la máxima autoridad en medicina asistencial no quirúrgica del INNE, y responderá por el cumplimiento de las funciones del Departamento. Los Jefes de todos los Departamentos pueden ser sancionados por el Director General, este último también puede intervenir el Departamento con autorización del Consejo Superior, aplicándole las sanciones que consideren al Jefe o Jefes del mismo.

Cada Jefe de Área responderá únicamente al Director de Departamento que le corresponda, Cada Jefe de sección responderá a su Jefe de área inclusive podrá ser sancionado por este último con autorización del Jefe de Departamento.

El Jefe de Departamento tendrá la potestad de manejar su Departamento en cuanto a horarios, reuniones, etc., inclusive podrá sancionar al personal que le dependa recargándolo de tareas, suspendiendo sus premios, etc. Siempre con la intervención del Departamento Administración. Los sancionados podrán realizar su descargo ante este último Departamento y en última instancia la Dirección Asociada.

El Jefe de Departamento que asumirá por concurso, deberá informar las vacantes que surjan en su Departamento y llamar a concurso, excepto que sea elegido Director General, en este caso, el cargo de Jefe de Departamento (interino) será ocupado por un Jefe de Área de dicho Departamento, que Recursos Humanos y Personal considere por sus antecedentes, en todos los casos el Jefe de Área que ocupe la jefatura Interina de Departamento deberá ser el que mejor antecedentes posea a criterio del Área Recursos Humanos y Personal, este ascenso interino le dará al Director Interino la ventajas salariales del cargo (inclusive la temporal participación de las ganancias que correspondan a la jerarquía de Jefe de Departamento), pero no un ascenso de escalafón. Debiendo regresar a su anterior cargo al finalizar el ejercicio del Director General, este último regresara plenamente a sus funciones cuando asuma el nuevo Director General.

d. Descripción de Cada eslabón.
v. Áreas.

Las Áreas tendrán como máxima autoridad al Jefe de Área, este accederá al cargo por concurso con escalafón laboral B. Dispondrá de una secretaria proporcionada por el Departamento Administración.

Dispondrá también de una sala de trabajo con suficiente espacio para todas las tareas que deba desempeñar, esta sala será el lugar físico de trabajo de los integrantes de su Área, sirviendo a la vez como lugar de reunión, y aula.

Los jefes de Área redactaran o revisaran cada 2 años protocolos de trabajo que guíen el Área. La jefatura de Área no perjudica la actividad asistencial o profesional que este personal desarrolle en el INNE.

Accederán a premios espacialmente implementados para ellos por parte del Departamento Administración y la Dirección General.

Las Áreas podrán comunicarse entre sí sin pasar por la Jefatura de Departamento, siempre y cuando el Jefe de Departamento así lo permita.

Las actividades de cada Área serán dictadas en cuanto a horarios y actividades por el jefe de Área, con el visto del Jefe de Departamento, siempre teniendo en cuenta sus tareas específicas. Debiendo cumplir con al menos 20 horas semanales de presencia de en el Área correspondiente del INNE. Este cumplimiento horario hace mención a que la tarea del Área debe estar cubierta toda la semana, fines de semana y feriados sin ser obligatoria la presencia física del Jefe.

Los jefes de Área serán los responsables de elevar los turnos de licencias, ausencias etc. A la Jefatura de Departamento y al Departamento Administración.

Cada Jefe de Área deberá cumplir anualmente con objetivos dictados por la Jefatura de Departamento, haciendo hincapié en el aspecto de extensión y docencia.

Cuando el Jefe de Área se ausente por licencia o fuerza mayor el Departamento Administración nombrara un reemplazo temporario (preferentemente un jefe de sección del Área en cuestión), que por ese lapso contara con las ventajas salariales del cargo, pero no significara un ascenso de escalafón.

Tendrá la potestad de sancionar, premiar y administrar su personal siempre con claras normas dictadas por el Jefe de Departamento.

Permanecerá en su cargo hasta que concurse para uno nuevo o hasta su jubilación.

Por su jerarquía laboral los Jefes de Área no tendrán la obligación de cumplir horarios, pero deberán responder a las exigencias del Jefe de Departamento al respecto.

El Área completa deberá reunirse al menos 1 vez al día (de lunes a viernes) y dispondrá las actividades del fin de semana siempre teniendo la responsabilidad de que su Área cumpla su tarea los 7 días de la semana las 24 horas. Las reuniones se realizarán en los horarios que el Jefe de Área disponga, a fin de coordinar y evaluar las tareas habituales.

d. Descripción de Cada eslabón.
vi. Secciones.

Sera el último eslabón de la estructura y tendrá personal que le dependa, siempre dentro del mismo eslabón. Las secciones no se podrán subdividir, pero a necesidad de los distintos Departamentos pueden crearse nuevas secciones, reestructurar o eliminar las ya existentes.

La sección será integrada por un Jefe (en planta permanente con escalafón C y estará completada con personal contratado)

La autoridad máxima de cada sección será en Jefe de Sección que accederá al cargo por concurso con escalafón laboral C.

Algunas Secciones específicas podrán tener (a criterio del Jefe de Departamento y con el visto del Director General) a fines de entrenamiento y asesoramiento, la figura de un Jefe y un Asesor (este último contratado), el Asesor gozará de la autoridad de Jefe y tendrá una remuneración equivalente al escalafón C, pero no accederá a participaciones en las ganancias ni premios de ningún tipo.

El Jefe de Sección no resentirá sus tareas asistenciales o profesionales por ejercer la jefatura, es más trabajara para cumplir con lo encomendado por el jefe de área.

Las Secciones no dispondrán de secretarias, todos lo que a este menester corresponda será tratado por la secretaria de Área.

La sección representará un núcleo de trabajo indivisible, que dispondrá de la jefatura solo a dos efectos, uno para las tereas de coordinación y otro a modo de reconocimiento del más calificado de ellos.

Cada Jefe de Sección se reunirá al menos 1 vez por día de lunes a viernes con el Jefe de Área. Coordinando las tareas diarias y elevando al Jefe de Área las inquietudes, necesidades, requerimientos, etc. que la sección considere.

Tanto el Jefe de Sección como los distintos dependientes, accederán a premios especialmente diseñados para incentivar el sentido de pertenencia a la institución y premiar el buen desempeño. Ningún eslabón merecerá mayor atención en este sentido (premios y becas).

d. Descripción de Cada eslabón.
vii. Descripción de cada Departamento.
1. Administración.

ADMINISTRACIÓN	Recursos Humanos y Personal	ADMINISTRACIÓN DE PERSONAL	RECEPCIÓN Y SECRETARIAS
		SERVICIO SOCIAL	LEGAJOS PERSONAL
	Finanzas y Contabilidad	FACTURACIÓN	ADMISIÓN
		CAJA	
	Administración de recursos Financieros	SALARIOS	INVERSIONES
		AUDITORIA	
	JURÍDICO	DISCIPLINA Y REGLAMENTOS	ATENCIÓN INTERNA
		ATENCIÓN EXTERNA	

Tabla 3: Departamento Administración con sus respectivas Áreas y Secciones.

El Departamento Administración (Tabla 3), tendrá la función de la administración general de los recursos de INNE.

- **Jefe de Departamento Administración**: Accederá al cargo por concurso, siendo obligatorio para este cargo un grado universitario relacionado con el área (Lic. en Administración, Contador Público Nacional, etc.), para el acceso a este cargo también se tendrá en cuenta la experiencia en el área en otras instituciones. Tendrá a su cargo la coordinación de todas las áreas que le dependen: Recursos Humanos y Personal, Finanzas y Contabilidad, Administración de Recursos Financieros, y Jurídica. Tendrá la misión de que la facturación del INNE se realice por medios informáticos, lo antes posible, velando por el ingreso de los recursos. Les dará marco legal a las disposiciones financieras. Presentará auditorias permanentes de cada área del INNE. Establecerá un reglamento laboral que abarque a todas las áreas del INNE. Asesorara al Consejo Superior en cuanto a las inversiones y factibilidad de los proyectos. El Jefe de Departamento se reunirá al menos una vez por día (en el horario que este establezca) con sus Jefes de Áreas para coordinar las actividades, quedara registro informático de esta actividad bajo la figura de *"Orden del Día"* de la que surgirán, si corresponde, recomendaciones, resoluciones, etc. que serán evaluadas y puesta en marcha por la Dirección General. Actualizara permanentemente los salarios del personal. Ante la ausencia del Director de Departamento, Recursos Humanos y Personal asignara al que lo relevara temporariamente seleccionando entre los jefes de Áreas al más capacitado según su legajo.

- **Jefe de Recursos Humanos y Personal**: El acceso al cargo se realizará por concurso, el candidato/a deberá demostrar experiencia en el área, debiendo poseer excelentes antecedentes morales y éticos, evidente voz de mando, pero libre de autoritarismo, carácter para la solución de los problemas diarios.
  - Requerimiento de Personal: Jefe de Área 1 (uno) escalafón "B"; secretaria del área 1 (uno) escalafón D.

  Le dependerán las Secciones de (Tabla 3):

  1. **Administración de Personal:** encargada directamente del personal en todas las áreas, controlando horarios, vestimenta, presentación, etc. Requerimiento de Personal: Jefe de sección 1 (uno) escalafón C, 1 dependiente escalafón D y 1 contratado (oficio).
  2. **Recepción y Secretarias:** La Sección tendrá a su cargo directamente todas las secretarías y recepciones del INNE, asignando secretarias/os a los cargos que le corresponda, dependiendo de sus calificaciones y escalas laborales, las secretarias y recepcionistas no podrán acceder al escalafón laboral de mayor jerarquía, reservando las de jerarquía intermedia

B para la dirección general; las de escalafón intermedio C para las secretarías de Departamento; las de menor jerarquía D para las secretarías de Área; y las contratadas y becarias para atención al público. Requerimiento de Personal: <u>Jefe de Sección 1 (uno) escalafón C, 1 dependiente escalafón D y personal contratado 1 (oficio).</u>

3. **Servicio Social:** Esta sección tendrá la función de coordinar la asistencia social de los empleados como salarios familiares, ayudas especiales, etc. También realizara el relevamiento de los pacientes para asistir a los que corresponda. <u>Requerimiento de Personal: Jefe de Sección 1 (uno) escalafón C, 1 dependiente escalafón D, 1 Dependiente "Contratado" y 1 Becarios.</u>

4. **Legajos Personal:** Esta Sección será la responsable de la actualización permanente de los legajos del personal, asentando los premios, menciones, sanciones, etc. Y proponiendo el personal indicado para el acceso a los concursos, los relevos, etc. <u>Requerimiento de Personal: Jefe de Sección 1 (uno) escalafón C, Dependientes 1 "Contratado".</u>

- **Finanzas y Contabilidad:** el área estará encabezada por un Contador Público Nacional, preferentemente egresado de la UNNE. Tendrá la función de la contabilidad, facturación, recaudación del instituto. Accederá al cargo por concurso en el que se dará prioridad a su experiencia en cargos similares, y su entrenamiento en el área contable pública.
  o <u>Requerimiento de Personal Jefe de Área 1 (uno) Escalafón B, Secretaría 1 escalafón D.</u>

    Tendrá a su cargo las Secciones de (Tabla 3):

    1. **Facturación:** Sera la sección encargada de la facturación de las prestaciones, tanto a las obras sociales como a particulares. Sera imprescindible la facturación a más tardar 48 Hs hábiles luego de realizada la prestación, informara los débitos correspondientes y la morosidad de quien corresponda. La facturación en si misma se realizara separando los honorarios médicos, los costos de la prestación, y los impuestos y gravámenes que correspondan. Una vez realizado el débito o pago por cualquier medio al INNE, esta sección informara al jefe de área para que los honorarios profesionales sean debitados a las cuentas correspondientes sin devengar ninguna cantidad a más tardar 48 Hs hábiles luego del pago. Todo el trabajo se realizará de manera informática, dejando solo constancia en papel de lo sumamente imprescindible. Requerimiento de Personal: <u>Jefe de Sección 1 (uno) escalafón C y dos dependientes 1 (uno) escalafón D y uno "Contratado", podrá disponer de un becario.</u>

    2. **Admisión:** En esta sección se realizarán los tramites de internación, turnos para estudios complementarios y consultorios externos de cada paciente o de registro de cada prestación, se tendrá en cuanta la vigencia de los convenios entre el INNE y los servicios de salud, se podrá realizar directamente por internet el registro del paciente, funcionara las 24 horas 7 días a la semana, y se realizará la facturación directa, de lo que corresponda, coordinado con la Sección Facturación. <u>Requerimiento de Personal: Jefe de Sección 1 (uno) escalafón C, 1 (un) dependiente Categoría "D" y 3 (tres) dependientes "Contratados".</u>

    3. **Caja:** será la Sección encargada del cobro a pacientes particulares, coseguros, etc. Administrará además los gastos del INNE. Esta sección asignara también una caja chica (según indique la Jefatura del Área Administración de Recursos Financieros) del Instituto. Elevará informes de gastos, solvencias, saldos etc. Al jefe de Área. Funcionando 24 horas 7 días a la semana. <u>Requerimiento de Personal: Jefe de Sección 1 (uno) escalafón C, 1 (uno) dependiente escalafón "D" y 3 (tres) "Contratados". Esta Sección y la Sección de Admisión pueden intercambiar personal a fin de coordinar las guardias y horas extras, dejando los feriados y horarios no laborales, las secciones unificadas.</u>

- **Administración de Recursos Financieros:** El jefe del Área también será seleccionado por concurso. Profesional en Ciencias Económicas, preferiblemente egresado de la UNNE. Tendrá a su cargo la asignación de recursos que el Jefe de Departamento disponga, asignará además de la manera que el Jefe de Departamento disponga los montos de la Caja Chica, para su manejo por parte de la Dirección General y otros departamentos, esta caja chica será manejada por la Sección Caja para la correspondiente rendición de cuentas.

o Requerimientos de Personal: Jefe de Área 1 (uno) escalafón "B", Secretaría escalafón D.

Tendrá, además a su cargo las Secciones de (Tabla 3):

1. **Salarios:** Esta sección asignara los salarios que correspondan a los empleados del INNE, dependiendo de lo que ordene el Jefe de Departamento, teniendo en cuanta "Premios", "Sanciones", etc. La asignación de salarios y honorarios se realizará de manera electrónica al o los bancos que correspondan, teniendo en cuanta que los honorarios que corresponden por ejemplo a las Cirugías serán debitados a cada Cirujano, Ayudante, Anestesista, etc. Ni bien se acrediten los fondos correspondientes por parte de los servicios de salud o clientes, de la misma forma se abonarán las horas extras, guardias, etc. A lo sumo a mes vencido. Requerimiento de Personal: Jefe de Sección 1 (uno) escalafón C, y 1 (uno) dependiente escalafón D y un Contratado.
2. **Inversiones:** Esta sección propondrá la distribución de los recursos del INNE según la demanda de los distintos Departamentos para la mejoría de la tecnología, la contratación o tercerización de servicios, etc. Presentando mensualmente al Jefe de Departamento las distintas propuestas de inversión. Requerimientos de Personal: Jefe de Sección 1 (uno) escalafón "C", 1 (uno) dependiente "contratado" y un Becario.
3. **Auditoria:** Esta Sección tendrá especial importancia en el INNE, elevando bimestralmente auditorias de las distintas Áreas y Departamentos del INNE, haciendo estudios de factibilidad, crecimiento, etc. De esta manera las Jefaturas de Departamento y Dirección General tendrán las herramientas necesarias para la toma de decisiones, los informes de auditorías serán restringidos solo al Jefe de Departamento, Dirección General y Consejo Suprior. El Jefe de Área recibirá los pedidos de auditorías y coordinará que se realice la tarea, pero no accederá a los informes. Esta sección recibirá pedidos de auditoria de su Jefe de Área, Director de Departamento y Dirección General. Se realizarán estudios de factibilidad inclusive a pedido de otros Jefas de Departamento por ejemplo cuando sean candidatos a la Dirección General, para corroborar la posibilidad de sus propuestas. Requerimientos de Personal: Jefe de Sección 1 (uno) escalafón "C", 1 (uno) dependiente escalafón "D" y 1 (uno) "Contratados" y 2 Becarios.

- **Jurídica:** Este cargo será ocupado por un profesional de las leyes (escribano o abogado) preferentemente egresado de la UNNE, accederá al cargo por concurso. Tendrá toda la responsabilidad Jurídica del INNE, dándole marco legal a todas sus actividades.
  o Requerimiento de Personal: dirección 1 (uno), escalafón "B" y 1 escalafón D en la secretaría.

Tendrá a su cargo las Secciones de (Tabla 3):

1. **Disciplina y Reglamento:** Confeccionaran y actualizaran los reglamentos por los que se rige el INNE, inicialmente confeccionarán el reglamento de "Ética y Convivencia", y los distintos reglamentos del personal, especialmente los accesos a concursos y cargos. Anualmente entregaran los reglamentos actualizados a la Jefatura de Departamento. Les darán Marco legal a los premios de incentivo económico a propuesta de Becas y Premios. Requerimiento de Personal: Jefe de Sección 1 (uno) escalafón "C", 1 dependiente "Contratado"
2. **Atención Interna:** Sera la sección del INNE encargada de la atención legal de los empleados y los pacientes internados, asistiendo a los mismos en caso de necesidad dentro del INNE, mala praxis, etc. Se harán cargo también del marco legal final de los convenios celebrados con obras sociales o clientes. Será la sección encargada además de que se cumplimenten los requisitos de los distintos reglamentos del INNE, controlando semestralmente la documentación que corresponda para cada cargo, la vigencia de los seguros, los permisos especiales al personal, etc. Requerimiento de Personal: Jefatura 1 (uno) escalafón "C", un dependiente escalafón D, un contratado, y un becario.
3. **Atención Externa:** Sera la sección encargada de analizar las propuestas de convenio, morosidad, cese de prestación etc., atenderá todas las cuestiones jurídicas que no correspondan a personal del INNE o pacientes internados. Representará al INNE ante terceros. Tendrá una especial importancia en los convenios con países limítrofes y la

IV – ESTRUCTURA ORGANIZATIVA

validación de documentos extranjeros como títulos, diplomas, etc. <u>Requerimiento de Personal:</u>
<u>Jefatura de Sección, 1 (uno) escalafón C, dependientes 1 (uno) categoría "D".</u>

d. Descripción de Cada eslabón.
vii. Descripción Breve de cada Departamento.
2. Seguridad y Servicios.

SEGURIDAD Y SERVICIOS	HOTELERÍA	CAMAREROS	LIMPIEZA
		COCINA	LAVANDERÍA Y BLANQUERÍA
	SEGURIDAD	MONITOREO	IDENTIFICACIÓN Y ACCESOS
		SEGURIDAD FÍSICA	MANTENIMIENTO
	INFORMÁTICA	REDES	SOFTWARE
		HARDWARE	ELECTROMEDICINA
	TRANSPORTE	AMBULANCIAS	HELIPUERTO
		TRANSPORTE INTERNO	PUERTO

Tabla 4: Departamento Seguridad y Servicio con sus respectivas Áreas y Secciones.

Este Departamento (Tabla 4) tendrá a su cargo la organización de la seguridad, redes, y servicio de hotelería, se priorizarán los medios informáticos para la organización de todas las tareas.

🔸 **Jefe de Departamento:** El Jefe de Departamento deberá poseer experiencia demostrable en el área, si es posible título habilitante Universitario como licenciatura en sistema o Licenciatura en seguridad. Sera electo por concurso y se priorizaran postulantes locales. Tendrá a su cargo las áreas de: Hotelería, Seguridad, Informática.
- o Requerimiento de Personal: Director de Departamento 1 (uno) escalafón "A", Secretaría 1 escalafón C, a solicitud del Director se admitirá un Contratado como asesor.

🔸 **Área Hotelería:** El área será la encargada de la limpieza en el edificio, la provisión de blanquearía en las habitaciones, la distribución y confección de los alimentos, la atención de los 2 comedores para empleados, la atención de dos locales al público vendiendo y confeccionando alimentos (tipo bar / restaurante). Tendrá a su cargo: la Cocina, la Lavandería, el personal de camareros y ordenanzas. La hotelería será un ejemplo en la región, se realizarán 2 opciones de comida para los pacientes internados y acompañantes, el bar atenderá en el primer piso en un área especialmente diseñada, la blanquearía tendrá bordados los símbolos del INNE. Las habitaciones serán asistidas a pedido de los enfermeros a más tardar 30 minutos luego de la solicitud. Toda el Área dispondrá del uniforme aprobado por la Dirección General a solicitud del Jefe de Departamento. El personal de estas áreas será el suficiente para que simultáneamente se puedan limpiar todas las dependencias en 1 hora. Se realizarán ejercicios de este tipo (limpieza y mantenimiento) 1 vez cada mes (al menos) para comprobar la reacción y calidad del personal.
- o Requerimiento de Personal: Jefe de Área, 1 (uno) categoría "B".

Tendrá a su cargo las Secciones de (Tabla 4):

1. **Sección Camareros:** Serán los encargados de la distribución del alimento en el edificio, además de la atención al público en los 2 (dos) bares del INNE, dispondrán del uniforme que ordene el Jefe de Área, tendrán la capacidad de distribuir los alimentos señalados en 4 oportunidades (Desayuno, Almuerzo, Merienda y Cena) excepto en los bares donde la atención al público será permanente. La distribución de estos alimentos en cada turno se realizará como máximo en 30 minutos. Requerimiento de personal: Jefe de Sección 1 escalafón C, Dependiente 1 escalafón D, contratados 6.
2. **Sección Cocina:** Sera la sección responsable de la confección de alimentos, recepción de pedidos médicos, recepción de materias primas, confeccionaran las listas de necesidades y compras semanales, funcionara en un ámbito especialmente diseñado con cocinas

industriales, cámaras frigoríficas, y todo lo necesario para hacer de esta una cocina ejemplar, el jefe de Sección podrá contratar un Veterinario (bromatólogo) en calidad de asesor, debiendo cumplir además sus funciones 7 días a la semana 24 horas. Requerimiento de personal: Jefe de sección 1 escalafón C (preferentemente nutricionista), Dependiente 3 escalafón D, contratados 10. Podrá disponer de 3 becarios.

3. **Sección Limpieza:** Es la sección responsable de la limpieza en el INNE, tanto en áreas de quirófano como en internación y espacios comunes. A efectos de la limpieza de quirófanos el personal dependiente de esta sección se pondrá bajo el mando de la jefatura de quirófanos, que distribuirá y administrará el personal. Cumplirán turnos de 8 horas. Cubriendo las 24 horas los 7 días de la semana. Requerimiento de personal: Jefe de sección 1 escalafón C, 1 dependiente escalafón D y 20 contratados.

4. **Sección Lavandería y Blanquería:** Todo el material de blanquería y vestimenta esta bordado con el emblema del INNE todos, todas las camas de internación tendrán ropa de cama de color blanco o marfil; la ropa de acompañantes será de color naranja y la ropa de cama de los alojamientos para familiares y médicos etc. Será de color azul. Todos los pacientes al ingresar serán vestidos con camisolines del INNE de color rosado los pacientes femeninos y de color celeste los pacientes masculinos. Esta sección contara con una lavandería y servicio de planchado y desinfección de blanquería. Esta instalación contara con máquinas lavadoras con agua caliente a altas temperaturas y a presión, además de enjuagues en líquidos desinfectantes. Las instalaciones de planchado contaran con máquinas industriales a este efecto, a vapor. Todo material planchado y limpio saldrá de la lavandería sellado al vacío, estéril y en bolsas de polietileno con su correspondiente código de barras que será cargado a la enfermería que corresponda. De esta manera por ejemplo al internarse un paciente (en sala general o ambulatorio) en la hoja de enfermería quedara registrada el código de barras de la ropa de cama que utilizo, o el camisolín con el que ingreso a quirófano, etc. El quirófano utilizara en su totalidad ropa descartable, incluyendo campos quirúrgicos, etc. Pero aquel material que no sea descartable por ejemplo camisolín será entregado al servicio de enfermería de quirófano que cargara el código de barras al personal que lo utiliza y llevara un inventario (informatizado) de las entradas y salidas. El equipamiento en la Lavandería permitirá la esterilización de la ropa de cama y colchones, así como la desinfección de uniformes, guardapolvos y ambos cuando sea requerido. Esta sección también será responsable de la distribución de los elementos de vestimenta y blanquera todos los días antes de las 7:30 de la mañana y una nueva recorrida a las 14 Hs. Asegurándose de que cada enfermería reciba el material de ropa y blanquería que corresponda. Dispondrá de 6 personas en turnos de 8 horas, 2 de ellos realizaran los repartos de cada turno (24 personas en total). El Jefe de Sección organizará los turnos de manera que este servicio funcione las 24 Hs. los 365 días del año. Requerimiento de personal: Jefe de Sección escalafón C, 6 dependiente escalafón D y 18 contratados.

+ **Área Seguridad:** La seguridad en el INNE cobrará un rol fundamental, esta estará dirigida a tres puntos principales. El monitoreo con cámaras de todos los sectores (preferentemente bajo el sistema ANVIZ www.anviz.com). La identificación del personal autorizado para el acceso, en este caso se dispondrá de lectores de huellas digitales o de tarjetas con cintas magnéticas, que serán confeccionadas e incorporadas por el departamento de informática. Por último, la seguridad física en los accesos y cajas. El mantenimiento de las instalaciones (gas, agua, aire comprimido, combustibles, mampostería, detectores de incendio, etc.) será responsabilidad de este Área, ya que le corresponde no solo la seguridad de personas, sino también la de edificios y ambiente. El personal más numeroso estará volcado a la seguridad física, dejando en el monitoreo una guardia básica que coordine las actividades. Desde ya estos puntos funcionaran 24 horas 7 días a la semana.

o Requerimiento de Personal. Jefe de Área 1, escalafón B y Secretaría 1 escalafón D.

Le dependerán las siguientes secciones (Tabla 4):

- o **Sección Monitoreo:** Dispondrá del personal necesario para el monitoreo constante de las cámaras y puertas de acceso. Requerimiento de personal: Jefe de Sección 1 escalafón C, un dependiente escalafón D y 4 contratados.
- o **Sección Identificación y acceso:** Sera la sección responsable de los accesos al estacionamiento, de las entradas de proveedores y abastecimiento, de la entrada de ambulancias, de todo lo que implique acceso autorizado a sectores restringidos, quirófanos, farmacia, etc. No tendrán la obligación de estar apostados permanentemente en cada sector, pero serán los encargados de autorizar los ingresos, comunicando cualquier eventualidad al Jefe de sección, este al jefe de área y así sucesivamente. Requerimiento de personal: Jefe de Sección escalafón C, un dependiente escalafón D y 4 contratados.
- o **Sección Seguridad Física:** Será la Sección responsable de los accesos al público, estacionamiento para pacientes, recepción y admisión, salas de espera, etc. Debiendo estar 24 horas en los puestos que permanezcan abiertos al público. Requerimiento de Personal: Jefe de sección escalafón C, un dependiente escalafón D y 12 contratados.
  Las tres secciones anteriormente mencionadas podrán intercambiar personal según dispongan sus Jefes a fin de cumplimentar su actividad en horarios no laborables y feriados.
- o **Sección Mantenimiento:** Serán responsables del mantenimiento de servicios y edificios, plomería, electricidad, carpintería, mecánica, etc. Realizando tanto mantenimiento como reparaciones. Esta tarea se realizará bajo el Área de Seguridad ya que está actividad le brindará seguridad al edificio y por ende a las personas y procesos. El control del material será constante, fechas de vencimientos, horas de uso, etc. serán revisados metódicamente. El jefe de sección relevará permanentemente los Sectores o Áreas que precisen mantenimiento, un dependiente se hará cargo de encontrar el personal adecuado para este trabajo y si es necesario derivar las reparaciones a Electro-Medicina. Entre el personal contratado se decidirá por personas que tengan conocimientos en la mayor cantidad de oficios posibles, albañilería, electricidad, plomería, etc. El mantenimiento de los espacios comunes interiores y exteriores dependerá de esta sección por ejemplo la jardinería, iluminación interior y exterior, pintura, etc. Debiendo disponer siempre de personal de guardia pasiva listo para acudir. Requerimiento de personal: Jefe de Sección escalafón C, 1 dependiente escalafón D y 3 contratados.

- ⚜ **Área Informática:** Esta área tendrá la responsabilidad de la gestión, administración y mantenimiento de todos los medios informáticos del INNE. El jefe de área deberá estar evidentemente capacitado para llevar adelante esta terea ya que los sistemas serán el sostén de la facturación, imagenología, archivos, seguridad, etc. Al momento del correspondiente concurso se priorizará personal formado en la región preferentemente Analista de Sistema o Ingeniero en Sistemas informáticos.
  - o Requerimiento de Personal Jefe escalafón B y Secretaría escalafón D. Podrá disponer de 4 becarios como máximo distribuidos como el Jefe considere.

  Le dependerán las secciones de (Tabla 4):

  - o **Sección Redes:** Esta sección será la responsable de una red interna (Intranet) que proporcionará al personal acceso a la información y posibilidad de modificación, por ejemplo, en el caso de las enfermerías, podrán realizar los controles de los pacientes ingresando los resultados directamente a la historia clínica en red del paciente, la misma no será impresa en hojas sino directamente volcada al archivo informático. Además de la gestión de redes, este sector también realizara el mantenimiento de las mismas. El INNE en general manejara todos sus trámites por vía informática evitando imprimir hojas de papel (solo en casos sumamente necesarios). Además de esto configurarán una red con posibilidad de acceso desde internet, de esta manera algunos controles, imágenes etc., podrán ser accedidas por este medio a la distancia. Requerimiento de personal: Jefe de sección escalafón C, un dependiente escalafón D y dos contratados.
  - o **Sección Hardware:** Sera la sección responsable del mantenimiento físico de los componentes informáticos de todo el INNE, así como de su puesta en funcionamiento e implementación. Requerimiento de personal: Jefe de Sección escalafón C y 2 contratados.

- ○ **Sección Software:** Sera la responsable de la gestión, promoción y entrenamiento de los distintos programas y software. Entrenarán al personal del INNE en el manejo, implementación, mantenimiento, etc. de los programas existentes, además por supuesto se harán cargo de la mantención y actualización de los mismos. Requerimiento de personal: Jefe de Sección escalafón C y 2 contratados.
- ○ **Sección Electro-medicina:** Esta Sección será la responsable del mantenimiento, gestión y entrenamiento del personal que corresponda abocado a la implementación, puesta en funcionamiento y mantenimiento de toda la tecnología aplicada directamente a la actividad médica, monitores de parámetros biométricos, elementos de quirófano como microscopios, cámaras, etc. Recibirán entrenamiento por parte de las empresas proveedoras como condición para la implementación de una nueva tecnología, además estos entrenarán al personal de INNE que corresponda. Requerimiento de personal: Jefe de sección escalafón C, Contratados 2.

+ **Área Transporte:** Este Área será la responsable del transporte para evacuación de pacientes, transporte interno y transporte de trabajo. Este instituto tendrá entre sus prioridades la no contaminación del medio ambiente en todo lo que le sea posible, es por eso que el trasporte interno del INNE será en lo posible de propulsión eléctrica o hibrido. Por otra parte, los costos del transporte del paciente estarán incluido en los módulos que el INNE facturará (II-b-i), ya que desde el momento en que el INNE acepta la derivación pasa a ser responsabilidad de este tanto el transporte al INNE como el regreso al centro que lo refiere siempre coordinando el traslado con este último.

- ▪ Este Área dispondrá de los siguientes vehículos
  - • 5 ambulancias de alta complejidad (3 adultos y 2 pediátricos)
  - • 1 Helicóptero ambulancia (BELL 429 MISSIONHEMS)
  - • 1 bote ambulancia (Astilleros Regnicoli)
  - • 2 Buses eléctricos (BYD ebus)
  - • 4 Vehículos eléctricos (BYD e6)
  - • 3 tractores pequeños multiuso

El Jefe de Área deberá tener experiencia en el transporte de pacientes y en el mantenimiento de vehículos como helicópteros o botes.
- ○ Requerimiento de Personal: Jefe de Área escalafón B, secretaria escalafón D.

Le dependerán las siguientes secciones (Tabla 4):

- ○ **Sección Ambulancias:** Esta sección será la encargada del manejo de las 5 ambulancias, el jefe de sección determinará los turnos de cada una según el requerimiento y arbitrará las guardias de manera que este cubierto el servicio las 24 horas tanto para pacientes pediátricos como adultos. El Jefe de sección debe demostrar experiencia comprobable en la gestión, mantenimiento y manejo de este tipo de vehículos. Los traslados se realizarán con un chofer y 2 paramédicos (III-d-vii-4 Sección Evacuación). Esta sección dispondrá de un estacionamiento con instalaciones para un mantenimiento mínimo; otros mantenimientos y reparaciones más completas, quedaran a cargo del Departamento Seguridad y Servicios. Requerimiento de Personal: Jefe de sección escalafón C, un chofer escalafón D y 4 choferes contratados.
- ○ **Sección Helipuerto:** Esta sección tendrá a su cargo el helipuerto y un hangar para el mantenimiento y reparación básico del Helicóptero de evacuaciones sanitarias. El personal de esta sección estará capacitado para pilotear helicópteros, el jefe en particular debe demostrar experiencia en evacuaciones sanitarias aéreas. Todas las evacuaciones aéreas se realizarán con un piloto y 2 paramédicos (III-d-vii-4 Sección Evacuación). Requerimiento de personal: jefe de Sección Escalafón C, 1 piloto escalafón D y 1 piloto contratado.
- ○ **Sección Transporte interno:** Esta sección contara con 2 buses eléctricos, uno para buscar al personal que corresponda para trabajar en el INNE y el otro, para trasladar a los hijos del personal en edad escolar y preescolar a sus respectivas escuelas y jardines maternales, el bus para niños se desplazara con un chofer y un guarda. Además, dispondrá de 4 vehículos eléctricos, 1 para uso de la Dirección (con chofer) y 3 para uso del consejo superior (solamente

1 chofer) serán utilizados siempre con fines representativos. También dispondrán de 3 tractores pequeños para uso de jardinería, traslado de materiales, etc. Siempre dentro del predio del INNE. El Jefe de Sección será el responsable de gestionar el correcto mantenimiento y coordinar la reparación pertinente. Esta sección con asesoramiento de Administración, recogerá en 2 turnos a los empleados que deban cumplir guardias u horarios fijos, evitando que se desplacen en vehículos propios, de esta manera se colabora con el tránsito y no se expone al trabajador a accidente de tránsito *inintinere*, a groso modo el trabajador que concurra al trabajo en Bus (eléctricos del INNE) no pagara la tasa que se les descontara a todos los trabajadores en concepto de estacionamiento, o verán recompensado su salario devolviéndole el importe que deberían pagar por ART en ese concepto. Requerimiento de Personal: Jefe de Sección escalafón C, 1 chofer escalafón D, y 4 choferes contratados.

o **Puerto de Evacuación:** Esta sección contara con un puerto de evacuación próximo al INNE sobre el Rio Paraná, y dispondrá de un bote ambulancia de alta complejidad, el mismo trasladara paciente por medios fluviales siempre con un conductor y 2 paramédicos (Ver sección evacuación del departamento enfermería). Las evacuaciones fluviales se coordinarán con Prefectura Naval Argentina (PNA). Jefe de sección preferentemente miembro o ex miembro de PNA con experiencia en este tipo de evacuación. Requerimiento de Personal: Jefe de Sección escalafón C, y un conductor contratado.

d. Descripción de Cada eslabón.
vii. Descripción Breve de cada Departamento.
3. Docencia.

DOCENCIA	EXTENSIÓN	PROMOCIÓN DEL INNE
		CONGRESOS Y REUNIONES / CEREMONIAL Y PROTOCOLO
		COORDINACIÓN EXTERNA
	INVESTIGACIÓN Y DESARROLLO	PROGRAMAS ESPECIALES
		LABORATORIO DE ENTRENAMIENTO
	CAPACITACIÓN Y ENTRENAMIENTO	RESIDENCIAS Y PASANTÍAS
		BECAS Y PREMIOS

Tabla 5: Departamento Docencia, con sus respectivas Áreas y Secciones.

Este Departamento es uno de los proyectos más importantes en este instituto, ya que no solamente ejercerá una función de enseñanza y extensión a nivel local, sino que además tendrá los siguientes objetivos:

- Coordinar y ejecutar el entrenamiento del personal del INNE.
- Llevar a cabo junto con el director de cada Departamento las condiciones para acceder a cada concurso.
- Coordinar la evaluación periódica del personal del INNE en las distintas disciplinas.
- El INNE firmará convenios con servicios de salud regionales, como obras sociales provinciales y se comprometerá a entrenar al personal, de otros centros, a criterio de las autoridades del INNE, para afianzar el nivel intermedio de complejidad.
- Cada personal del INNE tendrá la posibilidad y/u obligación (dependiendo del Departamento y del escalafón) de participar tanto de actualizaciones locales, regionales e internacionales. El personal que acceda a esta posibilidad solicitará por medio de docencia e investigación la coordinación del viaje, alojamiento y programa científico. A este fin el INNE contara con empresas proveedoras de turismo, eventos, vuelos etc., y dependiendo del causante se le descontara o no un monto correspondiente a pasajes, estadías, inscripciones, etc. según considere la Jefatura del Departamento.
- Tendrá la obligación de realizar los programas y convenios para becarios no solo en las especialidades médicas, sino también en informática, administración, etc.
- Deberá realizar enlaces con las distintas sociedades científicas sirviendo como nexo para que el INNE patrocine jornadas nacionales, internacionales, etc.
- Promoverá actividades de investigación, teniendo inclusive la posibilidad de contar con un laboratorio para este propósito
- Confeccionara y coordinara convenios con la UNNE (Universidad Nacional del Nordeste) principalmente para el entrenamiento de personal (residentes médicos y de enfermería, por ejemplo) haciéndose cargo de mejorar sustancialmente la remuneración de los mismos, fomentando de esta manera que los profesionales se entrenen en la región.
- Deberá realizar un proyecto de becarios para un colegio secundario y uno primario, incentivando no solo la educación media, sino también posibilitando una completa inserción social del Instituto.
- Programa de becarios para la UNNE y otras universidades e institutos de enseñanza superior para becarios en las distintas facultades o disciplinas en las que el INNE pueda brindar entrenamiento (Informática, salud, ciencias económicas, hotelería y gastronomía, gestión, arquitectura, etc.)
- El Jefe de este departamento accederá al cargo por concurso con el escalafón correspondiente, deberá reunir las características y condiciones que el Consejo Superior decida, debiendo sobretodo destacarse por su capacidad de expresión, ingenio para los proyectos, y experiencia docente. Es recomendable que posea un buen manejo del idioma inglés, ya que será el nexo con las distintas Sociedades Científicas nacionales e internacionales.
  - Requerimiento de personal: Director Departamento escalafón A, Secretaría escalafón C, (podrá además contar con un asesor contratado).

🔸 **Área Extensión:** Tendrá a su cargo la coordinación gestión y puesta en marcha de los programas del INNE para la formación, entrenamiento y capacitación de personal ajeno al instituto, así como también la coordinación de reuniones y convenios con entidades privadas y estatales externas, prestando especial atención al concepto de regionalismo de la atención y cobertura (NEA y países limítrofes). El jefe de Área ingresará por concurso con escalafón B, debiendo demostrar conocimiento y presentar un proyecto claro para este Área de especial importancia en este proyecto.
   o Requerimiento de personal: Jefe de área escalafón B, Secretaría escalafón D.

   Le dependerán las Secciones de (Tabla 5):

   o **Sección Promoción del INNE,** esta sección tendrá la responsabilidad de promocionar al INNE en la región afianzándolo como centro de derivación, debiendo coordinar junto con esto el entrenamiento de personal externo (con la sección que corresponde) para que el nivel medio de complejidad este cubierto y afianzado en otras regiones, de no cumplir esto último el INNE no podrá sostenerse en el tiempo. Requerimiento de personal: Jefe de Sección escalafón C, y un dependiente escalafón D.
   o **Sección Congresos Reuniones / Ceremonial y Protocolo,** esta sección tendrá a su cargo la coordinación, organización y ejecución de reuniones científicas de todas las áreas, disciplinas y especialidades que se llevaran adelante dentro de la institución y muchas veces patrocinadas por la misma. Debiendo ejecutarse al menos 2 eventos nacionales al año y por lo menos 2 jornadas locales de educación continua y entrenamiento. Requerimiento de Personal: Jefe de Sección Escalafón C y un Dependiente Contratado.
   o **Sección Coordinación Externa**: esta Sección tendrá a su cargo la gestión, coordinación y ejecución de convenios con entidades educativas externas como institutos, colegios o escuelas con el fin de lograr una completa inserción social del instituto y promover la educación en los distintos niveles. Requerimiento de Personal: Jefe de Sección escalafón C y un Dependiente Contratado.

🔸 **Área Investigación y Desarrollo.** Tendrá a su cargo la ejecución de programas de investigación, protocolos etc., además de la confección de algoritmos para actuar dentro del instituto cuando el caso lo requiera. Sería adecuado que el Jefe de Área posea una experiencia docente conocida.
   o Requerimiento de Personal: Jefe de Área con escalafón B, Secretaria escalafón D.

   Le dependerán las siguientes Secciones (Tabla 5):

   o **Sección Programas especiales:** Esta destinada a llevar a cabo programas especiales de entrenamiento, investigación, etc. Dejando en claro tiempo de ejecución, perfil de candidatos, necesidad de bienes o servicios, objetivos, etc. Cabe destacar que los programas aquí confeccionados serán de exclusivo desarrollo e investigación del instituto, es decir no se masificarán al personal en general, sino más bien, estarán dirigidas a actividades reducidas y bien controladas. Requerimiento de Personal: Jefe de Sección escalafón C y un contratado dependiente.
   o **Sección Laboratorio de entrenamiento:** Esta Sección será la responsable de un laboratorio de entrenamiento capacitado para la práctica de técnicas, destrezas, etc. Solo personal Autorizado y debidamente identificado podrá ingresar a los cursos y prácticas que se llevarán a cabo allí. Se ejecutarán también en este ámbito los programas especiales que correspondan (coordinados por la sección Programas Especiales). Estará equipado con un Bioterio, microscopios y todos los elementos necesarios para el entrenamiento. El Jefe de Sección debería ser Veterinario. Requerimiento de Personal: Jefe de Sección escalafón C y un contratado.

🔸 **Área Capacitación y Entrenamiento.** Sera responsable de la capacitación interna del personal. El objetivo principal será la coordinación de capacitación con las sociedades científicas e instituciones educativas nacionales, garantizando un nivel científico y de entrenamiento con parámetros idénticos a

los de todo el país, procurando siempre nivelar con Buenos Aires y otros grandes centros urbanos. El Área deberá presentar los distintos programas de beca, residencia, etc. Siempre aceptados y abalados por las instituciones científicas nacionales que correspondan.
- ○ Requerimiento de Personal: Jefe de Área escalafón B y Secretaria escalafón D.

Este Área tendrá a su cargo las diferentes Secciones (Tabla 5):

- ○ **Residencias y Pasantías:** Esta Sección coordinara las residencias, pasantías y toda aquella actividad educativa abocada a incorporación de personal o destinada a becarios, residentes, etc. y por ende una compensación económica, remunerativa o no remunerativa. Las residencias tendrán como eje fundamental inicialmente complementar los programas ya instituidos en otros centros de formación articulados por universidades Hospitales Escuelas, Residencias médicas en instituciones médicas privadas, etc. Es decir, serán rotaciones complementarias que le darán al residente o becario la posibilidad de conocer y trabajar en un centro de alta complejidad con estándares internacionales. Las pasantías y becas destinadas a personas fuera del sistema de formación de residencia, tendrán por objetivo de garantizar el mediano escalón de complejidad en las regiones en las que no esté debidamente solventado, por ejemplo, el interior de la provincia de Corrientes y el estímulo a otros niveles educativos como educación media y superior. Requerimiento de Personal: Jefe de Sección escalafón C, un dependiente escalafón D, y un contratado.
- ○ **Sección Premios y Becas:** Coordinará, planeará y fiscalizará la entrega de Premios (económicos o no) y becas educativas o de cualquier otra índole, ya sea para personal dentro o fuera del Instituto. El objetivo es afianzar la relación del personal con la institución mediante premios económicos o incentivos de valor, posibilitando además la apertura de la institución a otras instituciones a través de eventos culturales, sociales etc. que el estímulo mediante becas o premios a alumnos, estudiantes, etc. Inclusive fuera del ámbito de la salud y de distintos escalones educativos. Requerimiento de Personal: Jefe de Personal escalafón D, y un Contratado.

d. Descripción de Cada eslabón.
vii. Descripción Breve de cada Departamento.
4. Enfermería.

ENFERMERÍA	ENFERMERÍA de INTERNACIÓN	INTERNACIÓN ADULTOS
		INTERNACIÓN PEDIATRÍA
	ENFERMERÍA de UTI	UTI ADULTOS
		UTI PEDIATRÍA
	ENFERMERÍA QUIRÚRGICA	TÉCNICOS
		ESTERILIZACIÓN
		QUIRÓFANO
	ENFERMERÍA de URGENCIAS	URGENCIAS ADULTOS
		URGENCIAS PEDIATRÍA
		EVACUACIONES

Tabla 6: Departamento Enfermería con sus respectivas Áreas y Secciones.

El departamento de enfermería debe ser el eslabón fundamental de la atención al paciente y la función asistencial del INNE.

Los horarios laborales de este Departamento se dividirán de la siguiente manera: Diurno de 6 Hs a 14 Hs y de 14 Hs a 22 Hs y Nocturno de 22 Hs a 6 Hs

A modo general podrían considerarse las siguientes misiones:

○ Sera el personal encargado de la internación del paciente, tomando en sus manos no solo la documentación necesaria para la internación, sino también la semiología inicial y confección de la historia clínica (salvo en el área de diagnóstico y tratamiento exclusiva de la función médica).
○ Tanto en sala general como en terapias intensivas de adultos y pediátricos, cada enfermero tendrá a su cargo como máximo 4 pacientes. Al momento de la recorrida o el pase de sala serán ellos los encargados de dar las novedades a quien encabece el pase o la recorrida.
○ Los enfermeros de quirófano serán los encargados de coordinar el horario quirúrgico, controlar la documentación pertinente para la cirugía, asegurarse de que tanto la sala operatoria como los elementos y profesionales que correspondan estén en óptimas condiciones, el paciente que ingrese para un procedimiento quirúrgico será responsabilidad de un enfermero, quien al momento de iniciar el procedimiento pasará el paciente al profesional que lo realice, de este mismo modo una vez terminado el procedimiento el profesional que realizo el procedimiento entregará el paciente al enfermero que corresponda nuevamente.
○ Los enfermeros serán responsables del traslado dentro de la institución de cada uno de sus pacientes.
○ Los enfermeros serán encargados de dar la voz de alerta a quien corresponda por situaciones de cada paciente.
○ Los contratados de este departamento podrán ser Universitarios: Licenciados en enfermería, Terciarios: Enfermeros universitarios u Oficios / Técnicos: auxiliar de enfermería y camilleros.
○ Cada enfermería contará con el equipamiento necesario para que los datos de los pacientes sean transferidos por red (WIFI) a la historia clínica, sin hojas impresas, contará cada enfermero con un dispositivo táctil, inalámbrico a color (tipo Tablet / iPad) para registrar todos los datos pertinentes del paciente y para la confección de la historia clínica.
○ Sera el personal más cuidadoso en su aspecto personal, vestimenta, vocabulario y educación ya que sin dudas representarán el eslabón más importante en la atención.
○ Este Departamento deberá contar con representantes en cada uno de sus eslabones las 24 horas, siendo responsabilidad del Jefe de Departamento la coordinación de esta función.

Instituto de Neurociencias del Nordeste – INNE "Santo Padre Francisco"

IV – ESTRUCTURA ORGANIZATIVA

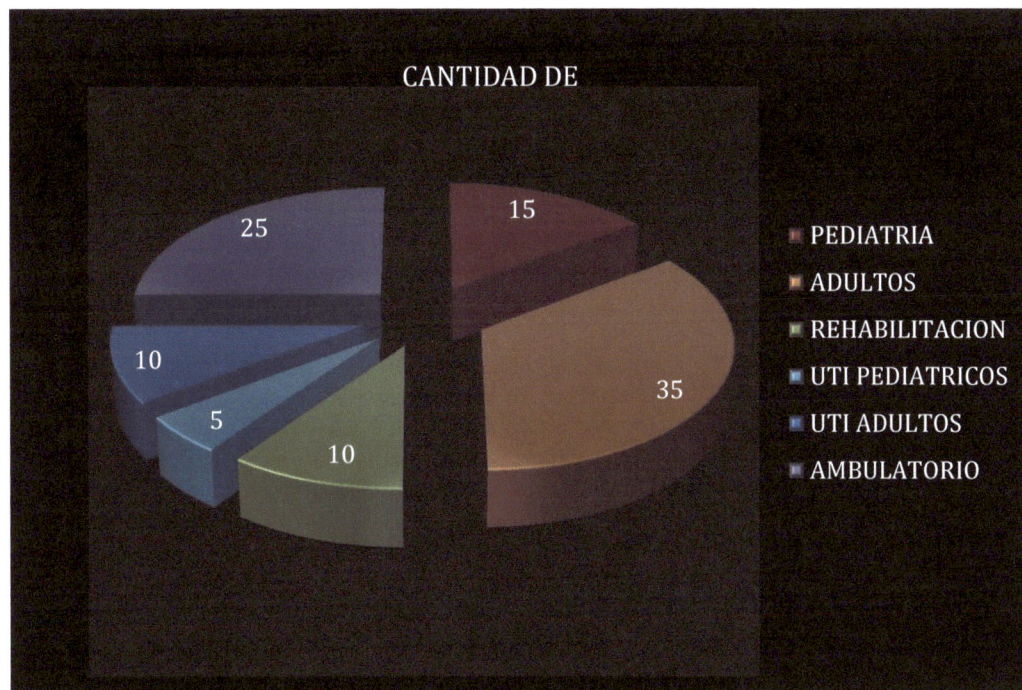

Fig. 20: Cantidad de camas disponibles por especialidad.

La Jefatura de Departamento tendrá a su cargo la coordinación de todas las áreas de enfermería. La persona que ocupe este cargo deberá someterse a una intensiva evaluación ya que deberá presentar más que ningún otro Jefe de Departamento cualidades sobresalientes más allá de una impecable hoja profesional; deberá contar por supuesto con certificado de licenciada/o universitaria/o en enfermería preferentemente egresado de la UNNE. Esta jefatura contara con 90 enfermeros a su cargo debiendo demostrar realmente excelencia en su desempeño. El jefe contara con su propio despacho y secretaria.

o   Requerimiento de Personal: Jefe de Departamento categoría A y secretaría categoría C.

Le dependerán las siguientes áreas (Tabla 6, Fig. 20):

+ **Área Internación:** es el Área responsable de las enfermarías de sala general: adulto, pediátrico, rehabilitación y ambulatorio. En estas áreas existirá una proporción enfermero paciente de ¼. La jefatura de área será la responsable de coordinar los turnos, cada enfermero cumplirá un turno de 8 horas, controlando y comunicando las novedades que surjan durante cada turno al Jefe de departamento, podrá proponer sanciones y premios a Recursos Humanos. Este Área además contara con 32 camilleros distribuidos en turnos de 8 horas (1 por enfermería).
   o   Requerimiento de personal: Jefe de Área escalafón B, secretaria escalafón D y 32 camilleros Contratados

   Le dependerán las siguientes Secciones (Tabla 6, Fig. 20):

      o   **Sección Internación Adultos (Fig. 20)**: Abarcará a los enfermeros tanto de Sala general (35 camas), Rehabilitación (10 camas) e internación ambulatoria (25 camas). Con un total de 72 (18 en cada turno) enfermeros entre escalafón D y Contratados. Haciéndose cargo de toda la internación de adultos en las distintas áreas, cumplirán turnos de 8 horas diarias y dispondrán de un día libre (franco) por semana. Cada uno de ellos confeccionara una historia clínica informatizada la cual rubricaran (mediante huellas digitales y/o firma electrónica) para dar lugar luego a que el Medico complete la parte eminentemente medica de la misma con las mismas características de rubrica y autenticación. Sera responsable no solo de la internación del paciente, sino de la totalidad de la documentación requerida, el traslado dentro de la institución, representará a la institución ante los familiares de los pacientes. Estos enfermeros estarán divididos en enfermerías (6 enfermerías) de no más de 3 enfermeros en cada una. Tanto los enfermeros de Rehabilitación como los de internación ambulatoria podrán ser desplazados por enfermeros pediátricos, dependiendo la cantidad de camas de este tipo que sean ocupadas por pacientes pediátricos. Podrán ser colaborados con 1 becario por enfermería. Requerimiento de Personal: Jefe de sección escalafón C, 24 enfermeros escalafón D, 48 contratados y 6 becarios.

- o **Sección Internación Pediatría (Fig. 20):** Abarcará a los enfermeros responsables de la internación Pediátrica, con las mismas responsabilidades y características de la internación de adultos. Disponiendo de la sala general de pediatría (15 camas) 20 enfermeros inicialmente (5 por turno) ya que luego dependiendo de la ocupación de la internación pediátrica en Rehabilitación e internación ambulatoria podrá requerirse más cantidad de personal. El jefe de sección coordinara los turnos y tareas de cada uno divididos en turnos de 8 horas diarias y un día libre (franco) semanal. Serán divididos en enfermerías (2 enfermerías) de 3 enfermeros/as salvo una que requerirá 4 enfermeros/as. Podrán disponer además de 1 becario por enfermería. Requerimiento de Personal: Jefe de sección escalafón C, 5 enfermeros escalafón D y 15 enfermeros contratados y 2 becarios.

- ⬥ **Área Enfermería de Unidad de Terapia Intensiva (UTI):** Este Área Coordinará los enfermeros que corresponderán a la sala de terapia intensiva (Fig. 20) siempre siguiendo los lineamientos que indique el jefe de departamento en coordinación con los profesionales médicos. En este caso serán responsables también de la confección de la historia clínica que le corresponda de ingreso y/o seguimiento del paciente, dejando los ítems como diagnóstico y tratamiento a completar por el profesional médico que corresponda. Cada enfermero dispondrá de un dispositivo táctil a color (tipo Tablet) donde volcará los datos que corresponda a fin de completar digitalmente el historial del paciente, por tratarse de una unidad de cuidados intensivos dispondrá, en este dispositivo, de alternativas especiales que automáticamente pondrán en alerta al personal que corresponda inclusive telefónicamente. Dispondrán además de 4 camilleros por turno (16 en total) 2 para adultos y 2 para pediátricos.
  - o Requerimiento de Personal Jefe de Área escalafón B, secretaria escalafón D y camilleros contratados 16.

  Le dependerán las siguientes Secciones (Fig. 20, Tabla 6):

  - o **Sección UTI Adultos:** Esta Sección tendrá a su cargo la coordinación de enfermeros de UTI adultos (15 camas) 1 enfermero cada 3 pacientes, distribuidos en turnos de 8 horas, más un enfermero adicional de refuerzo por turno nocturno. 25 enfermeros en total (5 por turno más 6 en turno nocturno). Requerimiento de personal: Jefe de Sección escalafón C, 7 enfermeros escalafón D y 18 enfermeros contratados.
  - o **Sección UTI Pediátrica:** Esta Sección tendrá a su cargo la coordinación de enfermeros de UTI pediátrica (5 camas) 1 enfermero cada 3 pacientes, distribuidos en turnos de 8 horas, más un enfermero adicional de refuerzo por turno nocturno. 10 enfermeros en total (2 por turno más 3 en turno nocturno). Requerimiento de personal: Jefe de Sección escalafón C, 2 enfermeros escalafón D y 8 enfermeros contratados.

- ⬥ **Área Enfermería quirúrgica:** Este Área será la responsable de la coordinación del personal de enfermería y técnico de quirófano, estos últimos coordinarán cada cirugía con el enfermero responsable del paciente, independientemente de la internación que proceda (sala general, UTI, etc.) dispondrá para ello de 3 camilleros por la mañana, 3 camilleros por la tarde, y 1 por la noche. Un enfermero/a será el encargado de cada quirófano (de los 4 polivalentes), será también responsable del paciente que recibirá tratamiento en su sala quirúrgica, este paciente será recibido de su colega (enfermero de internación).

El encargado de cada quirófano será responsable del paciente hasta el momento que el profesional a cargo del procedimiento comience con el mismo y una vez terminado el procedimiento el paciente volverá a ser responsabilidad del enfermero/a encargado de quirófano, el paciente luego del procedimiento pasara a la sala de recuperación (dentro del quirófano) donde la responsabilidad pasa al enfermero que se encuentra en el lugar (asignado especialmente por el departamento enfermería), este último personal de enfermería dispondrá mediante los camilleros de quirófano el regreso del paciente a la internación donde nuevamente el paciente pasara a manos del personal de enfermería de internación. Véase más detalle en sección III – b (Atención del Pacientes – Sistemática de trabajo).

Este Área tendrá un representante (Jefe) las 24 Hs., siendo solo uno de ellos el titular del cargo, cuando este no se encuentre por cuestiones de horario según el orden de mérito realizado por Recursos Humanos, el más calificado tomará momentáneamente sus funciones. Cuando el Jefe de Área titular este de licencias, se procederá según se mencionó anteriormente, al correspondiente reemplazo, asignando la tarea al Jefe de Sección con más mérito (gozando este último temporalmente de las ventajas laborales del cargo).

Cada cirugía le reportará a este Área un 5% del valor nomenclado que se repartirá de la siguiente manera: 2% al enfermero encargado de la sala quirúrgica en cuestión, 1% al instrumentador, 1% al circulante, 1% para el enfermero encargado de sala de recuperación.

Durante el turno nocturno serán necesario solo 2 enfermeros cada uno a cargo de 1 sala operatoria, 1 camillero (mencionado anteriormente).

o   Requerimiento de Personal: Jefe de Área escalafón B, secretaria escalafón D.

Le dependerán a su vez las siguientes secciones (Fig. 20, Tabla 6):

o   **Sección Sala Operatoria:** En esta sección se encontrarán los antes mencionados enfermeros encargados de quirófanos. Estos encargados de "Sala Operatoria" o quirófano deberán ser los responsables de los pacientes que se asignen en cada quirófano, desde el momento de enviar el camillero a buscar al paciente a su lugar de internación. Esta responsabilidad pasa luego al profesional que realice el procedimiento y al momento de terminado el procedimiento nuevamente la responsabilidad pasa a este encargado de Sala Operatoria o Quirófano. Además, existirá una sala de recuperación que tendrá su encargado y funcionará como una sala operatoria más, contará con 4 camas y un encargado, no poseerá camas propias ya que estas serán las de traslado con la que luego serán llevados los pacientes a sus respectivas internaciones. El personal de esta sección de dividirá en turnos de 8 horas diarias, durante las 8 horas nocturnas se dispondrá solo de 2 enfermeros encargados que se repartirán por orden anterior del Jefe de Sección las 4 salas operatorias y la sala de recuperación. Precisándose 20 enfermeros en total. Es decir, turno mañana 4 enfermeros, turno tarde 4 enfermeros y turno noche 2 enfermeros. Requerimiento de Personal: Jefe de Sección escalafón C, 8 enfermeros escalafón D y 12 enfermeros contratados.

o   **Sección Técnicos:** Las tareas de esta sección siempre estarán supeditadas a la actividad de la Sección Sala Operatoria.

Esta Sección coordinara los tunos de trabajo del personal técnico de quirófano, como es el caso de Técnicos Radiólogos, Técnicos anestesistas, Técnicos en Instrumentación Quirúrgica. Inicialmente el INNE contara con 4 quirófanos polivalentes híbridos, cada quirófano contara con 2 técnicos en instrumentación de manera permanente (uno en el rol de instrumentador otro en el rol de circulante) de esta manera son 40 técnicos en instrumentación en total divididos de la siguiente manera: 8 turno mañana, 8 turno tarde y 4 turno noche (20 en total) + 20 para cubrir los días libres permanentemente.

El jefe de sección realizara las tareas de coordinación de horarios siendo responsabilidad de este que todo el material solicitado por el personal de enfermería encargado de quirófano se encuentre disponible antes de cada procedimiento.

El Jefe de sección realizará la correspondiente "Hoja de Instrumentación u Hoja de Consumo Operatorio" (esta hoja se completará y gestionará de manera digital) que será anexada digitalmente a la historia clínica del paciente, esta será rubricada digitalmente por el técnico responsable de la cirugía, el circulante y el jefe de sección.

El circulante será el responsable de cargar digitalmente todos los elementos a utilizar ya sean descartables o no, a la correspondiente "Hoja de Instrumentación". Así mismo controlara los balances de material descartables, gasas, guantes, etc. Para disminuir el riesgo de oblitos quirúrgicos, pérdidas de cualquier tipo, o escases. La Hoja de Instrumentación Quirúrgica se cargará automáticamente al inventario general donde se solicitarán los elementos correspondientes de ser necesario. El circulante reemplazara al Jefe de sección cuando este no se encuentre por circunstancias de horario (siempre determinado por méritos según Recursos Humanos), y cuando el jefe se encuentre de licencia el circulante de mayor mérito tomara su lugar momentáneamente con las ventajas salariales que corresponden al cargo.

Así mismo será el responsable de la correcta higiene y armado del material quirúrgico a esterilizar. Para ello contará con un sistema informático de inventario (con imágenes) que deberá rubricar digitalmente tanto al abrir como al cerrar cada caja de instrumental quirúrgico, elemento esterilizado, elementos no estériles como microscopios, etc. Esta tarea la deberá realizar el técnico de instrumentación que estuvo asignado a ese material (cada elemento quirúrgico contara con un código de barras que será cargado digitalmente a la hoja de instrumentación al técnico en instrumentación que corresponda, este a su vez cuando por cuestiones de horario o fuerza mayor deba ser relevado informará a su relevo de los elementos y pasaran a ser responsabilidad de este último)

El manejo de los equipos de emisión de rayos x, (arcos en C, O-Arm®, etc.) será responsabilidad del técnico en instrumentación que es circulante (este preferiblemente debe ser técnico en radiología este personal será apto para concursar por el escalafón D).

Solamente personal de instrumentación del INNE estará habilitado para realizar funciones de instrumentación, todo personal ajeno a la institución o representante de firmas de elementos médicos, protésicos solo podrá ingresar al quirófano con autorización de la Jefatura del Área y únicamente en calidad de observador. Todo asesoramiento, enseñanza, etc., se realizará coordinado con el Departamento Docencia en horarios y salas habilitadas a ese fin y nunca durante un procedimiento quirúrgico.

Deberán instruir correctamente a cada personal (siendo esto tarea coordinada por el jefe de sección y el Departamento Docencia) antes de la utilización de nuevos elementos o materiales. Requerimiento de Personal: 1 Jefe de Sección escalafón C, 15 Técnicos de instrumentación y radiólogos escalafón D y 25 contratados.

o **Sección esterilización:** Esta sección dispondrá de las instalaciones de esterilización correspondientes. El proceso se realizará con maquinaria de última generación y totalmente informatizado, de esta manera cada elemento que se esterilice aparte de los testigos de viraje correspondiente, contaran con una etiqueta de códigos de barra (que servirá luego para identificar el material) a fin de ser incorporado a las hojas operatorias correspondientes. El material para esterilizar tendrá 2 proveniencias desde las salas operatorias y desde las enfermerías de internación. El material para sala operatoria se identificará siempre con una etiqueta autoadhesiva de color rojo con el correspondiente código de barras y el material para las enfermerías con una etiqueta autoadhesiva de color verde con el correspondiente código de barras. La Sección esterilización funcionara las 24 horas todos los días. El material esterilizado será vinculado a un código de barras que al descifrarse contendrá una foto del material en cuestión, fecha de vencimiento si corresponde, nombre de los últimos 10 pacientes en los que se utilizó y nombre de los 10 últimos técnicos en instrumentación que lo tuvieron a su cargo. Dispondrá de 2 técnicos por turno de 8 horas y 1 en horario nocturno es decir 10 en total. En esta sección se llevará también a cabo la puesta a punto del material, antes de ser utilizado o reutilizado, utilizando para ello los manuales de mantenimiento de cada instrumento, equipo, etc., realizaran aquí afilado, ajuste de tonillos, armado o desarmado para engrase o lubricación, empauchado, etc. Requerimiento de Personal: Jefe de sección escalafón C (con conocimientos de mecánica y tornería), 4 dependientes (enfermeros o técnicos) escalafón D y 6 contratados.

⚜ **Área Urgencias:** Este Área no dispondrá de camas de internación y funcionará solo a efectos de recibir las derivaciones y referir a los pacientes a consultorio externo o a internación en el área correspondiente. El sector dispondrá de 4 boxes para observación adulto y 3 boxes para observación pediátrica *(shock-room)*. Este sector no recibirá pacientes por demanda espontanea sino siempre mediante los mecanismos previstos anteriormente para derivación, salvo caso de pacientes tratados en el INNE que hasta 72 Hs luego del alta hospitalaria presenten un problema relacionado con la patología tratada en el INNE. El equipamiento de la urgencia será lo establecido de manera estandarizada para este tipo de atención.
  o Requerimiento de Personal: Jefe de Área escalafón B, Secretaria de Área escalafón D.

Le dependerán las Secciones que a continuación se describen (Fig. 20, Tabla 6):

  o **Sección Urgencias Adultos:** Esta sección dispondrá de 2 enfermeros en turnos de 8 horas: mañana tarde y noche. (12 enfermeros/as en total), el Jefe de sección coordinará los turnos, guardias, etc. El ingreso del paciente por este sector determinará su internación en el sector que le corresponda como máximo 3 hora luego de ingresar a la Urgencia. La historia clínica del paciente se iniciará en este sector, el jefe de sección decidirá que estudios son indispensables para la internación del paciente en los distintos sectores. Si el paciente no va a ser internado, este sector hará los trámites que correspondan ante Admisión para la facturación del módulo de observación. Cada enfermero tendrá a su cargo 2 camas, y será responsable por los traslados y por el tiempo que el paciente transcurra en la Urgencia. Requerimiento de Personal: Jefe de Sección escalafón C, 4 enfermeros escalafón D y 8 contratados.
  o **Sección Urgencias Pediátricos:** Esta sección dispondrá de 2 enfermeros en turnos de 8 horas: mañana tarde y noche. (12 enfermeros/as en total), el Jefe de Sección coordinara los turnos, guardias, etc. El ingreso del paciente por este sector determinara su internación en el sector que le corresponda como máximo 3 hora luego de ingresar a la Urgencia. La historia clínica del paciente se iniciará en este sector, el Jefe de sección decidirá que estudios son indispensables para la internación del paciente en los distintos sectores. Si el paciente no va a ser internado, este sector hará los trámites que correspondan ante Admisión para la facturación del módulo de observación. Cada enfermero tendrá a su cargo 2 camas, y será responsable por los traslados y por el tiempo que el paciente transcurra en la Urgencia. Requerimiento de Personal: Jefe de Sección escalafón C, 4 enfermeros escalafón D y 8 contratados.
  o **Sección Evacuación:** Esta sección contara con personal capacitado como: paramédicos entrenados en emergencias, primeros auxilios, PHTLS, evacuaciones aéreas, terrestres y fluviales, preferentemente perteneciente a FFAA o FFSS, capacitados según las normas de la Escuela Superior Argentina de Técnicas Socorristas y de Rescate http://www.socorrismo.org.ar . A cada evacuación acudirán el conductor del vehículo en cuestión y 2 paramédicos. El jefe de sección debe poseer vasta experiencia y entrenamiento continuo en evacuaciones sanitarias. Requerimiento de Personal: Jefe de Sección escalafón C, 3 enfermeros paramédicos escalafón D y 5 enfermeros rescatistas contratados.

d. Descripción de Cada eslabón.
vii. Descripción Breve de cada Departamento.
5. Medicina

MEDICINA			
	MEDICINA de URGENCIAS	PEDIÁTRICAS	
		ADULTO	
	MEDICINA PEDIÁTRICA		
	CLÍNICA MEDICA		
	MEDICINA de UTI	PEDIÁTRICAS	
		ADULTO	
	DIAGNOSTICO POR IMÁGENES	TÉCNICOS	NEUROIMAGENOLOGÍA
		SECRETARIA	
	MÉDICOS CONSULTORES	Sec. HONORABLE COLEGIO DE CONSULTORES	sec. CONSULTORES ESPECIALES
		Sec. CONSULTORES PERMANENTES	Sec. CONSULTORIOS EXTERNOS

Tabla 7: Departamento medicina con sus correspondientes Áreas y Secciones.

El Departamento Medicina tendrá la función de coordinar toda la atención médica del paciente (Internación, tratamiento y evolución) coordinando con los correspondientes especialistas el tratamiento adecuado (quirúrgico o no). Los profesionales y personal técnico de este Departamento deberán mostrar una conducta ejemplar siendo siguiendo lineamientos éticos y morales que serán pilares en la atención y relación entre los pacientes y el INNE, destacándose por supuesto profesionalmente en la especialidad o disciplina que corresponda. Este Departamento contará solo con profesionales médicos especialistas en ramas de la medicina que precisen de la internación de pacientes, las especialidades ambulatorias serán atendidas en consultorios externos por "Profesionales de la Salud Consultores". La intención es focalizar la atención del paciente en profesionales generales que tengan una visión más global de la patología y las herramientas a mano para solucionar el motivo de internación del paciente.

El Área de Pediatra, Medicina Clínica y Neurología (del Departamento Neurociencias) y Rehabilitación serán las únicas que internen pacientes. De esta manera si el paciente precisa de atención de cuidados intensivos, será llevado a UTI siempre con la coordinación del Servicio que lo internó inicialmente y el seguimiento del paciente por parte de este servicio será continuo a pesar de que el paciente este en UTI.

El Departamento Medicina podrá incorporar oportunamente personal a modo de Becarios o Residentes para lo cual puede variar la estructura del organigrama expuesto.

Este departamento tendrá además la terea de manejar los consultorios externos, coordinando con admisión los turnos correspondientes.

- **Jefatura de Departamento**: El Jefe de Departamento debe ser Médico de profesión y preferentemente de especialidades clínicas con residencia medica cumplida: Clínica Médica, Nefrología, Endocrinología, etc. Se expondrá a concurso de antecedentes como está establecido para este cargo y deberá demostrar experiencia en gestión y conducción de personal.
  - Requerimiento de Personal: Jefe de Departamento Escalafón A y Secretaria escalafón C.

Este Departamento estará formado por las siguientes Áreas (Tabla 7):

- **Área URGENCIAS Médicas:** Este Área llevará a cabo las tareas de coordinación de las guardias médicas activas, teniendo en cuanta las siguientes premisas:

- Las guardias médicas se realizarán de forma activa en turnos de 24 Hs (de 6 Hs. A 6 Hs.)
- Los médicos de guardia serán todos aquellos que no cumplan funciones quirúrgicas, a demanda del Jefe de Área. Neurólogos, Clínicos, etc.
- Existirán 2 guardias: Guardia de Pediatría y Guardia de Adultos
- Los Contratados en este Departamento podrán ser Post Grado, con residencia cumplida o Universitarios sin residencia cumplida.
- El médico de guardia se hará cargo tanto de la sala de internación que le corresponda, como de la urgencia que le corresponda (pediátrico o adulto)
- Los pases y relevos de guardia se realizarán según lo disponga el Jefe de área, con la presencia de los correspondientes Jefes de Secciones si el Jefe de Área así lo indica.
- La función de la guardia médica es el cuidado de los pacientes internados y la aceptación o no de derivaciones.

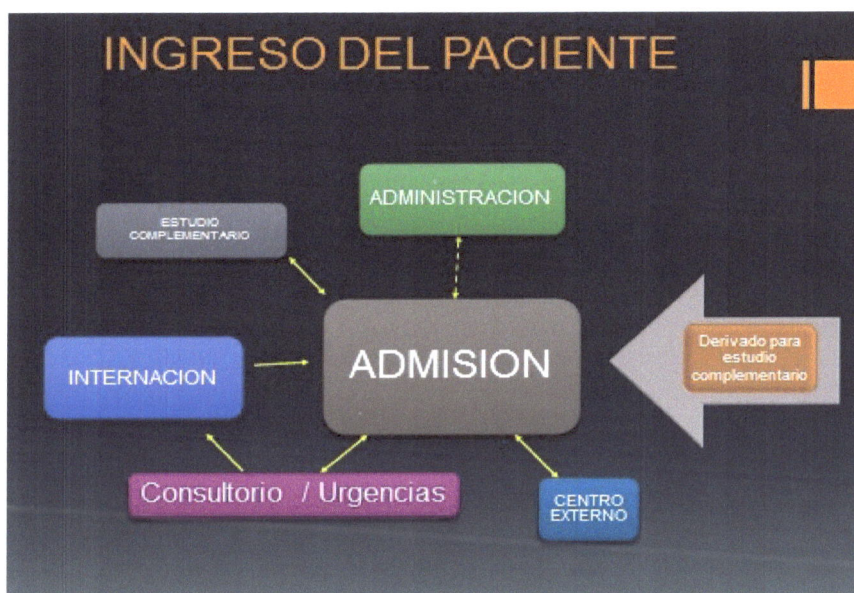

Fig. 21: Algoritmo del ingreso de pacientes.

- La Urgencia atenderá solamente personal derivado de centros de menor o igual complejidad, para que el médico de guardia acepte o no la derivación (siempre valiéndose de la autorización de admisión).
- También podrán presentarse a la guardia de Urgencias los pacientes que estén siendo tratados por el INNE (estos se consideran desde el momento de aceptar la derivación hasta la derivación desde el INNE a otro centro, o hasta que el INNE otorgue el alta).

Procedimentalmente el ingreso del paciente al INNE se realizará por 2 lugares (Fig. 21), desde la guardia médica o desde el consultorio externo. El Departamento Administración (a través de Admisión) autorizará el ingreso de los pacientes entes de aceptar la derivación (en el caso de la guardia) y antes de atenderse por consultorios.

El paciente ingresara derivado directamente de consultorios externos o urgencias, siempre con la autorización de Admisión o la sección que Administración decida. Desde urgencias o consultorios el paciente puede o no resultar internado. Si el paciente no resulta internado, Administración gestionará nuevamente la derivación a solicitud del médico tratante.

Desde Internación el paciente podrá nuevamente requerido por Admisión para gestionar la derivación donde corresponda. Los pacientes derivados para estudios complementarios también deberán registrarse por Admisión o quien determine el Departamento de Administración, una vez realizado el estudio complementario el paciente puede volver al lugar de donde lo derivaron o pasar por admisión para consultorio externo o internación según sea el caso. El Jefe de Área deberá ser médico especialista en emergentología o con experiencia demostrada en esta especialidad, priorizando lo médicos formados en el Servicio de Urgencias del Hospital Escuela.

o Requerimiento de Personal: Jefe de Área escalafón B, secretaria escalafón D.

Le dependerán las siguientes secciones (Tabla 7):

o **Sec. Urgencias Pediátricas:** Esta Sección será la responsable del manejo medico de las Urgencias pediátricas, coordinará las guardias de Urgencias pediátricas. Los médicos que realicen guardias de pediatría serán responsables tanto de la sala como de la Urgencia, compartirán el mismo lugar físico, pero solo uno de los médicos figurará como responsable absoluto de la Urgencia por cada turno o guardia. Esta Sección dispondrá de los médicos que Medicina Pediátrica ponga en condiciones de hacer guardia en urgencias. Estas guardias serán completadas primero por las que le corresponde a cada uno y luego serán pagadas como guardias extras. Luego de una guardia en urgencias el medico descansará 24 Hs. Antes de integrarse nuevamente al trabajo. El médico responsable de la Urgencia será el responsable de aceptar y evaluar oportunamente las derivaciones, estando solo autorizado a internar o no un paciente. El único que no dependerá del Área Medicina Pediátrica es el Jefe de sección. Requerimiento de Personal: Jefe de sección escalafón C.

o **Sec. Urgencias Adultos:** Esta sección será la responsable del manejo medico de las Urgencias de pacientes adultos, coordinará las guardias de Urgencias. Los médicos que realicen guardias de urgencias de adultos serán responsables tanto de la sala de internación general como de la Urgencia, compartirán el mismo lugar físico, pero solo uno de los médicos figurara como responsable absoluto de la Urgencia por cada guardia. Esta sección dispondrá de los médicos que Clínica Médica ponga en condiciones de hacer guardia en urgencias. Estas guardias serán completadas primero por las que le corresponde a cada uno y luego serán pagadas como guardias extras. Luego de una guardia en urgencias el medico descansara 24 Hs, antes de integrarse nuevamente al trabajo. El médico responsable de la Urgencia será el responsable de aceptar y evaluar oportunamente las derivaciones, estando solo autorizado a internar o no un paciente. El único que no dependerá del Área Clínica Medicina es el Jefe de sección. Requerimiento de Personal: Jefe de sección escalafón C.

➕ **Área Medicina Pediátrica:** Este Área dispensará atención médica pediátrica en la sala general de internación y en la urgencia. Los médicos integrantes de este Área manejarán las enfermerías que le corresponda y se dispondrá de un equipo médico de 20 pediatras con experiencia en sala general y urgencias. Estos médicos harán guardias según lo disponga el Jefe de Área de manera rotativa, asegurándose que siempre existan 2 médicos de guardia, uno de ellos será el responsable de las urgencias y el otro prestará apoyo tanto en la urgencia como en la sala general según se le solicite. El jefe de área deberá además repartir responsables rotativos en Internación ambulatoria, internación de rehabilitación y consultorios externos. El Jefe de Área deberá demostrar experiencia en manejo de personal y gestión, evidenciar experiencia en urgencias y sala general.
o Requerimiento de Personal: Jefe de Área escalafón B, secretaria escalafón D, 1 médicos pediatras escalafón C y 6 médicos pediatras contratados, becarios 2.

➕ **Área Clínica Médica:** Este área dispensará atención de clínica médica en sala general de internación y en la urgencia. Los médicos integrantes de este Área tendrán a su disposición las enfermerías que le corresponda y se dispondrá de un equipo médico de 30 médicos clínicos con experiencia en sala general y urgencias. Estos médicos harán guardias según lo disponga el jefe de Área de manera rotativa, asegurándose de que siempre existan 3 médicos de guardia, uno de ellos será el responsable de las urgencias y los otros prestaran apoyo tanto en la urgencia como en la sala general según se les solicite. El jefe de área deberá además repartir responsables rotativos en Internación ambulatoria, internación de rehabilitación, consultorios externos. El Jefe de Área deberá demostrar experiencia en gestión y manejo de personal, evidenciar experiencia en sala de urgencias y en sala general.
o Requerimiento de Personal: Jefe de Área escalafón B, secretaria escalafón D, 1 médicos clínicos escalafón C y 8 médicos clínicos contratados, becarios 3.

➕ **Área Medicina de Unidad de terapia intensiva:** Esta unidad dispondrá de sala de cuidados intensivos y sala de cuidados intermedios. El Área será responsable de la atención en ambas salas. El Jefe de área deberá demostrar experiencia sobrada en el manejo de pacientes críticos. Este Área no internara pacientes directamente, estos pacientes se internaran por los servicios de Clínica Médica o Neurología,

de esta manera la estadía en UTI del paciente será visitada por las recorridas medicas de estos servicios, a pesar de esto todas las decisiones médicas que tome UTI serán comunicadas al servicio que interno el paciente y viceversa, durante la estadía del paciente a UTI no se podrán realizar pases de Área permaneciendo el paciente en el Área que lo interno hasta que pase a sala general o hasta su deceso. Esta unidad contará con guardias permanente de médicos que además manejarán las enfermerías correspondientes.
- o Requerimiento de Personal: Jefe de Área escalafón B y secretaria escalafón D.

Le dependerán las secciones de (Tabla 7):

- o **Sección UTI pediátrica:** Serán responsables de la atención médica de Cuidados intensivos en pediatría, el Jefe de sección será responsable de que todos los médicos que le dependan, estén para el pase de guardia diario, al horario que el Jefe de Área determine. Se dispondrá de un médico de guardia por día. El jefe de sección coordinara los días de guardia que por escalafón corresponda y si es que con el personal permanente no se cubren todas las guardias, se habilitara el pago de las guardias a los médicos del equipo de manera rotativa. Requerimiento de Personal: Jefe de Sección Escalafón "C" y 5 Médicos contratados. Becarios 2.
- o **Sec. UTI Adultos:** Serán responsables de la atención medica de Cuidados Intensivos de adultos, el Jefe de sección será responsable de que todos los médicos que le dependan se presenten al pase de guardia diario al horario que el Jefe de Área determine. Se dispondrá de un médico de guardia por día. El jefe de sección coordinara los días de guardia que por escalafón corresponda y si es que con el personal permanente no se cubren todas las guardias, se habilitara el pago de las guardias a los médicos del equipo de manera rotativa. Requerimiento de Personal: Jefe de Sección Escalafón "C", 3 médicos escalafón C y 6 Médicos contratados. Becarios 2.

- ⊹ **Área Diagnóstico por imágenes:** El Área será la responsable de todos los estudios complementarios imagenológicos, manejo de aparatos, coordinación de mantenimiento y entrenamiento. El Jefe de Área deberá demostrar acabada experiencia en la interpretación de imágenes, debiendo presentar título de Médico especialista en Diagnóstico por Imágenes. De este Área dependerán directamente 5 especialistas en diagnóstico por imágenes. El Área deberá coordinar guardias pasivas y por medios informáticos transmitir las imágenes y el informe correspondiente. Además, dispondrá de una secretaria de Área, 2 secretarios por la mañana y 2 por la tarde para atención de los pacientes con turno y de las urgencias. Los pacientes internados siempre tendrán prioridad en todos los estudios que requieran, la prioridad será mayor aun cuando se trate de un paciente peri-operatorio. El Jefe de Área coordinará la representación de un especialista en los pases de sala medico a requerimiento del Jefe de Departamento.
- o Requerimiento de personal: Jefe de Área escalafón B, 2 médicos especialistas en Diagnóstico por imágenes escalafón C, Secretaria 1 personal escalafón D, 3 médicos especialistas en diagnóstico por imágenes contratados y 6 secretarios contratados. Becarios 1.

Le dependerán las siguientes secciones (Tabla 7):

- o **Sección Técnicos:** Reservada para los técnicos en distintos instrumentos y manejo aparatos, los diplomas de tecnicaturas de 2 años o menos serán considerados oficio. Se respetarán las licencias especiales, por ejemplo: por tiempo de exposición a rayos x, por trabajo insalubre, etc. según corresponda. Los técnicos en sistemas de alta complejidad como medicina nuclear, resonancia de alto talaje, etc. serán incorporados preferentemente con escalafón D. El Jefe de sección debe demostrar experiencia en el manejo de equipos de alta complejidad y será quien coordine las guardias necesarias. Requerimiento de Personal: Jefe escalafón C, 6 Técnicos escalafón D y 16 contratados.
- o **Sección Neuroimagenología:** En esta Sección se analizarán todos los estudios de imágenes neurológicas, a este fin se contará con el Jefe de Sección quien deberá ser Neuroimagenólogo, este personal deberá realizar la recorrida y el pase de sala con el

Departamento de Neurociencias. Requerimiento de Personal Jefe escalafón C y un contratados Universitario y un becario.

- **Área Médicos Consultores:** Este Área será la responsable de las consultas médicas en el INNE. Dispondrá de un plantel permanente de profesionales de las distintas especialidades para la consulta habitual del paciente, un plantel de médicos especialistas que no son de consulta permanente, pero deben ser tenidos en cuenta como genetistas, podólogos, etc., y los más destacado, el *Honorable Consejo de Consultores,* serán consultores nacionales e internacionales de gran jerarquía en el ámbito científico, docentes destacados, profesores etc. El Jefe de Área debe tener un nivel de idioma ingles aceptable, además de ser médico.
  - Requerimiento de Personal: Jefe de Área escalafón B y Secretaria escalafón D.

  Le dependerán las siguientes Secciones (Tabla 7):

  - **Sección *"Honorable Consejo de Consultores":*** Esta Sección tendrá la responsabilidad de efectuar los contactos pertinentes para elaborar una red de consultores de trascendencia científica evidente, siempre a criterio del Jefe de Área y de Departamento, esta lista implicara que los profesionales consultores estén disponibles a ser consultados por casos especiales, se comprometerán mediante una carta de intención que se les enviara y ellos devolverán firmada. Este consejo será invitado por el INNE al menos 1 vez por año a participar de jornadas, congresos u otro acontecimiento que el INNE considere de interés. Además, estos profesionales podrán ser convocados con todos los gatos pagos por el INNE. El Jefe de Sección debe ser médico preferentemente del Área de las neurociencias y tener un inglés fluido. Requerimiento de personal Jefe de Sección Escalafón C.
  - **Sección Consultores Especiales:** Esta será la Sección responsable de confeccionar una lista de profesionales consultores especiales, estos no serán contratados por el INNE, excepto que se evidencia que las consultas sean muy asiduas a criterio del Jefe de Departamento. Estos profesionales serán tenidos en cuenta por su especialidad y experiencia. Serán convocados para participar de ateneos médicos, foros de discusiones, charlas, interconsultas etc. Se les abonará honorarios correspondientes a sus servicios contra presentación de la correspondiente factura. La lista se realizará a sabiendas de los involucrados, que deben aceptar ser convocados. Requerimiento de Personal: Jefe de Sección escalafón C.
  - **Sección Consultores Permanentes:** Esta Sección tendrá bajo su cargo todos los profesionales de consulta permanente del INNE, o que desarrollen una actividad habitual en el INNE, estos profesionales serán contratados y distribuirán sus turnos, guardias, consultorios, etc. Según lo disponga el Jefe de Sección. Estos especialistas podrán ser interconsultados permanentemente. Tentativamente se menciona la siguiente lista, que menciona la especialidad con la cantidad de profesionales necesarios y tarea global que realizaran:
    - Cardiología: 4, monitoreo quirúrgico y consultorios
    - Anatomía patológica: 2, preferentemente especialistas en Neuropatología
    - Endocrinólogos: 1, consultorios externos
    - Neumonología: 1, consultorios externos
    - Reumatología: 1, consultorios externos
    - Diabetología: 1, consultorios externos
    - Infectología: 2, internación y consultorios externos
    - Nutricionistas: 2 médicos y 4 licenciados (alimentación de pacientes internados, rehabilitación y consultorio)

    Esta lista será actualizada permanentemente y los profesionales serán anexados o quitados a necesidad del INNE. Requerimiento de Personal: Jefe de Sección escalafón C y 18 contratados.

  - **Sección Consultorios Externos:** Esta Sección realizara la coordinación y los turnos del consultorio externo de todas las especialidades, coordinará los horarios de cada especialista, administrará las secretarias y los turnos que correspondan. El Jefe de Sección tendrá la potestad de exigir mayor cobertura de consultorios, administrar la cantidad de pacientes asignados a cada profesional, administrar turnos y tiempos de consulta para cada turno (de manera coherente y respetuosa con el profesional y el paciente). Contará con 8 secretarias y recepcionistas. Contará con 10 consultorios inicialmente (los Jefes de Departamento y de Área podrán disponer de consultorios exclusivos. Requerimiento de Personal: Jefe de Sección escalafón C, Secretaria 2 escalafón D y 6 contratadas.

d. Descripción de Cada eslabón.
vii. Descripción Breve de cada Departamento.
6. Quirúrgico.

Tabla 8: Departamento Quirúrgico con sus correspondientes Áreas y Secciones.

Este departamento (Tabla 8) será el responsable final de la coordinación de los turnos quirúrgicos y el uso que se le dará a cada sala de cirugía, guiaran en su tarea al Área de Enfermería Quirúrgica, que estará supeditada a la decisión final de este Departamento. Este departamento también prestará profesionales para cumplir atención de consultorios, siendo importante la atención pre y post operatoria del paciente en estas espacialidades (Fig. 22).

El jefe de departamento será preferiblemente anestesista reconocido por la Federación Argentina de Anestesia, Analgesia y Reanimación (FAAAR) http://www.anestesia.org.ar , deberá demostrar experiencia en gestión y coordinación de personal.
- Requerimiento de Personal: Jefe de Departamento escalafón A, secretaria escalafón C.

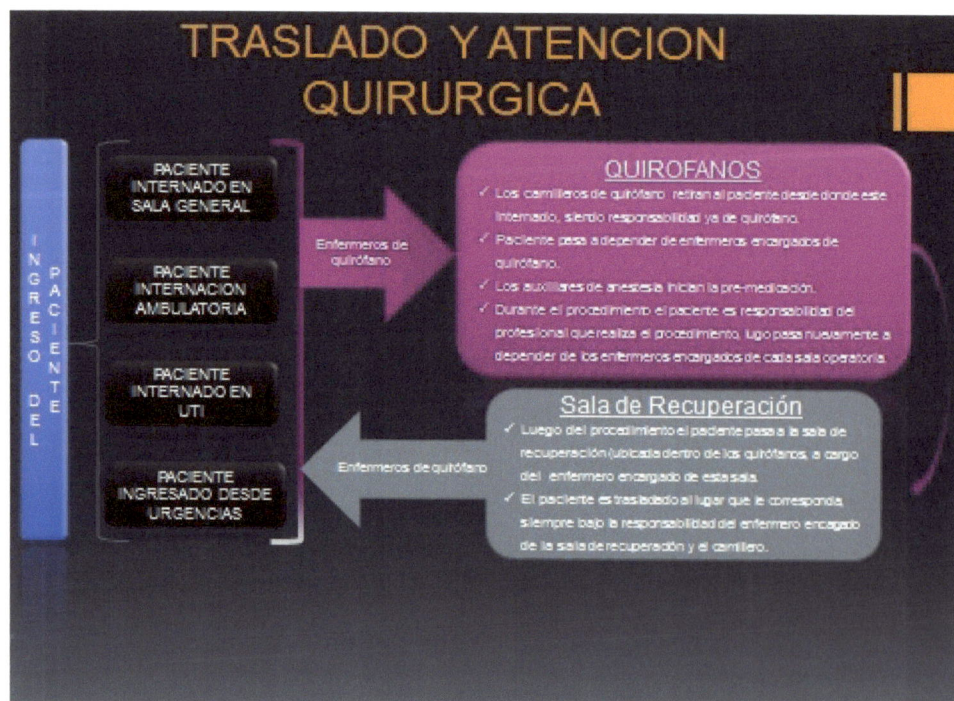

Fig. 22: Esquema de traslado y atención quirúrgica del paciente.

Instituto de Neurociencias del Nordeste – INNE "Santo Padre Francisco"

IV – ESTRUCTURA ORGANIZATIVA

Le dependerán las siguientes áreas (Tabla 8):

↓ **Área Cirugía General:** Será el Área responsable de brindar atención en la especialidad médica de cirugías generales de los pacientes del INNE, siempre teniendo en cuenta que la patología quirúrgica del paciente sea coherente con la complejidad medica del INNE. La función fundamental de esta área será la coordinación de cirugías en conjunto con los especialistas en neurociencias, por ejemplo, en los abordajes torácicos, abdominales, etc. El Área dispondrá de un Jefe de preferentemente médico especialista en cirugía general, con experiencia en cirugías en conjunto con otras espacialidades.
  o Requerimiento de personal: Jefe de Área escalafón B, secretaria escalafón D, un cirujano general escalafón C y 3 cirujanos generales contratados. Becarios 2.

↓ **Área Cirugía Pediátrica:** Sera el Área responsable de las cirugías generales pediátricas de los pacientes del INNE, siempre teniendo en cuanta la complejidad de la institución, su función será fundamentalmente la coordinación de cirugías en conjunto con los especialistas en neurociencias, por ejemplo, en los abordajes torácicos, abdominales, etc. El Área dispondrá de un Jefe de Área cirujano pediátrico con experiencia en cirugías en conjunto con otras espacialidades.
  o Requerimiento de personal: Jefe de Área escalafón B, secretaria escalafón D, un cirujano pediátrico escalafón C y 1 cirujanos pediátrico contratados. Becarios 1.

↓ **Área Anestesiología:** Este Área tendrá la tarea de la coordinación de los distintos anestesistas, auxiliares de anestesia y monitoristas. El Jefe del Área debe ser anestesiólogo reconocido por la FAAAR, y con experiencia en coordinación de personal. Metodológicamente se dispondrá de un auxiliar de anestesia por quirófano y 2 anestesistas por turno. El Área de anestesiología poseerá sistema de monitoreo multiparamétrico (Cardiológico, pulmonar, neurológico, etc.) que podar consultarse online por los médicos consultores correspondientes, cardiólogos, neurólogos, neumonólogos, etc.
  o Requerimiento de Personal: Jefe de Área escalafón B, secretaria escalafón D.

  Le dependerán las siguientes Secciones (Tabla 8):

  o **Sección Dolor:** Los especialistas en dolor darán apoyo necesario al quirófano, pero su mayor actividad estará volcada al pre y post operatorio, indicando la terapéutica más adecuada a seguir para el tratamiento del dolor en cada caso. El jefe de Sección será anestesiólogo con experiencia demostrada en medicina del dolor. Requerimiento de Personal: Jefe de Sección escalafón C y un especialista en medicina del dolor contratado.
  o **Sección Intraoperatorio y Monitoreo:** Esta sección llevara adelante la coordinación de la actividad de los auxiliares en anestesiología (4 por sala operatoria turno mañana, 4 turno tarde y 2 turno noche). En turnos de 8 horas como los enfermeros. Además, serán los responsables de solicitar y coordinar el monitoreo cardiológico, electrofisiológico, etc. Según corresponda. El jefe de sección debe ser Medico preferentemente anestesiólogo o licenciado en enfermería con experiencia en anestesiología. Requerimiento de Personal: Jefe de Sección escalafón D, 4 auxiliares escalafón D y 6 contratados.

d. Descripción de Cada eslabón.
vii. Descripción Breve de cada Departamento.
7. Neurociencias.

NEUROCIENCIAS	NEUROCIRUGÍA	NEUROCIRUGÍA DEL TRAUMA	NEUROCIRUGÍA PEDIÁTRICA
		CIRUGÍA ESPINAL	NEUROCIRUGÍA ENDOVASCULAR
		SISTEMA NERVIOSO PERIFÉRICO	RADIOCIRUGÍA
		NEUROCIRUGÍA VASCULAR	
		NEUROCIRUGÍA FUNCIONAL	
		CIRUGÍA DE EPILEPSIA	
		NEUROCIRUGÍA ONCOLÓGICA	
	NEUROLOGÍA	NEUROPEDIATRÍA	ENFERMEDADES NEUROMUSCULARES
		MOVIMIENTOS ANORMALES	ENFERMEDADES DESMIELINIZANTES
		NEUROONCOLOGÍA CLÍNICA	NEUROFISIOLOGÍA
		NEUROENDOCRINOLOGÍA	
		EPILEPSIAS	
		TRASTORNOS SUEÑO VIGILIA	

Tabla 9: Departamento Neurociencias y sus respectivas Áreas y Secciones.

Este Departamento será sin dudas el protagonista de las tareas del INNE, por la cantidad de secciones que posee (en promedio más de 6 secciones por Área), tendrá 3 representantes en el consejo superior: El Jefe de Departamento, El Jefe de Área Neurocirugía y el Jefe de Área Neurología. Al tener mayor representación en el Consejo superior, las visiones y conductas a seguir pueden ser levemente guiadas por este departamento, esto constituiría finalmente el objetivo del INNE.

Este Departamento se constituirá poco a poco, ya que no es probable que inicialmente funcionen todas sus secciones, de igual manera está previsto que así sea en un plazo medio de 5 años. La superespecialización de los Neurólogos y Neurocirujanos es fundamental para lograr la prestación de alta complejidad de este instituto.

Los médicos Neurólogos deberán realizar guardias médicas de urgencias (dependiendo de su escalafón) a criterio del Departamento Medicina. Cuando todos los médicos ya hayan realizado las guardias correspondientes, el Departamento Medicina arancelara las guardias de urgencia según lo dispuesto por el Departamento Administración y como fue expuesto anteriormente, de manera rotativa.

El Jefe de Departamento tendrá la función de coordinar la atención del paciente amalgamando las especialidades de neurociencias para llegar mancomunadamente al tratamiento o conducta más adecuada. Para cumplir estos objetivos las recorridas, los ateneos, pases de sala, etc. Serán centralizados y coordinados por el Jefe de Departamento. El Jefe de Departamento deberá demostrar conocimientos neuroquirúrgicos, experiencia en gestión de personal, y ubicarse en una superespecialización concreta.
o Requerimiento de personal, Jefe de Departamento: escalafón A, secretaria escalafón C.

Le dependerán las siguientes Áreas (Tabla 9):

⁘ **Área Neurocirugía:** Este Área tiene la función de prestarle atención neuroquirúrgica a los pacientes del INNE. La superespecialización de las distintas Áreas posibilitará la toma de decisiones más adecuada para cada caso, el jefe de área coordinará ateneos y reuniones médicas según crea necesaria, preferentemente una vez por semana. Los consultorios externos serán atendidos por todos los profesionales por igual, independientemente de su superespecialización. Este área no realizará internaciones de pacientes, solamente las Áreas de Neurología coordinada con el Departamento medicina podrán internar pacientes. Las guardias serán de tipo pasivas para todos los profesionales independientemente de la superespecialización, las guardias pasivas no serán rentadas. Cada procedimiento quirúrgico será facturado por módulo Neuroquirúrgico (ver II-b-i), el cirujano debe ser especialista y le corresponderá el 80% de lo que menciona el nomenclador, el otro 15% de lo que menciona el nomenclador será cobrado por el 1er ayudante y el 5 % restante al departamento enfermería quirúrgica a repartir como se indica en el apartado " Convenio con Obras Sociales y Seguros de Salud" (II-b-i), a este propósito en el "Parte Quirúrgico" deberán constar los siguientes datos: Cirujano, 1er ayudante, enfermero encargado de sala operatoria, Instrumentador, enfermero circulante y enfermero encargado de sala de recuperación. Las conductas quirúrgicas se tomarán siempre en ateneo médico, independientemente de quien sea el cirujano del paciente, este ateneo será presentado por el médico que está tratando al paciente, cada ateneo será registrado digitalmente y constarán en él los médicos participantes con sus respectivos cargos. La decisión quirúrgica nunca demorara más de 7 días hábiles. El Jefe de Área llevará registro de los ateneos, decisiones, etc. Contará con pizarras y tecnología digital para la planificación y coordinación de procedimientos, el Jefe de Área debe demostrar experiencia neuroquirúrgica y residencia cumplida de la especialidad. Todas las secciones podrán disponer de un becario en formación.
  ○ Requerimiento de personal: Jefe de Área escalafón C y secretaria escalafón D.

  Tendrá a su cargo las siguientes secciones (Tabla 9):

  ○ **Sec. Neurocirugía del Trauma:** Esta sección estará representada por un neurocirujano con experiencia en trauma. Esta sección tomará preferentemente las decisiones pre y post operatorias y se responsabilizará por el seguimiento de los pacientes traumatizados en consultorio externo de esta sección o la derivación a Rehabilitación coordinado con el Departamento correspondiente. Requerimiento de Personal: Jefe de sección escalafón C. Becario 1
  ○ **Sección Neurocirugía Pediátrica:** Esta sección será encabezada por un Neurocirujano con experiencia en neurocirugía pediátrica (preferentemente con residencia medica cumplida en esta subespecialidad), este podrá siempre solicitar asistencia o asesoramiento de otros profesionales pertenezcan o no al INNE. Requerimiento de Personal: Jefe de Sección escalafón C. Becario 1
  ○ **Sección Cirugía Espinal:** Esta sección realizará cirugías espinales, puede ser ocupada por Neurocirujanos o Traumatólogos especialistas en cirugías espinales. Inicialmente solo contara con un Neurocirujano espinal y un becario. Requerimiento de Personal: Jefe de Sección escalafón C. Becario 1.
  ○ **Sección Neurocirugía Endovascular:** Esta sección será ocupada por un neurocirujano con experiencia en esta disciplina, podrá también disponer de un radiólogo intervencionista, cualquiera de los quirófanos del INNE estarán plenamente capacitados para esta actividad. La decisión de todos los procedimientos quirúrgicos siempre se tomará en ateneo médico como se explicó anteriormente. Requerimiento de Personal: jefe de sección escalafón C. Becario 1
  ○ **Sección Neurocirugía del Sistema Nervioso Periférico:** Esta sección asesorará y llevará a cabo, cuando le corresponda, procedimientos quirúrgicos del sistema nervioso periférico (excepto patologías raquimedulares, realizados por Neurocirugía Espinal). Podrá realizar intervenciones en conjuntos con el o los profesionales que corresponda, cirujano vascular, neurocirujanos espinales, cirujanos cardiovasculares, traumatólogos, etc. Requerimiento de Personal: Jefe de sección escalafón C. Becario 1.
  ○ **Sección Radiocirugía:** Esta sección será la responsable de la radiocirugía que involucre a lesiones del sistema nervioso, el personal de esta será entrenado adecuadamente por ELEKTA® para el uso de su GammaKnife®, el cual será instalado en el INNE con la condición

del adecuado entrenamiento del personal. <u>Requerimiento de Personal:. Jefe de sección escalafón C. becario 1.</u>

o **Sección Neurocirugía Vascular:** Esta sección tendrá la responsabilidad de participar, opinar, realizar (según corresponda) los procedimientos relacionados a lesiones vasculares del sistema nervioso. <u>Requerimiento de Personal: Jefe de Sección escalafón C. Becario 1.</u>

o **Sección Neurocirugía Funcional:** Esta sección será la encargada de opinar, asesorar, llevar a cabo, etc. Según corresponda; el tratamiento de lesiones o patologías que sean de resolución por esta superespecialidad o aportar a otras superespecilidades esta experiencia par mejor tratamiento del paciente. <u>Requerimiento de Personal: Jefe de sección escalafón C. Becario 1.</u>

o **Sección Cirugía de Epilepsias:** esta superespecialidad que normalmente actúa en conjunto con las demás, más que nada con neurocirugía funcional, será la responsable del tratamiento quirúrgico de la epilepsia exclusivamente, aportando a las demás secciones y profesionales sus ideas y u opiniones ante un procedimiento quirúrgico que directa o indirectamente los involucre. <u>Requerimiento de Personal: Jefe de Sección escalafón C. Becario 1.</u>

o **Sección Neurocirugía Oncológica:** Esta sección será la responsable de guiar el tratamiento de lesiones tumorales del Sistema Nervioso o derivados de este, siempre con el consenso y el apoyo de las demás subespecialidades, recordemos que la decisión final de cualquier tratamiento quirúrgico será tomada en ateneo médico. por supuesto dispondrá de la colaboración de estudios de anatomía patológica intraoperatoria, que será brindada por el medico patólogo consultor permanente del INNE, entre otras herramientas necesarias para llevar adelante esta subespecialidad. <u>Requerimiento de Personal: Jefe de sección escalafón C. Becario 1.</u>

🔸 **Área Neurología:** El área de neurología funcionara mancomunadamente con neurocirugía proporcionando atención conjunta al paciente y consensuando siempre las conductas, terapias, decisiones, etc. Inicialmente podrá sustentar su función con la actividad de pocos profesionales, pues no será necesario tener un representante específico en cada subespecialidad, ya que los neurólogos generales podrán suplir estas cuestiones.   Las diferentes secciones de este Área no serán las responsables de la internación del paciente, sino que el paciente será internado por el Área Neurología y cada una de las secciones o especialidades será la responsable de guiar el tratamiento siempre coordinado con las demás secciones. Cabe señalar que los neurólogos, clínicos y pediatras (además de los consultores permanentes de especialidades clínicas que correspondan) serán los responsables de las guardias activas en el INNE, que como se mencionó anteriormente, luego de cumplir con las guardias correspondientes por el cargo, se procederá a cubrir las restantes guardias o turnos a cambio de un arancel por cada turno o guardia. Los neurocirujanos y especialidades quirúrgicas, realizaran guardias pasivas y estarán dispuestos a solventar cualquier cuestión que les precise acudiendo en un tiempo prudencial al instituto. Realizarán Ateneos médicos al menos 1 vez por semana idealmente con Neurocirugía, Pediatría y Diagnóstico por Imágenes. El Jefe de Área deberá ser médico Neurólogo con residencia cumplida y presentarse al concurso que corresponda a su cargo. El Jefe de este Área será un representante más del Departamento Neurociencias en el Consejo Superior.

o <u>Requerimiento de Personal: Jefe de Área escalafón B y secretaria escalafón D</u>

Le dependerán las siguientes secciones (Tabla 9):

o **Sección Neuropediatría:** Esta sección será la responsable de la atención de clínica-neurológica en pacientes pediátricos, responsabilizándose de los pacientes de Consultorios externos (que le correspondan), sala general, UTI (en las recorridas medicas), y rehabilitación. Esta sección será la responsable de la internación de los pacientes por el Departamento de Neurología coordinado con el Departamento Medicina. El paciente estará ingresado por el área de Neurología. <u>Requerimiento de Personal: Jefe de Sección escalafón C.</u>

o **Sección Enfermedades Neuromusculares:** Este Área será la responsable de tratar pacientes con este grupo de patologías e intentará aplicar los últimos avances en el área, coordinando y guiando el tratamiento que consideren más apropiado. <u>Requerimiento de Personal: Jefe de Sección escalafón C.</u>

IV – ESTRUCTURA ORGANIZATIVA

- **Sección Movimiento Anormales:** Esta sección coordinara la atención de paciente con desordenes del movimiento, estos serán internados por el Área Neurología, de realizarse tratamiento quirúrgico, el paciente continuara siempre internado por esta área coordinando la atención del mismo con las espacialidades que correspondan. Requerimiento del Personal: jefe de sección escalafón C.
- **Sección Enfermedades Desmielinizantes:** Esta Sección guiará y coordinará la atención de los pacientes con este conjunto de patologías, dado el impacto social de estas patologías será responsabilidad de esta Sección la creación de grupos de ayuda para pacientes, familiares, etc. insistiendo además en una adecuada promoción de la patología y sus actuales tratamientos. Requerimiento de Personal: Jefe de Sección escalafón C.
- **Sección Neurooncología clínica:** El jefe de esta sección deberá demostrar residencia cumplida en clínica médica o neurología orientada a oncología, guiando el tratamiento del paciente en cuestión, coordinando además las terapias coadyuvantes con las áreas que correspondan. Requerimiento de personal jefe de sección escalafón C.
- **Sección Neurofisiología:** Esta sección se responsabilizará por esta especialidad llevando a cabo inclusive los estudios que se consideren oportunos, dispondrá para ello de técnicos que le dependerán para la realización de EEG, EMG, etc. Estos técnicos estarán anexos a los de estudios complementarios de imágenes y trabajarán en coordinación con ellos. Serán responsables además del monitoreo de pacientes intraoperatorios. El Jefe de Sección debe ser médico Neurólogo de profesión y tener conocimiento de esta especialidad, proporcionando asimismo el entrenamiento adecuado de los técnicos en cada estudio. Requerimiento de Personal: Jefe de Sección escalafón C, 1 técnico escalafón D y 3 técnicos contratados.
- **Sección Neuroendocrinología clínica:** El jefe de esta sección deberá demostrar residencia cumplida en endocrinología o neurología, guiando el tratamiento del paciente que padezcan este grupo de patologías, preferentemente esta sección estará representada por un médico endocrinólogo. Requerimiento de personal Jefe de sección escalafón C.
- **Sección Epilepsias:** Este área estará representada preferentemente por un neurólogo pediátrico, ya que estos desordenes son más consultados en estas edades, no obstante, realizará la atención de pacientes epilépticos de todas las edades. Requerimiento de Personal: Jefe de Sección escalafón C.
- **Sección Trastornos Sueño Vigilia:** Esta Sección coordinará la atención de pacientes con estos desordenes, los estudios complementarios se realizarán con los técnicos de neurofisiología. Requerimiento de Personal: Jefe de sección escalafón C.

d. Descripción de Cada eslabón.
vii. Descripción Breve de cada Departamento.
8. Rehabilitación.

REHABILITACIÓN	KINESIOLOGÍA	FISIATRÍA	
		AUXILIARES	
	SALUD MENTAL	NEUROPSIQUIATRÍA	
		NEUROPSICOLOGÍA	
	EDUCACIÓN ESPECIAL	MAESTROS ESPECIALES	ZOOTERAPIA
		EDUCACIÓN FÍSICA	PSICOPEDAGOGÍA
		TERAPIA OCUPACIONAL	GUARDERÍA
		FONOAUDIOLOGÍA	

Tabla 10: Departamento Rehabilitación con sus correspondientes Áreas y Secciones.

El Departamento de Rehabilitación, cumplirá una función primordial ya que será el único capaz de prestar internación de rehabilitación en la zona. Contará inicialmente con 10 camas para internación, la internación estará coordinada por los enfermeros correspondientes, como responsables de los pacientes, y la atención medica estará dispensada por los servicios de clínica médica y pediatría según corresponda. La rehabilitación del paciente será multidisciplinaria y se internarán solamente los pacientes que no puedan realizar este tratamiento de manera ambulatoria. El Departamento dispondrá de un sector especialmente equipado a este fin, gimnasio, gabinetes, consultorios, etc. Dispondrá además de un jardín maternal "guardería" destinada a niños de 60 días a 3 años para el personal que trabaja en el INNE. La facturación de este servicio será coordinada por Administración. El ingreso del paciente tanto para rehabilitación ambulatoria como internación será decidido y evaluada por este Departamento en consultorios externos o interconsultas según corresponda.

El Jefe de Departamento deberá contar con experiencia en rehabilitación, debiendo ser Kinesiólogo / Fisiatra Universitario o Médico especialista en rehabilitación preferentemente egresado de la UNNE.

○ Requerimiento de Personal: Jefe de Departamento escalafón A, secretaria escalafón C. Becario 1

Le dependerán las siguientes Áreas (Tabla 10).

+ **Área Kinesiología y Fisiatría:** Este Área estará a cargo de la atención tanto de pacientes internados como ambulatorios de Kinesiología y Fisiatría. Será responsable además de la rehabilitación kinésica temprana en habitaciones de sala general (deambulación) y de la rehabilitación pulmonar de los pacientes internados en otras áreas como por ejemplo UTI. El Jefe de Área será preferentemente Kinesiólogo / Fisiatra egresado de la UNNE con experiencia en rehabilitación en pacientes internados.
  ○ Requerimiento de Personal: Jefe de Área escalafón B, Secretaria escalafón D y 1 Becario

  Le dependerán las siguientes secciones (Tabla 10):

  ○ **Sección Fisiatría:** Esta Sección será la responsable de los pacientes postrados o con motricidad muy reducida que tengan que rehabilitar el aparato respiratorio, circulatorio y linfático. Requerimiento de Personal: Jefe de Sección escalafón C, 1 auxiliar de fisiatría escalafón D y 2 auxiliares de fisiatría contratados.

o **Sección Auxiliares:** Esta sección coordinara la tarea de los auxiliares en kinesiología, rehabilitadores, etc. Que se desempeñen baja esta área, El jefe de Sección necesariamente debe poseer un título Universitario relacionado con esta actividad. Requerimiento de Personal: Jefe de Sección escalafón C, 2 Rehabilitadores escalafón D y 4 contratados.

+ **Área Salud Mental:** Este Área será la responsable de la atención de los pacientes en esta especialidad a fines de rehabilitación y no de manera crónica, es decir estarán en función de la reincorporación del paciente al ambiente previo a su patología (de ser posible) o colaborarán en el entendimiento, comprensión y tratamiento de su patología. Ne se realizará atención en esta especialidad que no estén derivadas del mismo INNE, es decir estos especialistas no tendrán demanda externa de pacientes. Esta actividad se desarrollará tanto en pacientes internados, ambulatorios y colaborarán también con la atención y o contención de los familiares si corresponde. El INNE no dispondrá de internación en esta espacialidad en la internación general (Departamento Medicina). El Jefe de Área deberá demostrar experiencia en la atención hospitalaria de pacientes con estas características.
o Requerimiento de Personal: Jefe de Área escalafón B, Secretaria escalafón D.

Le dependerán las siguientes Secciones (Tabla 10):

o **Sección Neuropsicología:** Esta sección estará representada por un Neuropsicologo/a o psicólogo con experiencia en pacientes neurológicos. Requerimiento de personal: Jefe de Sección escalafón C.
o **Sección Neuropsiquiatría:** Esta sección estará representada por un neuropsiquiatra o psiquiatra con experiencia en pacientes neurológicos. Requerimiento de personal: jefe de sección escalafón C.

+ **Área Educación Especial:** Este Área será la responsable de la rehabilitación cognitiva del paciente proporcionándole un espacio didáctico, ameno y contenedor que lo prepare para la reinserción en su medio. Además, gestionará el jardín maternal "guardería" del INNE, destinada a hijos de los trabajadores del INNE admitiendo niños y niñas de 60 días a 3 años, es decir guardería preescolar. Este Área dispondrá del espacio de la guardería, gabinetes psicopedagógicos, una pileta de natación climatizada para rehabilitación, aulas de educación especial para rehabilitación.
o Requerimiento de Personal: Jefe de Área escalafón B, secretaria escalafón D.

Le dependerán las siguientes Secciones (Tabla 10):

o **Sección Maestros espaciales:** Esta Sección contará con maestro espacial (Docentes capacitados en educación espacial) que trabajarán en equipo con el resto de los rehabilitadores para los pacientes que precisen esta atención. Dispondrá de un aula o gabinete a este propósito. El Jefe de Sección debe poseer experiencia como maestro para personas con capacidades especiales adultas y niños. Requerimiento de Personal: Jefe de Sección escalafón C y 1 maestro espacial contratado. Becario 1.
o **Sección Educación Física:** Esta Sección dispondrá de una pileta de natación climatizada para rehabilitación (poco profunda de no más de 15 metros de largo) y de un gimnasio de educación física para los pacientes. Este gimnasio tendrá características distintas al gimnasio de rehabilitación propiamente dicho. El jefe de sección deberá demostrar conocimiento en educación física de pacientes para rehabilitar, preferentemente con título universitario o título terciario con postgrados. Requerimiento de Personal: Jefe de Sección escalafón C, 1 contratado.
o **Sección Terapia ocupacional:** Esta Sección será responsable de la rehabilitación de los pacientes aplicada a su vida laboral y social, estará representada por terapistas ocupacionales, preferentemente con estudios realizados en el ámbito del nordeste argentino. Requerimiento de Personal: Jefe de Sección escalafón C. Contratados 2
o **Sección Fonoaudiología:** Esta Sección llevará adelante la atención de fonoaudiología tanto de los pacientes ambulatorios como internados acentuando sus funciones en la tarea rehabilitadora. Requerimiento de personal: Jefe de Sección escalafón C. 1 contratado.

- o **Sección Zooterapia:** Esta Sección dispondrá de mascotas de características dóciles que colaboren con la rehabilitación del paciente como perros, conejos, caballos, aves, etc. El jefe de sección será veterinario. <u>Requerimiento de personal: Jefe de Sección escalafón C y 2 cuidadores contratados.</u>
- o **Sección Psicopedagogía:** Esta sección llevará a cabo la coordinación psicopedagógica con las demás áreas y departamentos para los pacientes, acentuará sus funciones en la estimulación de los pacientes en rehabilitación. <u>Requerimiento de Personal: Jefe de Sección escalafón C.</u>
- o **Sección Guardería:** Esta sección dispondrá de una guardería destinada a hijos del personal del INNE, el objetivo de esta guardería es que los padres tengan cerca a sus hijos y disminuir de esta manera ausentismo relacionado con la actividad del cuidado de los niños. Será coordinada junto con Recursos Humanos. Estará destinada a niños y niñas de 60 días a 3 años. Según lo decida la Jefa o Jefe de Sección (que oficiará de directora de la guardería) permitirá la entrada a la misma de algún familiar de un paciente del INNE (siempre y cuando este internado) que no represente riesgo para los niños que naturalmente asistirán a la misma. El jefe de sección debe ser maestro jardinero o poseer una educación terciaria acorde al puesto que va a desempañar. <u>Requerimiento de personal: Jefe de Sección escalafón C, y 3 maestros contratados.</u>

d. Descripción de Cada eslabón.
vii. Descripción Breve de cada Departamento.
9. Bioquímica y Farmacia.

FARMACIA Y BIOQUÍMICA	BIOQUÍMICA	LABORATORIO AMBULATORIO
		HEMOTERAPIA
	FARMACIA	FARMACIA HOSPITALARIA
		FARMACIA EXTERNA

Tabla 11: Departamento Bioquímica y Farmacia, con sus respectivas Áreas y Secciones.

El Departamento Bioquímica y Farmacia dispondrá de un laboratorio bioquímico de alta complejidad acorde con estándares internacionales de alta complejidad en Bioquímica y Farmacia, este laboratorio se especializará en estudios destinados a la neurología, como dosaje de bandas oligoclonales, determinaciones de cualitativas y cuantitativas relacionadas con el LCR, etc. Le dependerá además un banco de sangre que suplirá únicamente los requerimientos del INNE. Este Departamento también tendrá a su cargo la Farmacia hospitalaria y una farmacia comercial dentro del Instituto.

El Jefe de Departamento, Bioquímico de profesión, deberá demostrar experiencia en gestión de farmacias y conocimiento de estudios de alta complejidad relacionados con las neurociencias.

o Requerimiento de Personal: Jefe de Departamento escalafón B, secretaria escalafón C. Becarios 2.

Le dependerán las siguientes Áreas (Tabla 11):

🞡 **Área Bioquímica:** Este Área dispondrá de las instalaciones de laboratorios, que suplirá las necesidades de los pacientes internados y de los pacientes ambulatorios. Deberá disponer además de las guardias de laboratorio de manera tal que las determinaciones básicas se cumplan las 24 Hs.
  o Requerimiento de Personal Jefe de Sección escalafón C. Secretaria escalafón D, 2 Bioquímicos contratados y 4 auxiliares de laboratorio contratados.

Le dependerán las siguientes secciones (Tabla 11):

  o **Sección Laboratorio ambulatorio:** Esta Sección coordinara la atención de los pacientes ambulatorios proporcionándole turnos para estudias ambulatorios y programados. Este laboratorio funcionara solamente o por la mañana o por la tarde a criterio del Director de departamento. Dispondrá de 1 secretaria y 2 extraccioncitas. Requerimiento de Personal: Jefe de Sección escalafón c, Secretaría 1 (contratado) y 2 extraccionistas contratados.
  o **Sección Hemoterapia:** Esta Sección será la responsable del manejo del banco de sangre del INNE, dispondrá de un bioquímico hemoterapista o medico hematólogo y 2 técnicos en hemoterapia para extracciones y estudios de compatibilidad, las donaciones de sangre se realizarán solamente por la mañana o por la tarde disponiendo para ello de 4 sillones de hemoterapia. Requerimiento de Personal: Jefe de Sección escalafón C, técnicos 2 contratados.

🞡 **Área Farmacia:** Será responsable de la dispensación de material farmacéutico al paciente internado y de la venta al paciente ambulatorio en la farmacia externa. El Jefe de área coordinará los elementos que hagan falta en ambas farmacias y dispondrá los mecanismos para suplir totalmente la medicación que traen los pacientes al internarse, ya que esta deberá ser suplida totalmente por el INNE, es decir si el paciente toma medicación crónica o debe seguir algún tratamiento indicado previamente al episodio de internación, esta medicación será suplida totalmente por la farmacia del INNE. El Jefe de Área deberá ser Farmacéutico.

o   Requerimiento de personal Jefe de Área escalafón B, secretaria escalafón D.

Le dependerán las siguientes secciones (Tabla 11):

o   **Sección Farmacia Hospitalaria:** Esta farmacia totalmente digitalizada e informatizada abastecerá al instituto del material necesario para el paciente internado, procurando que la medicación sea totalmente proporcionada por esta farmacia durante la internación. El jefe de sección prestará especial atención a la digitalización del proceso logrando inmediatez en el registro de medicamentos y la correcta indicación y administración de los mismos mediante la historia clínica, la farmacia aceptará recetas digitalizadas indicadas inclusive desde fuera del INNE por los profesionales habilitados a tal efecto, logrando que la dispensación de los mismos se realice sin intervención de personal. Requerimiento de Personal: Jefe de Sección escalafón C. 2 contratados asistentes.

o   **Sección Farmacia Externa:** Esta Sección se encargará de la administración de medicamentos y manejo de la farmacia externa, esta farmacia venderá medicamentos a los pacientes ambulatorios, a los familiares y empleados del INNE, a estos últimos se le dispensará los mismos a bajos costo. Esta farmacia funcionará mañana y tarde. Requerimiento de Personal: Jefe de Sección escalafón C y 4 contratados para atención.

d. Descripción de Cada eslabón.
vii. Descripción Breve de cada Departamento.
10. Ecología y Medioambiente.

ECOLOGÍA Y MEDIOAMBIENTE	USINAS	TERMOELÉCTRICA
		BIODIGESTORES
	GESTIÓN AMBIENTAL	RECICLAJE Y TRATAMIENTO DE RESIDUOS
		PROMOCIÓN Y EXTENSIÓN

Tabla 12: Departamento Ecología y Medioambiente con sus respectivas Áreas y Secciones.

Este Departamento será el responsable de las políticas medioambientales del INNE, procurando la auto-sustentabilidad y la menor agresión posible del entorno. Esto repercutirá directamente sobre los gastos energéticos y proporcionará un ambiente saludable para el tratamiento cabal de los pacientes además de un ámbito laboral saludable para el personal del INNE.

El Jefe de Departamento preferentemente Ingeniero Ambiental recibido en la UNNE o Licenciado en Gestión Ambiental. Será el responsable de gestionar y mantener la biosustentabilidad del INNE procurando las certificaciones internacionales pertinentes (LLED, Green Globes, ASTM, etc.) inicialmente contará con biodigestores y una usina termoeléctrica (paneles solares), además de los vehículos eléctricos (III-d-vii-2 Área Transporte). No hay que olvidar que el emplazamiento del INNE frente al Rio Paraná exige extremar las políticas proteccionistas.
- Requerimiento de Personal: Jefe de Departamento escalafón A. Secretaría escalafón C.

Le dependerán las Áreas de (Tabla 12):

+ **Área Usina:** Este Área será la responsable del manejo de ambas Usinas instaladas inicialmente en el edificio. El Jefe de Área preferentemente Ingeniero electromecánico u otro profesional Universitario con características similares.
  - Requerimiento se Personal: Jefe de Área escalafón B, Secretaría escalafón D.

  Le dependerán las siguientes secciones (Tabla 12):

    - **Sección Usina Termoeléctrica:** Esta Sección será la responsable del manejo de la Usina termoeléctrica resultado de los panales solares colocados en todo el techo del edificio, los techos de los buses, etc. Proporcionando mantenimiento básico, aumentando cuando se pueda la producción y gestionando las mejores alternativas para un mayor rendimiento. El Jefe de personal idealmente conocedor de esta tecnología manejará la informatización de la usina que proporcionará consumos, estadísticas, etc. Requerimiento de Personal: Jefe de Sección escalafón C.
    - **Sección Biodigestor:** Esta Sección se encargará de la gestión y mantenimiento de los biodigestores proporcionando las herramientas para maximizar el rendimiento. Dispondrá de 2 biodigestores básicamente, uno de residuos patológicos y el otro de residuos comunes. Estos biodigestores deberán idealmente producir la energía suficiente para calefacciones el edificio, climatizar la pileta de rehabilitación y proporcionar gas en la cocina. El jefe de Sección debe estar familiarizado con la esta tecnología. Requerimiento de Personal: Jefe de Sección escalafón C y un contratado.

- **Área Gestión Ambiental:** Este Área servirá al objetivo de convertir el INNE en un hospital "verde" sometiéndolo a estándares internacionales de biosustentabilidad. El Jefe de Área deberá gestionar políticas de reciclado, clasificación primaria de residuos, ahorro energético, etc. Deberá ser preferentemente Licenciado en Gestión Ambiental.
  - Requerimiento de Personal: Jefe de Área escalafón B y secretaría escalafón D.

  Le dependerán las siguientes secciones (Tabla 12):

  - **Sección Reciclaje y Tratamiento de Residuos:** Esta sección llevara a la práctica las políticas implementadas por la jefatura de Área, controlando que se apliquen correctamente por parte del personal del INNE. El Jefe de Sección contará con la colaboración del Departamento Seguridad y Servicios para este fin. Requerimiento de Personal: Jefe de Sección escalafón C.
  - **Sección Promoción y Extensión Medioambiental:** Esta sección será la responsable de las campañas de concientización de las políticas medioambientales de la institución, intentará además extender las mismas a la comunidad en general. El Jefe de Sección diseñara campañas, premios, castigos, etc., siempre siguiendo los objetivos fijados por la Jefatura de Área. Requerimiento de Personal: Jefe de Sección escalafón C.

V. EDIFICIOS

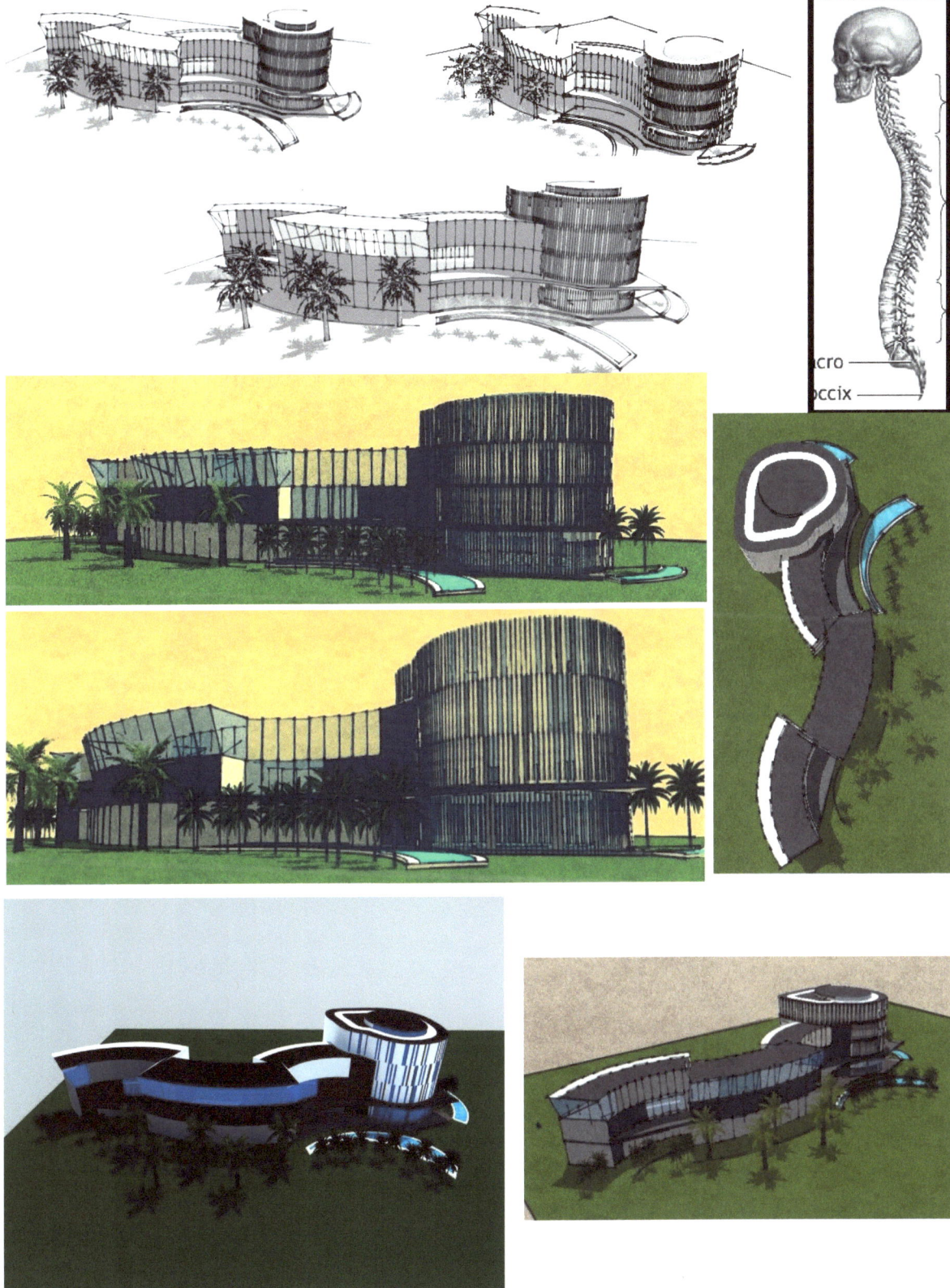

Fig. 23: Edificio Principal del INNE, concepto general. Esquemas, Croquis.

El edificio (Fig. 23) será emplazado idealmente un predio de 100000 m² aproximadamente (400 m x 250 m), ubicado en la intersección de "Av. Pedro Ferre" (Conocida localmente como 3 de abril) y "Av. Costanera Gral. San Martin" de la Ciudad de Corrientes (Capital de la Provincia del mismo nombre), que le pertenece al Ejército Argentino (Fig. 24). En este lugar funcionaba el Regimiento de Infantería 9 *"Cnl Pagola"*, junto al Hospital Militar Corrientes. Actualmente subsisten algunos edificios (galpones) y personal que constituye la vigilancia del predio dependiente del "Destacamento Vigilancia de Cuartel". Este predio como se mencionó en el apartado Ejército Argentino (II-d.) cumple con las características para satisfacer esta necesidad.

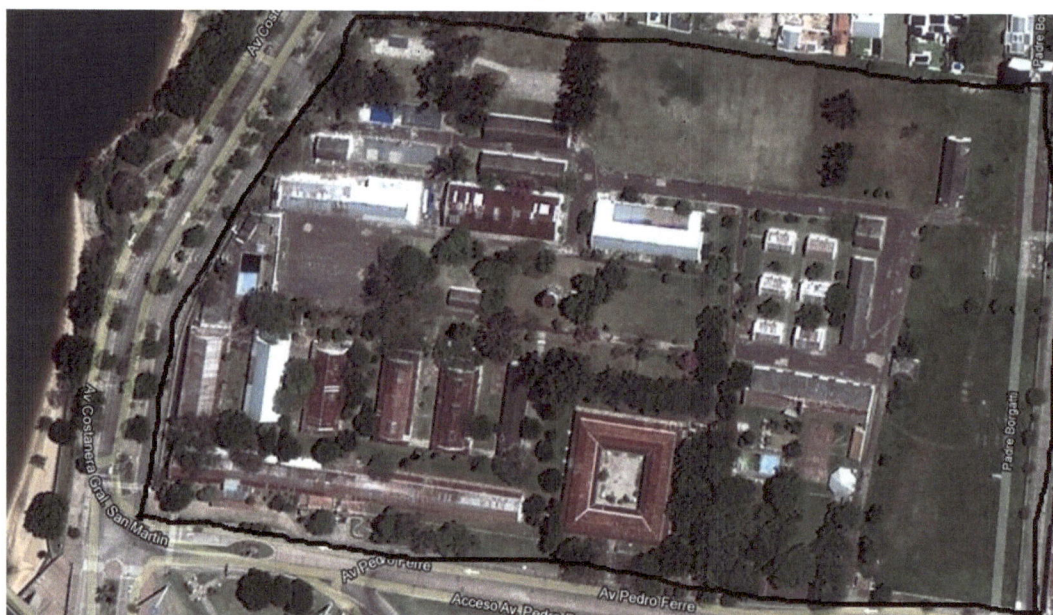

Fig. 24: Distribución del predio propuesto para el emplazamiento del INNE.

a. Características Generales.
i. Distribución del predio (croquis).

El predio groseramente con forma de trapecio irregular (Fig. 24) tiene acceso por 4 vías 2 principales (Avenidas) y dos secundarios (calles). En el croquis (Fig. 25) se pueden distinguir los siguientes Edificios y Sectores: edificio principal (forma de neuroeje, Fig. 23), edificio alojamiento, edificio estacionamiento de transporte, edificio usina y depósito de combustibles, edificio guardería, sector Helipuerto (H), sector (Puerto), sector estacionamiento I personal del INNE, sector estacionamiento II Personal del INNE y sector estacionamiento público en Gral. Se distingue también el Rio Paraná y la Av. costanera, al Oeste; Av. 3 de abril, al Sur; Calle Padre Borgatti, al Este; Propiedades privadas y Calle Quevedo al Norte.

Tanto el predio como los edificios tendrán características autosustentables. En este sentido en el sector de

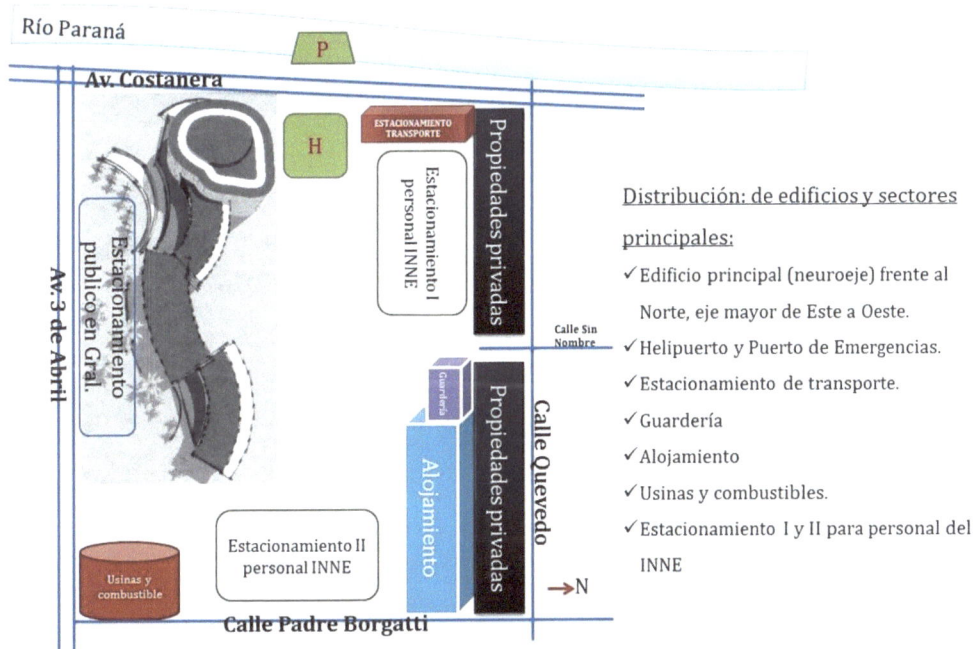

Fig. 25: Croquis de distribución de los edificios del INNE sobre el predio.

Usinas y Depósito de Combustible existirá uno o varios biodigestores para la producción de gas, los techos de todos los edificios tendrán paneles solares (foto-voltaico) para la producción de energía eléctrica, el parquizado se mantendrá con abono orgánico producto de los biodigestores, además existirá una planta de selección de residuos y reciclados en el sector usinas. Estos detalles serán abordados con mayor detalle a continuación.

La distribución de los edificios y sectores (Fig. 25) se realizará tendiente a los siguientes criterios:

a) **Posibilidad de evacuación en caso de emergencias**. En cuanto a la posibilidad de evacuación, en la distribución se tuvieron en cuenta los siguientes escenarios de acuerdo a su peligrosidad:
   i. La ubicación de la Usina y Depósito de combustibles (con riesgo de incendio) en la esquina opuesta al ingreso de pacientes y emergencia, además lejos de las propiedades privadas que se encuentran linderas del lado norte del predio. Contando con un doble ingreso en caso de precisar ayuda de los bomberos.

ii.   Edificio principal: En caso de siniestro en el edificio principal los pacientes se pueden evacuar por el lado Norte y sur ya que nada impide la circulación hacia las vías de acceso.

iii. La Ubicación del Helipuerto cercana a Urgencias para funcionalidad del paciente, pero lo más lejos posible del depósito de combustibles además los vehículos cercanos son pocos ya que el *estacionamiento I* está reservado solo para personal jerárquico.

iv.   La porción circular del edificio principal (cefálica) alojara aparatología de alta complejidad, que emanara radiación, de ocurrir algún accidente en este sentido esta se aísla del resto del edificio, sin afectar al sector de internación de los pacientes.

v.   La ubicación de la guardería próxima a una calle lindera lejos del ingreso de pacientes y urgencia para evitar accidentes de tránsito, lejos del depósito de combustibles, próxima al estacionamiento de transporte donde descansarán los ómnibus que serán ocupados en caso de tener que evacuar este edifico.

vi.   El Alojamiento: estará destinado no solo a familiares de pacientes sino a personal invitado por el INNE, becarios, etc. En caso de siniestro de este edificio se evacuará en dirección Sur y Este, ya que tiene acceso por ambos sentidos.

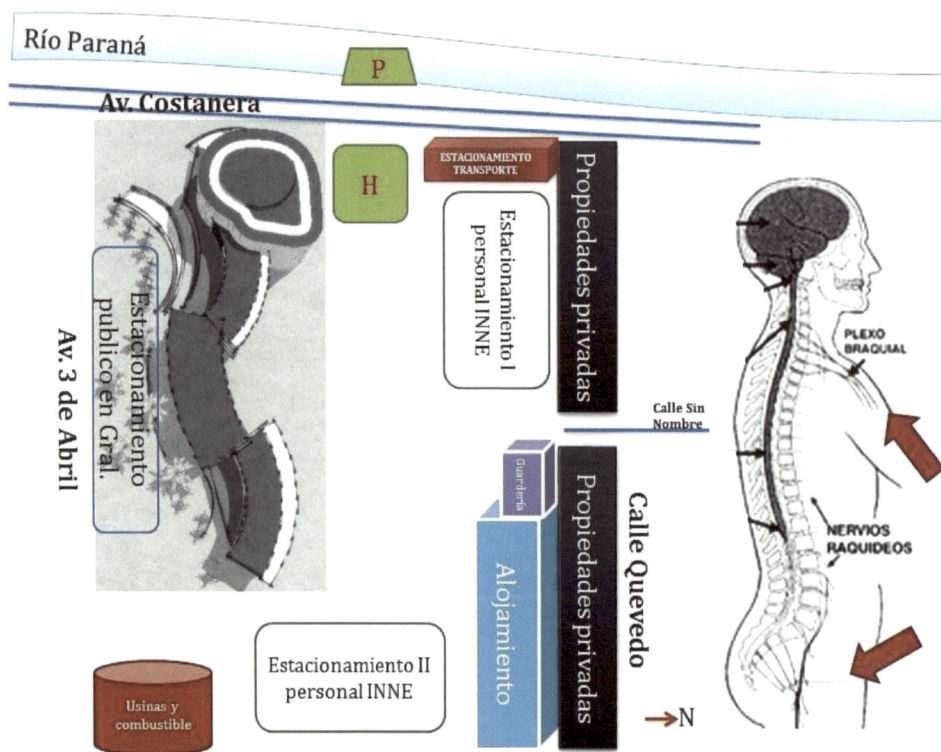

Fig. 26: Futuras ampliaciones del edificio principal.

b) **Funcionalidad.** El edificio principal, con finalidades netamente asistenciales, separado de las principales zonas de servicio y con accesos múltiple. El Helipuerto, Puerto y la zona cefálica del edificio principal lo más próximo posible a las intersecciones de las avenidas principales y el Rio Paraná, ya que constituirán las principales vías de acceso de pacientes en urgencia. El alojamiento sin contacto con el edificio principal de manera tal que las personas que hagan uso de él no tengan necesidad de entrar al edificio principal, exponiéndose innecesariamente a patógenos, enfermedades contagiosas, etc. La guardería lo más cerca posible al acceso Sur, para que los padre o tutores no tengan necesidad de entrar al edificio principal para dejar sus niños, y estos a su vez no se encuentren expuestos al alto tránsito de las avenidas principales.

V – EDIFICIOS

c) **Proyección de ampliación del edificio.** Eventualmente una futura ampliación del edificio principal se realizará continuando la idea del esquema del sistema nervioso, en este caso se ampliará al edificio principal desde su frente sur siguiendo la idea del sistema nervioso periférico (como se aprecia en la figura 26, flechas rojas), correspondería anatómicamente al *Plexo Braquial y Plexo Lumbar.* Esta ampliación debidamente prevista dispondrá del espacio necesario ya que en estos sectores no habrá edificios construidos.

d) **Aprovechamiento del espacio verde.** Todos los sectores libres de edificios serán espacios verdes cuidadosamente parquizados, de manera que sirvan no solo a fines recreativos, sino también a la tarea de la rehabilitación del paciente ya que el parquizado tendrá en cuenta este factor principalmente, conteniendo senderos de piso firme y plano, anchos, bien señalizados e iluminados. Se dispondrá además de pequeños lagos artificiales que proporcionen hábitat a pequeños animales.

a. Características Generales.
ii. Accesos y circulación.

A. Accesos:
1. **EMERGENCIAS:** Todos los vehículos que transporten emergencias tendrán acceso por Av. 3 de abril y Av. Costanera (flechas rojas en la figura 27), casi sobre la intersección de estas. Tanto el Helipuerto (H) como el puerto (P), estarán lo más próximo posible a este punto, ya que en este sector estará ubicada le atención de Urgencias.
2. **AMBULATORIOS:** Los pacientes ambulatorios y publico en general ingresaran por Av 3 de Abril (flechas azules en la figura 27), disponiendo de un estacionamiento a este proposito. Dicho acceso contará tambien con una zona de no detencion (para bajar al / los pacientes y continuar circulando sin estacionar), el acceso de estas personas sera unicamente por estos sectores tendiente a que ingresen al sector sur de la porcion circular del edificio (corresponderia a la nuca en el esquema de la figura 23) donde se hallarán los servicios pertinentes.
3. **Personal del INNE:** Tanto el Personal que trabaja en el Instituto como el personal habilitado (por ejemplo alojados y proveedores) tendrán 3 accesos habilitados (flechas verdes en la figura 27), cada uno de estos ingresos tendrá una finalidad especifica: Por av. costanera y Padre Borgatti ingresará el personal en general que este habilitado a estacionar sobre la calle Padre Borgatti en el *Estacionamiento II* (Figura 27), es decir el personal que se esté alojando en el INNE y trabajadores habilitados para este estacionamiento. Ambos grupos tendrán estacionamientos numerados y designados específicamente. El acceso por la Calle Quevedo (Flecha verde, figura 27) estará únicamente autorizado para el personal jerárquico del INNE escalafones A, B y C que ingresaran para estacionar sobre esa calle en un lugar específicamente asignado del *"Estacionamiento I"* (Fig. 27).

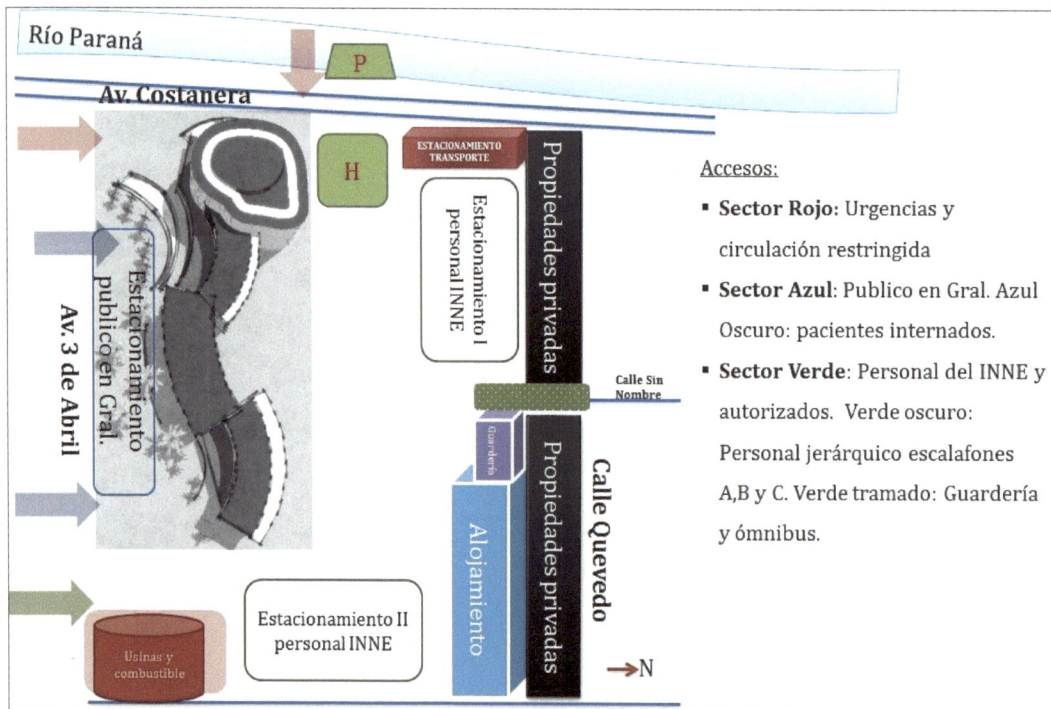

Fig. 27: Croquis de la distribución de los edificios en el predio con los correspondientes accesos (Flechas de colores).

b. Características específicas.

Tanto el Predio como el edificio principal contará con sectores de doble circulación (donde los pacientes no transitan por los mismos pasillos que los profesionales) y sectores de circulación restringida (donde las barreras o puertas se habilitan solo con autorización para determinado grupo de personas). En el predio la circulación respetará los siguientes sectores, agrandes rasgos:

Sector Rojo (Fig. 28): Urgencias y circulación restringida, inclusive para personal del INNE sin autorización.

Sector Azul (Fig. 28): Publico en Gral. Azul Oscuro: pacientes internados, este sector estará delimitado por rejas o tejido metálico del resto de los sectores.

Sector Verde (Fig. 28): Personal del INNE y autorizados. Verde oscuro: Personal jerárquico, escalafones A, B y C. Verde tramado: Guardería y ómnibus.

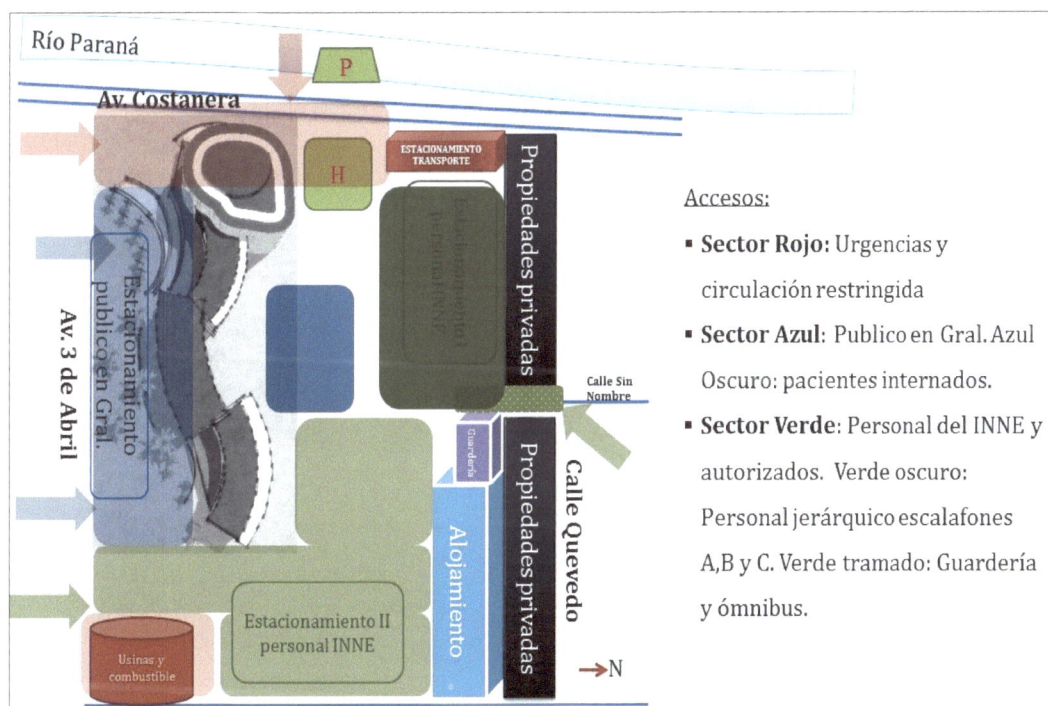

Fig. 28: Croquis donde se ilustra los sectores de circulación. Sectores: verdes, azul y rojo.

Todos los sectores sin edificios estarán parquizados, de esta forma tendrán una doble utilidad, áreas recreativas para pacientes y familiares y cumplirán con el objetivo de sustentabilidad. En la figura 29 se puede ver un ejemplo de este parquizado correspondiente al Baptist Hospital de Miami, en Florida EEUU.

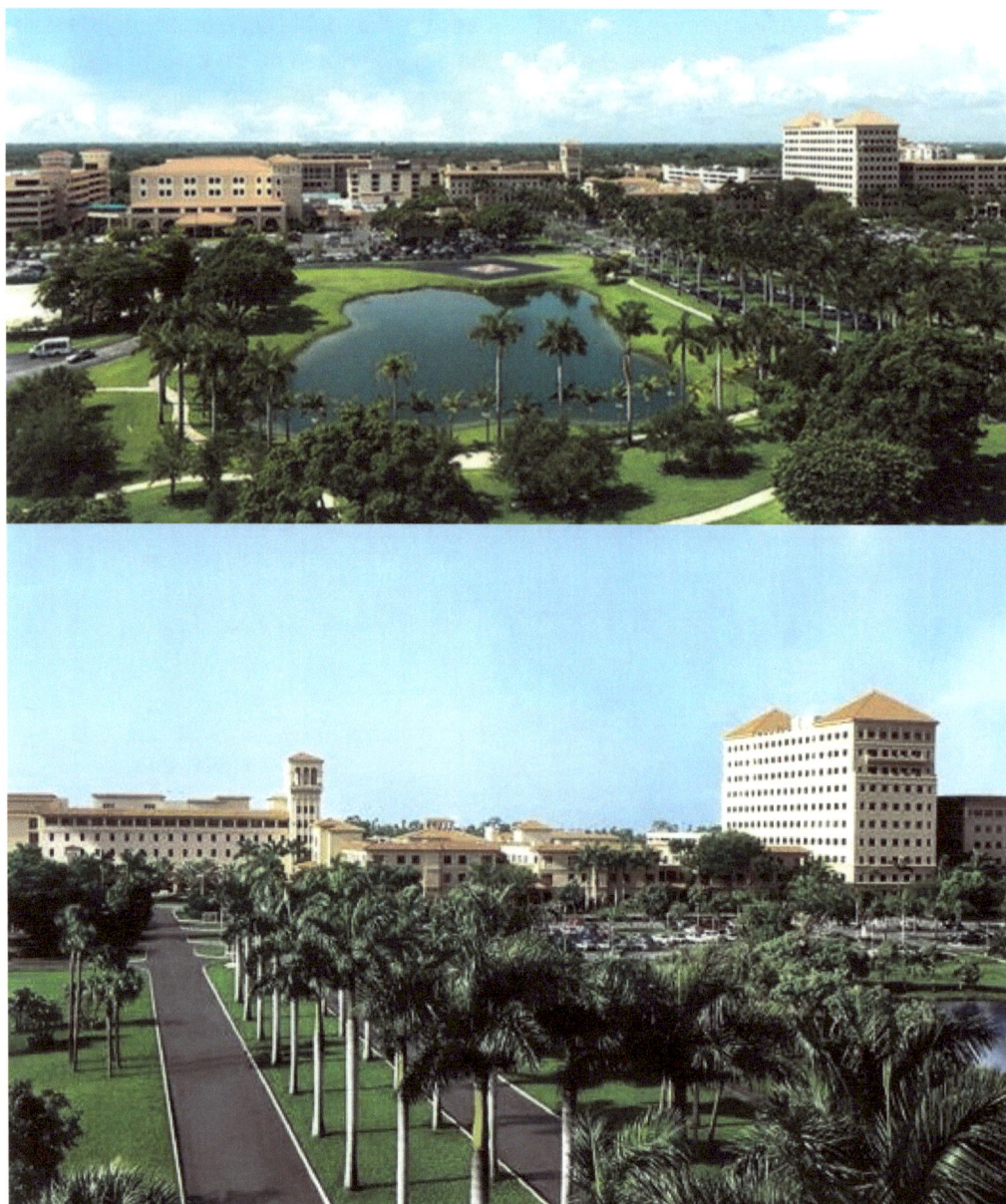

Fig. 29: Baptist Hospital, Miami, Florida. Acceso principal. Parquizado de espacios verdes.

b. Características Específicas.
i. Edificio Principal.
1. Características y Distribución.

El edificio principal imitara un *Neuroeje* (Fig. 30), intentando optimizar la funcionalidad. Por lo tanto, vamos a distinguir en él, 4 porciones fundamentales, la porción **Cefálica** o cilíndrica (correspondiente a la cabeza), la porción flagelada o columna (correspondiente a la columna vertebral) en 3 porciones, **Cervical, Dorsal y Lumbar.** La estructura estará compuesta principalmente de acero y vidrio, las divisiones y tabique serán modulares en lo posible. Las instalaciones Sanitarias, Gas, Electricidad, Agua, Etc. Estarán a la vista o enmascaradas en tuberías de colores distintivos en todo el edificio. Contará con un sistema de detectores de humo y extinción de incendios automático. Cámaras de vigilancia en todos los ambientes donde sea posible. Monitores de LED de 46 o 60 pulgadas en todas las áreas comunes conectados a la red interna, estos cumplirán funciones variadas, desde pizarras informativas, a cartelera de donde se exhibirán antecedentes de los profesionales que trabajan en el INNE, mejores empleados, personal premiado, curriculum de los médicos y enfermeras, etc. El edificio tendrá una doble circulación, básicamente dividida en circulación Norte y Sur, acentuada en la planta baja. Habrá paneles solares en el techo del edificio intentando autoabastecerse de energía.

A continuación, describiremos las características generales planta por planta dando una breve reseña de

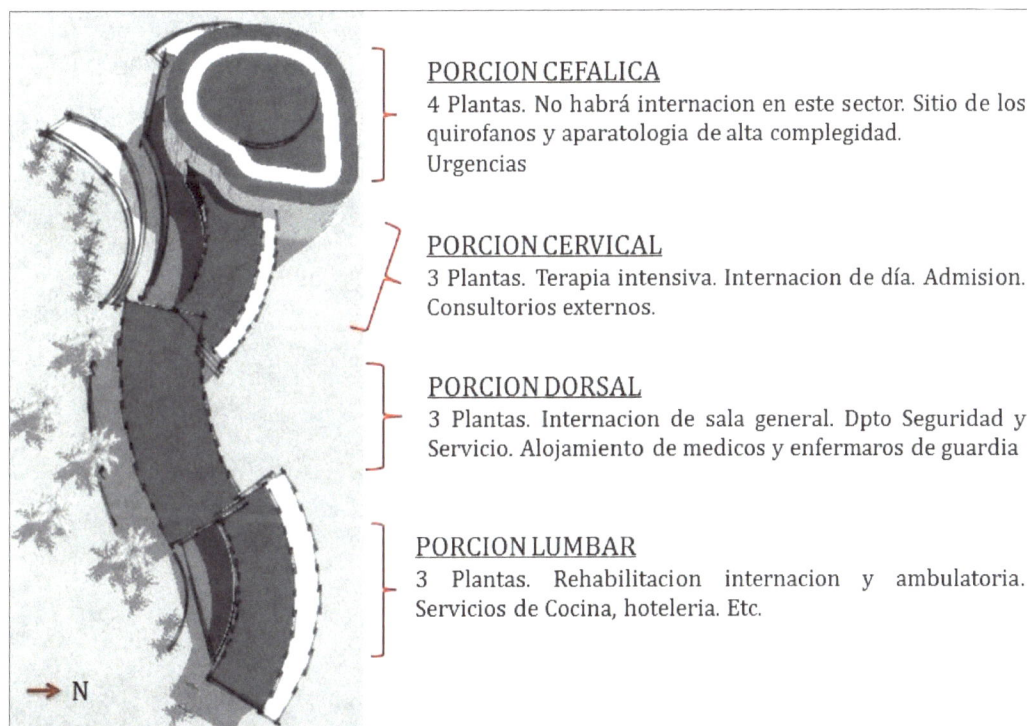

PORCION CEFALICA
4 Plantas. No habrá internacion en este sector. Sitio de los quirofanos y aparatologia de alta complegidad.
Urgencias

PORCION CERVICAL
3 Plantas. Terapia intensiva. Internacion de día. Admision. Consultorios externos.

PORCION DORSAL
3 Plantas. Internacion de sala general. Dpto Seguridad y Servicio. Alojamiento de medicos y enfermaros de guardia

PORCION LUMBAR
3 Plantas. Rehabilitacion internacion y ambulatoria. Servicios de Cocina, hoteleria. Etc.

Fig. 30: Sectores generales del edificio principal.

cada sector que lo merezca.

Emprendimientos similares se encuentran funcionando en diferentes lugares del mundo, por ejemplo, la empresa *"Humanitas"* del grupo *"Techint"* construyo un centro de salud con características similares a este en Legano, Italia. Firmas como esta con experiencia en esta clase de edificios amigables con el ambiente, modulares, etc. son las constructoras naturales para encontrarnos con un proyecto perdurable, funcional y ante todo factible.

b. Características Específicas.
i. Edificio Principal.
1. Características y Distribución.
a. Planta Baja.

Esta planta (Fig. 31) cumplirá fines asistenciales preferentemente, funcionalmente debe impedir que cualquier paciente internado suba un ascensor o escalera y la distribución responde a la funcionalidad de un edificio hospitalario. En el esquema a continuación se puede evidenciar a groso modo la distribución de los distintos elementos asistenciales para el paciente. Se distinguirán 4 sectores, **Sector Cefálico, Sector Cervical, Sector Torácico, Sector Lumbar** (Fig. 30). En el Sector Cefálico no habrá pacientes internados de manera que de ocurrir algún inconveniente con la aparatología de alta complejidad que estará ubicada en este sector, este se puede aislar fácilmente para su reparación o evacuación.

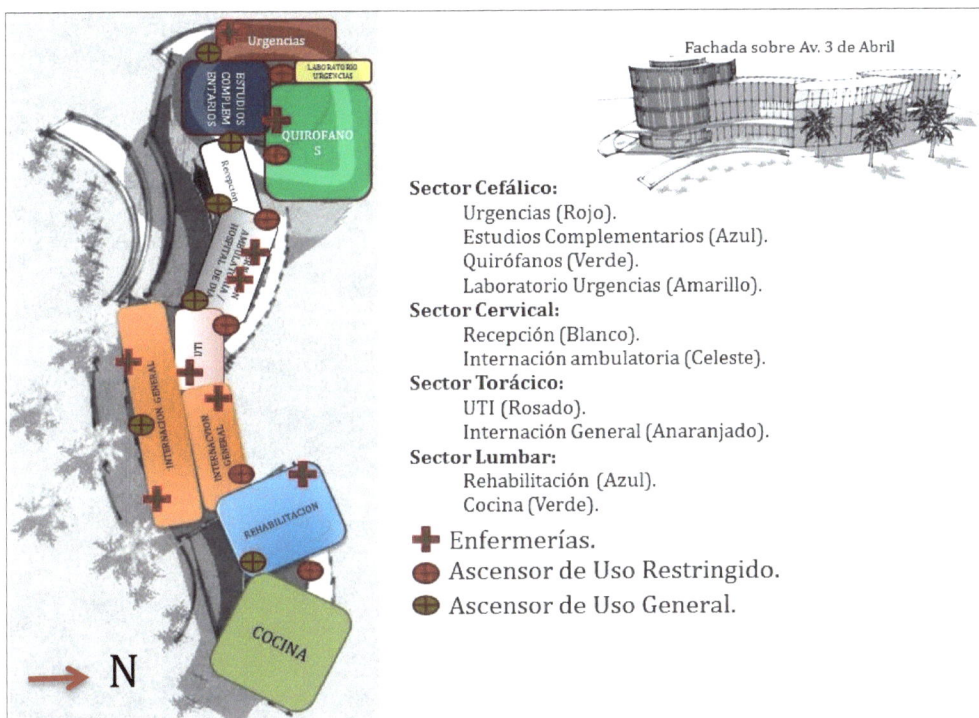

Fig. 31: Croquis. Edificio Principal, planta baja. Se observa también croquis de fachada sobre A.V. 3 de Abril.

Entre las características más importante de toda la planta se encontrará la doble circulación, volcando la circulación del público en general al lado Sur del edificio y la Circulación restringida (personal autorizado y pacientes sobre el lado Norte del edificio. Esto permitirá que las actividades asistenciales se realicen siempre en un ambiente controlado lejos del público en general, contando con corredores liberados ante la emergencia y excluyendo al público en general como espectadores de procedimientos exclusivamente asistenciales médicos. Además de esta manera se protegerá la integridad del personal que trabaja en el INNE en caso de agresiones. Los pasillos de circulación restringida serán depositarios de camillas para emergencias, sillas de ruedas y demás material de uso exclusivamente médico que no debe estar al alcance del público en general.

Todo el piso dispondrá de cámaras dispuestas regularmente, inclusive en las habitaciones de los pacientes, salas operatorias, etc. A fines de vigilancia y voz temprana ante urgencias, además estas cámaras producirán grabaciones que se borrarán cada 6 meses permitiendo una vigilancia grabada para ser utilizada ante quien lo requiera.

b. Características Específicas.
i. Edificio Principal.
1. Características y Distribución.
a. Planta Baja.
i. Urgencias.

Urgencias (Fig. 32): este sector debe estar ubicado lo más cerca posible de los medios de evacuación, está señalada con color rojo en la porción *cefálica* del edificio principal (Fig. 32), orientada lo más al Oeste posible de manera de encontrarse próxima a las Av. Costanera y Pedro Ferre ("3 de abril"), además de la proximidad al Puerto y al Helipuerto. Contará con 4 boxes para adultos y 3 para pediatría, a fin simplemente de recibir al paciente observarlo e indicarle definitivamente la internación o derivarlo nuevamente. Por este motivo la Urgencia estará lindante a Estudios Complementarios y a Quirófanos, de esta manera el recorrido de ser necesario del paciente se realizará en un sector bien delimitado. Los boxes de urgencia serán de tipo modular, aptos para dejar a un paciente en observaciones por periodos cortos no más de 24 Hs. Estos boxes estarán divididos por cortinas para facilitar la circulación, pero a su vez aislar correctamente a los pacientes masculinos de femeninos y pediátricos de adultos.

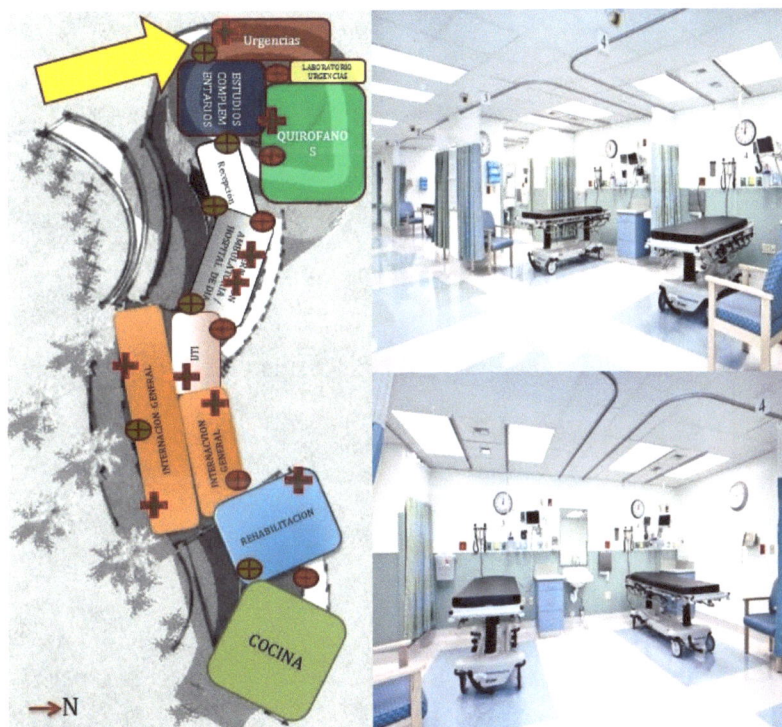

Fig. 32: Edificio principal. Planta baja. Sector de Urgencias indicado con flecha amarilla.

b. Características Específicas.
i. Edificio Principal.
1. Características y Distribución.
a. Planta Baja.
ii. Laboratorio de Urgencias.

El laboratorio de Urgencias (Fig. 33), será el responsable de la realización de los análisis bioquímicos de urgencias necesarios en la guardia, tanto para las urgencias como para los pacientes internados en sala general. Dispondrá de un técnico en laboratorio o bioquímico de guardia (a criterio del Departamento Bioquímica y Farmacia). Estará emplazado en cercanías del sector de "Urgencia" y en contacto con el Quirófano para agilizar las decisiones sobre los pacientes críticos. Realizará solo determinaciones básicas como Hematocrito, Hemograma, Coagulograma, Orina completa, determinación de grupo y factor sanguíneo, Ionograma, Glucemia, Uremia, etc.

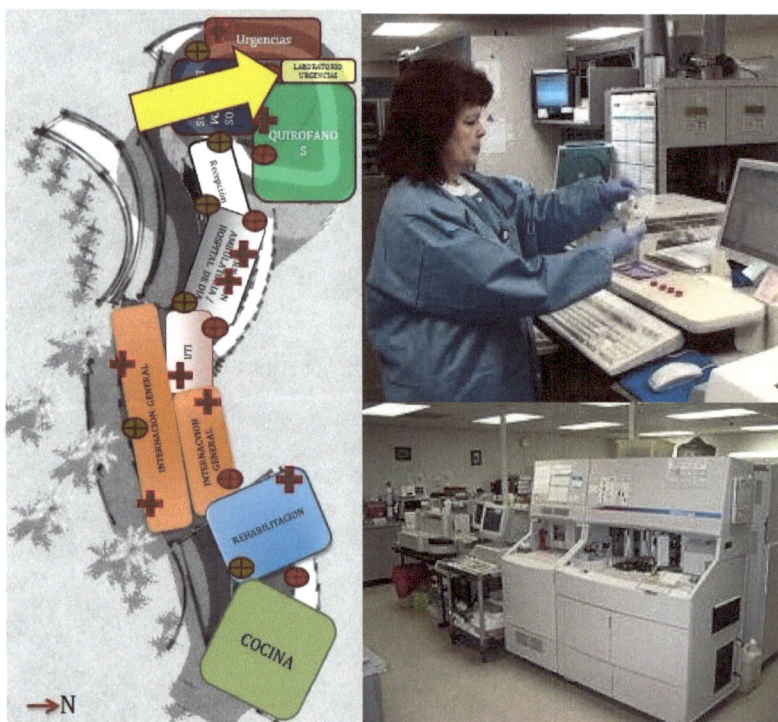

Fig. 33: Edificio principal. Planta baja. Laboratorio de urgencias, flecha amarilla.

b. Características Específicas.
i. Edificio Principal.
1. Características y Distribución.
a. Planta Baja.
iii. Salas Operatorias / Quirófanos.

Los Quirófanos del INNE (Fig. 34) serán un modelo en la región, de construcción modular, para facilitar las futuras reformas, confeccionados preferentemente por la empresa MAQUET, con su producto VARIOP (Fig. 35). De esta manera se obtienen quirófanos híbridos, polivalentes, optimizando espacio y haciendo sumamente eficiente los procesos administrativos inherentes. Contará con 4 salas quirúrgicas modulares (Sala de Operaciones Hibridas Maqueta), 4 equipos de rayos X en C, de techo. Microscopios neuroquirúrgicos, neuronavegadores, tomógrafos portátiles (O-Arm de Medtronic preferentemente), instrumental quirúrgico apto para RMN intraoperatoria, neuroendoscópios, etc., lo que se considere pertinente por la complejidad del INNE.

La construcción modular de salas operatorias es liderada mundialmente por la firma MAQUET y tiene su representación en Argentina, el sistema de construcción de esta empresa permite una gran fluidez de los espacios ya que se pueden modificar, además brinda adaptabilidad a nuevas tecnologías y es compatible con todos los equipamientos de alta complejidad existentes actualmente.

En cuanto a las instalaciones factibles, debe priorizarse la funcionalidad, los lavatorios automáticos para cirujanos (Fig. 36) deben estar inmediatamente a lado de la puerta de cada sala de operaciones con ventanas hacia el centro de la sala. Los quirófanos deben estar equipados con múltiples monitores de alta definición que permitan visualizar varias imágenes como estudios complementarios, imagenológicos, ECG, etc. del paciente tratado en ese momento así mismo programación quirúrgica con neuronavegador, conectarse a internet o a la red interna a fines didácticos, pedagógicos, de consulta, etc. Debe contar con suficiente espacio como para que se desplacen simultáneamente 10 personas ya que en los procesos preparatorios de cada procedimiento es fácil llegar a este número. La mayoría de los elementos (todos los que sean posibles) deben instalarse de manera móvil al techo para evitar la presencia de cables o todo elemento molesto en el suelo evitando accidentes, contaminación y agilizar su utilización. Los elementos que se guardan en cada quirófano deben disponer de vitrinas de acero inoxidable y vidrio, estas deben estar empotradas en las paredes, evitando que sobresalga cualquier superficie, ya que cualquier esquina, ángulo o silencia será un posible asiento de agentes contaminantes.

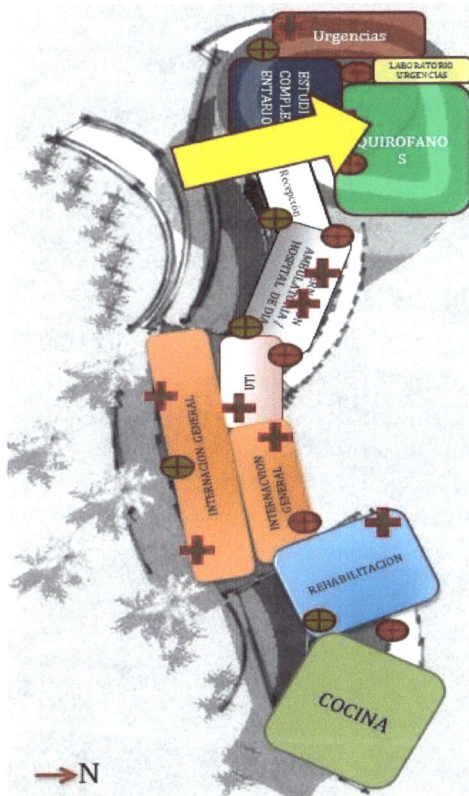

Fig. 34: Edificio principal. Salas Operatorias, flecha amarilla.

El microscopio quirurgico con el que cuenta cada quirofano debe estar instalado en el techo ademas se dispondra de uno de pie movil para los casos de contingencia, en que por algun inconveniente, el instalado

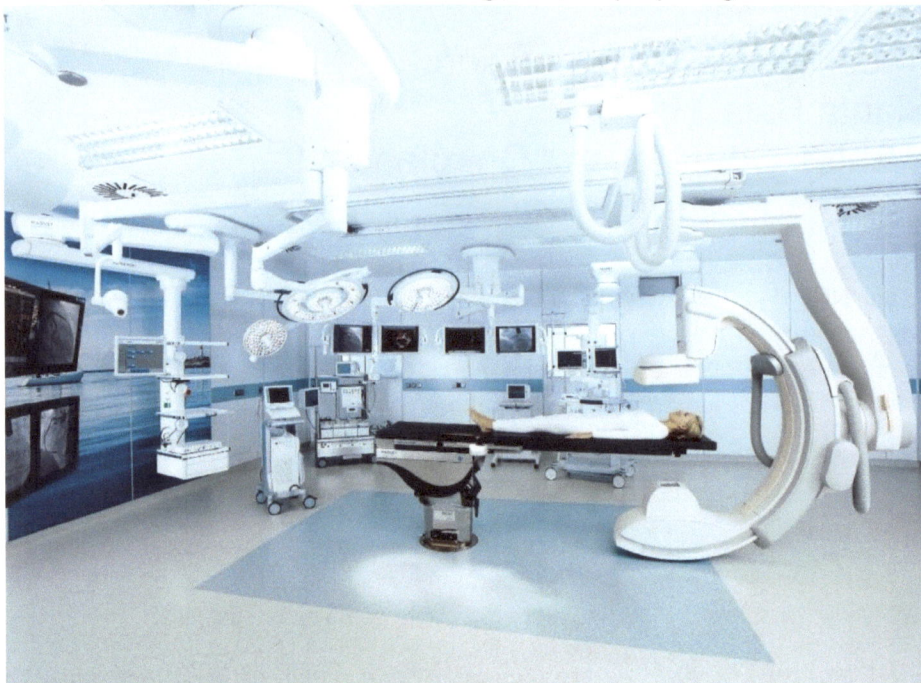

Fig. 35: Sala Operatoria VARIOP, MAQUET.

en el techo no funcione. Este microscopio debera contar con todos las funciones de filtros, camaras, etc. que posobiliten la vision de tumores y elementos vasculares, de manera tal que a eleccion del cirujano pueda verse por ejemplo atravez de un tinte inyectado en las arterias, solamente la parte vascular, o con

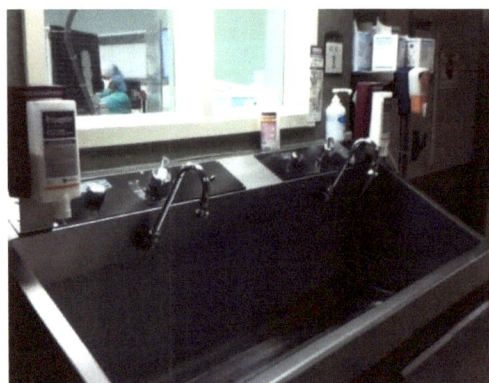

Fig. 36: Lavatorios automáticos adyacentes a la sala operatoria.

otra tecnica la infiltracion tumoral, etc. ademas debe permitir la funcion de imágenes con el neuronavegador. Idealmente estos microscopios se conectan a internet a requerimiento del cirujano para realizar consultas durante la cirugia o bien a fines didacticos. La firma Carl Zeiss lidera actualmente el mercado y marca tendencia con sus nuevos modelos de microscopios operatorio. Esta empresa cuenta con su correspondiente representacion en Argentina.

Los quirofanos dispondrán ademas con sistemas de Neuronavegacion, este sistem permite fusionar estudios de imágenes, resonancia magnetica, tomografias, angiografias, etc y realizar una recontruccion 3D sobre el paciente directamente, permitiendo la identificacion del sitio exacto de una lesion y posibilitando abordajes que produzcan el menor daño posible al paciente. Esta tecnologia se utiliza en el mundo entero para todas las patologias neuroqururgicas desde hace varios años. En Argentina solamente existe de manera permanente en algunos centros especializados. En centros de esta region del pais la unica posibilidad de contar con esta tecnologia es, alquilandola, proveniente de Buenos Aires y a un altisimo costo. Descontinuando de esta manera el entrenamiento y gastando inclusive mas de lo que la tecnologia cuasta, ya que tal vez con 10 alquileres se comprarian los aparatos necesarios. Ademas el sector de salas operatorias contará con un resonador abierto de 3 tesla que tendra acceso desde las 4 salas quirurgicas, solamente para satisfaser las nesecidad de RMN intraoperatoria.

El equipameinto de estas salas de cirugias (quirofanos) deberá proporcionar la posibilidad de reducir el tiempo entre procedimientos, informatizando todos los procesos posibles (sin papeles), a este fin existirá un terminal informatico en cada sala, este servirá para conectar el quirofano al resto de la red, integrando la histora clinica del pacientes, los estudios complementarios, la facturacion, el consumo e inventario, horarios y programacion de procedimientos, grabacion de cirugias, etc.

El equipamiento de cada sala operatoria deberá solventar las necesidades de alta complegidad, que debe alcanzar el INNE, utilizando materiales de ultima generacion, probados y de primera linea, ademas las salas estarán equipadas con elementos que faciliten el aprendizaje del personal en entrenamiento y proporcionen la posibilidad de interactuar con personas en otros sitios (vidioconferencias). Habrá camaras instaladas en todas las salas operatorias no solamente con fines de vigilancia sino tambien con fines organizativos enviendo informacion permanente al / los coordinadosres de quirofanos, tecnicos, etc, las pantallas de LCD fortalecerán esta funcion. El instrumental será provisto de manera que cada quirofano cuente con la posibilidad de realizar procedimientos de manera simultaneas, es decir cajas de intrumental quirurgico cuadruplicadas, todas las conecciones de gases, electricidad, etc. Estarán previstas en torres desde el techo, evitando cables en el piso. La aparatologia individual como drill de alta velocidad, aspirador ultrasonico, aspiradores de alta eficacia, lupas para cirujanos, endoscopios quirurgicos, etc. estara cuadruplicado.

Las 4 salas quirúrgicas contarán con una serie de espacios comunes, que proporcionen un acceso rápido y fluido a las salas operatorias. Estos espacios comunes serán los vestuarios independientes para personal femenino y masculino, con lokers inteligentes, es decir, se abrirán con tarjetas magnéticas o huellas digitales, en estos cambiadores se proporcionarán la vestimenta adecuada por medio de un dispensador que proporcione un registro informatizado de quien uso cada equipo y cuantos equipos uso, etc. Otro de los espacios comunes son las salas de estar tanto de médicos como de técnicos, estas salas contarán con un mobiliarios adecuado y cómodo que permita el descanso y la relajación del personal, en ellas habrá además *dispensers* con agua, comida, etc. Los monitores instalados en las paredes informarán del progreso de cada procedimiento en cada quirófano, proporcionando horarios de comienzo y de finalización, cirujanos, nombre del paciente, etc. de manera que sea información fácil de interpretar a fin de agilizar la planificación. Los anestesistas y monitoristas (cardiólogos) tendrán una sala individual custodiando medicamentos anestésicos y de alta complejidad, equipada con monitores especiales que reflejen los datos de cada paciente y todos los valores que el anestesista y/o monitorista requieran. Las salas de médicos deben ser cómodas ya que la funcionalidad del INNE implicará trabajo casi constante en los quirófanos.

Cada quirófano contará con equipos de radioscopia y la posibilidad de transformar la sala en una sala de procedimiento endovasculares intervencionistas con radioscopia biplanar, de manera que los radioscopios dispuestos en el techo, más un portátil se podrán programar para funcionar mancomunadamente y moviéndose sincrónicamente construyendo de esta manera imágenes radioscópicas biplanares. Estos instrumentos estarán integrados, como todo, a la red de informática del INNE, proporcionando inclusive que las imágenes obtenidas por cada paciente sean vistas e interpretada por otros profesionales, inclusive guardarse adecuadamente.

Por ultimo cabe destacar que estos quirófanos contarán con una sala de recuperación anestésica que será el lugar de transición, entre la sala de operaciones y la internación de los pacientes, esta sala contará con varios puestos de camillas móviles, con todas las conexiones de oxígeno, gases y aparatología necesaria para el monitoreo durante la recuperación, durante este lapso los pacientes serán monitoreados por la sala

V – EDIFICIOS

de monitoreo de anestesia y cardiología estando a cargo de enfermeras que luego coordinarán a órdenes del anestesista el traslado del paciente a su internación finalmente.

b. Características Específicas.
i. Edificio Principal.
1. Características y Distribución.
a. Planta Baja.
iv. Estudios Complementarios.

Este sector estará debidamente acondicionado para alojar equipamiento que emita radiación según las especificaciones legales y recomendaciones de la Comisión Nacional de Energía Atómica. En este sector descansarán todos los elementos necesarios para realizar estudios imagenológicos y complementarios, independientemente del tipo y la complejidad.

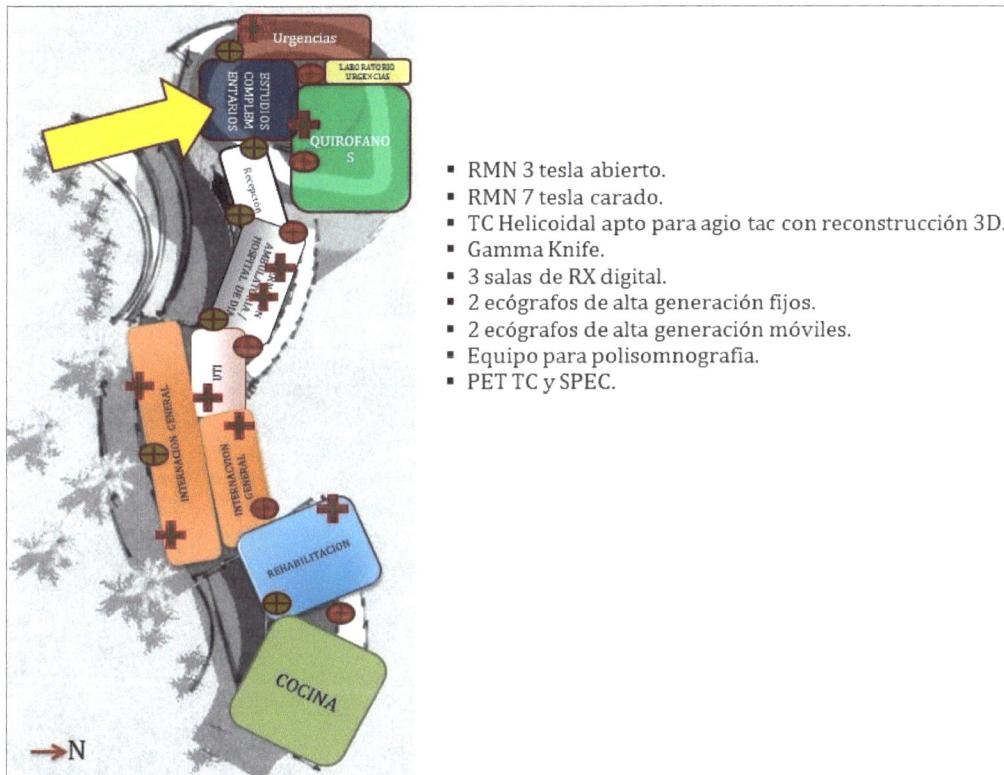

- RMN 3 tesla abierto.
- RMN 7 tesla carado.
- TC Helicoidal apto para agio tac con reconstrucción 3D.
- Gamma Knife.
- 3 salas de RX digital.
- 2 ecógrafos de alta generación fijos.
- 2 ecógrafos de alta generación móviles.
- Equipo para polisomnografia.
- PET TC y SPEC.

Fig. 37: Planta Baja. Edificio principal. El sector "Estudios Complementarios" está señalado con la flecha amarilla.

Estará emplazado en la planta baja (Fig. 37) con acceso desde los quirófanos, Urgencias e internación (ambulatoria, UTI y sala general), independiente del ingreso de los pacientes que estén esperando para realizar estudios de manera ambulatoria además se hallará próximo a la recepción. Dispondrá de una sala de espera bien acondicionada en común para todos los estudios, la secretaria de este sector será gestionada por el Departamento correspondiente, pero los turnos para cada estudio serán previstos por el departamento Administración.

V – EDIFICIOS

Este sector se destacará por los estudios de imágenes de alta complegidad tendientes a la planificacion, evolucion y evaluacion de los procedimiento quirurgicos, contará ademas con estudios funcionales unicos en la region acorde con la complegidad medica que se desea brindar en el INNE.

Entre otros instrumentos contará con (Fig. 38):

- Resonador de 7 Tesla apto psra angio-rmn.
- Resonador de 3 tesla apto para RMN funcional y angio rmn.
- Resonador abierto de 3 Tesla (1 de uso exclusivo solo para quirofano que dispondra de camilla desmontable hibrida para facilitar el trasporte del paciente).
- Un resonador 3Tesla apto para PET-RMN.
- Dos tomografo de ultima generacion de 64 pistas apto para recontruccion 3D, angio-TC, etc.
- Sistema de radiocirugia por gammaknife (Elekta).
- Dos mesas de RX digital.
- Tres equipos de Rx portatil.
- Sala de ecografia equipada con ecodopler 3D, y 1 ecografo movil.
- Polisomnografo.
- Electroencefalografo digital.
- Electromiaografo digital.

Todos los estudios complementarios estaran integrados a la red del INNE, de manera tal que sean accesibles desde cualquier terminal, inclusive desde internet a distancia, se procedera de igual manera con los informes de cada uno de ellos. El paciente ambulatorio no recibira los estudios impresos en placas radiograficas, sino en CD, Pentdrive u otra manera de almacenamiento de datos a consideracion del Área correspondiente, en caso de que si o si sea necesario imprimirlo se hara en hojas blancas con impresora laser color.

Resonador de 7 Tesla apto para angio-RMN - MAGNETOM 7T SIEMENS

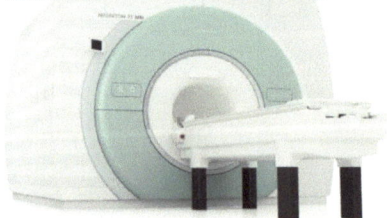

Resonador abierto de 3 Tesla - PANORAMA HFO PHILIPS

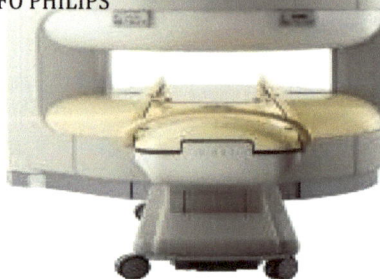

Resonador abierto de 3 Tesla - MAGNETOM PRISMA SIEMENS 3T

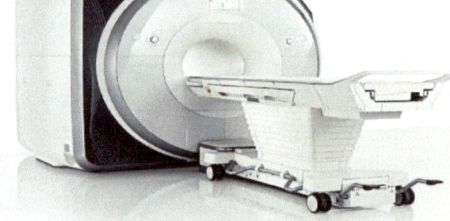

Resonador 3 Tesla apto para PET-RMN - BIOGRAPH RMN PET SIEMENS

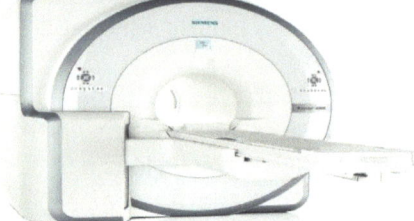

Fig. 38: Ejemplo de Equipos de imágenes de alta complejidad. Resonadores.

b. Características Específicas.

i. Edificio Principal.

1. Características y Distribución.

a. Planta Baja.

v. Recepción y salas de espera.

Se dispondrá de 1 recepción y 1 sala de espera por planta. Este sector se encargará de guiar a los pacientes durante los procesos de internación, consultas, solicitud de turnos etc. siempre cumpliendo con la normativa de circulación restringida. La recepción y sala de espera de la planta baja (Fig. 39) tendrá a su cargo la primera línea de atención considerándose la recepción principal, ya que estará ubicada sobre la puerta de entrada, será por ende la más grande y realizará entre otras funciones: admisión de pacientes, cajas, turnos para consultorios externos, turnos para estudios complementarios, turnos para rehabilitación ambulatoria, etc. Este será el sector de recepción por excelencia y por el pasarán todos los pacientes ambulatorios. Proporcionará a cada paciente un gafete autoadhesivo (de un color determinado) expendido por una maquina a ese fin, con un código de barras o sistema similar que aparte de la información específica del paciente tendrá información del turno y destino final del mismo, en cada sala de espera del edificio existirán maquinas inteligentes que le indicarán al paciente donde esta y hacia donde debe dirigirse para llegar a la cita requerida, junto con datos de horarios y profesionales que correspondan. Los turnos también podrán gestionarse por internet.
Las salas de espera dispondrán de la mayor cantidad de muebles y tecnología tendientes a la comodidad

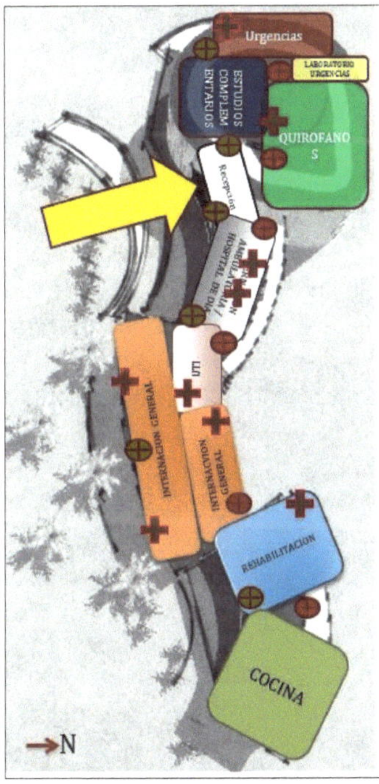

- Funcionara en un mostrados especialmente diseñado.
- Desde allí se controlará la entrada de todos los pacientes ambulatorios.
- Los turnos y citas podrán gestionarse por internet.
- Cada paciente dispondrá de un código de barras autoadhesivo que le servirá para identificarse y guiarse por el edificio.
- Todos los sectores y salas de espera contarán con un mapa inteligente que le indicaran al paciente como llegar a su destino.
- Esta recepción tendrá representantes de admisión, cajas, secretarias, etc.
- Desde allí se produce la facturación online.

Enfermerías
Ascensor de Uso Restringido
Ascensor de Uso General

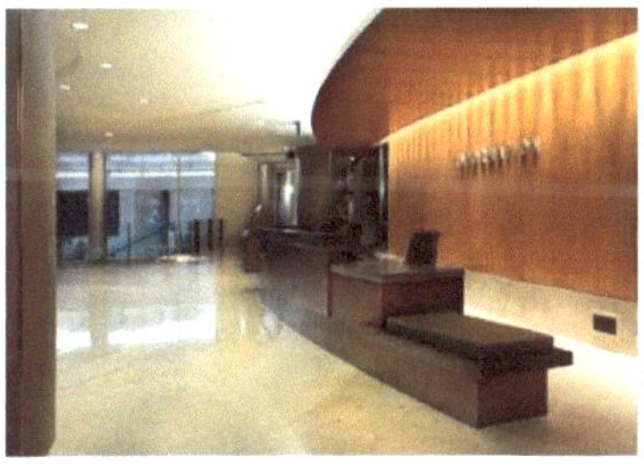

Fig. 39: Edificio Principal. Planta Baja. Ubicación de la Recepción principal (flecha amarilla).

del paciente y a la facilitación de procesos a través de sistemas y tecnologías automáticas. Posibilitando que el paciente disminuya su tiempo de espera y no sea necesario realizar procesos de inscripción, identificación, etc. repetidamente. Entre otras características las Salas de Espera y Recepciones (Fig. 40) contarán con: sillones cómodos, grandes espacios, monitores de alta definición con canales de TV y propaganda continua de la institución, además de información de cada uno de los profesionales, como

Curriculum de los profesionales, información académica y de extensión a la comunidad, personal destacado (Por Ej. médico o enfermero del año), etc. La facturación de las prestaciones se realizará inmediatamente con el paciente en los mostradores de manera on-line con la coordinación e intervención de los

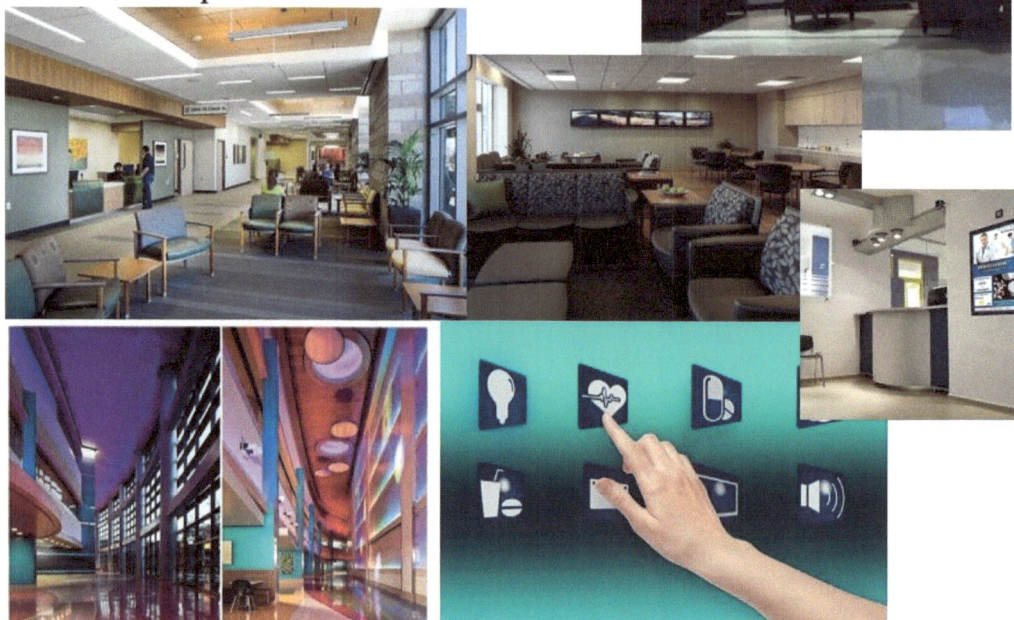

Edificio Principal
Planta Baja: Recepción y
salas de espera

Fig. 40: Salas de Espera y Recepciones. Imágenes ilustrativas de amoblamientos y espacios comunes.

departamentos necesarios. A los pacientes que se le realizó alguna intervención la 1er consulta postoperatoria estará incluida en el módulo que se le facturo a la obra social (I-C-i), se les asignará turno desde la enfermería correspondiente, de esta manera al obtener el alta hospitalaria el paciente se retirará del INNE a sabiendas de los detalles de su próximo control. Este sector de Admisión - Recepción (Fig. 40) deberá prestar atención las 24 Hs. ya que admisión, cajas, etc. deberán permanecer las 24 Hs. disponibles para ingresar pacientes en urgencia, para facturar procedimientos e internación, etc.

Debe tenerse en cuanta también la posibilidad de reemplazar esta atención personalizada por un sistema informático que permita ingresar y/o facturar pacientes. Automáticamente con el número de afiliado (o de prestador de salud) y el servicio que se va a realizar. Para automatizar el arancelamiento de consultas, estudios complementarios, etc., existirán (en la medida de lo posible) un sistema tipo cajero automático que permita la realización de estos procedimientos directamente al paciente las 24 Hs. o por internet.

c. Características Específicas.
i. Edificio Principal.
1. Características y Distribución.
b. Planta Baja.
vi. Internación Ambulatoria / Hospital de día.

Este servicio estará destinado a satisfacer las necesidades de internación ambulatoria tanto para procedimientos quirúrgicos, diagnósticos y/o terapéuticos (Hemofiltración o Diálisis). Emplazado en la planta baja (Fig. 41), accesible directamente desde la recepción general y reservado para pacientes que se deben realizar procedimientos que no impliquen una internación de más de 12 Hs. Estará disponible durante los turnos mañana y tarde, pero no durante la noche. El INNE intentará volcar la mayoría de sus

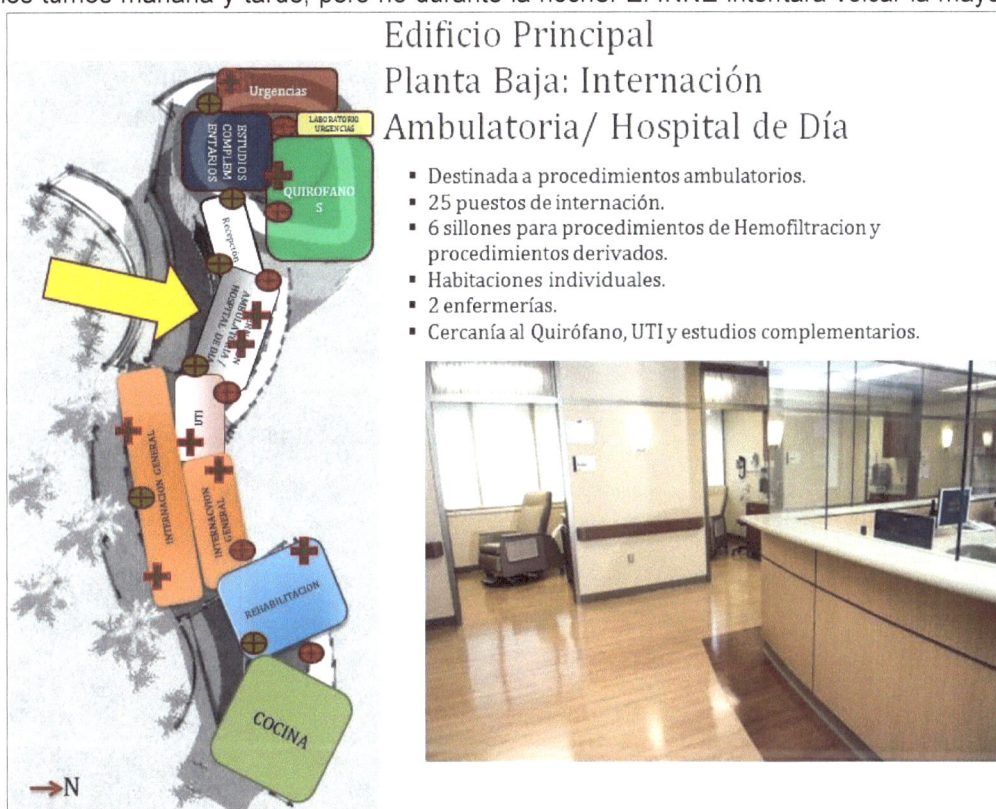

Fig. 41: Edificio Principal. Planta Baja. Internación ambulatoria (ubicación señalada con flecha amarilla).

procedimientos en esta internación proporcionándole al paciente la mejor atención posible, disminuyendo la estadía hospitalaria y mejorando la inserción laboral y/o recuperación. En este sector se realizarán internaciones para pacientes con sus acompañantes, pero este último no tendrá el racionamiento de comida que, si se dispensará a todos los pacientes y sus correspondientes acompañantes internados en sala general, el paciente si tendrá el racionamiento correspondiente.

La internación (Fig. 42) se dividirá en boxes tanto para hemofiltración como para internación, es decir sillones y camas, cada uno de estos boxes contara con baños privados, sillones para los acompañantes,

TV HD, conexión wifi a internet, con un mobiliario acorde a la complejidad del INNE y con todos los instrumentos necesarios para el monitoreo del paciente. Serán 25 boxes individuales en total, 6 para hemofiltraciones y 19 para pacientes en general (pediátricos y adultos, femeninos y masculinos).

Es importante la cercanía al quirófano, estudios complementarios, UTI e internación general ya que el paciente luego de su procedimiento o antes de él puede precisar de algunos de estos servicios.

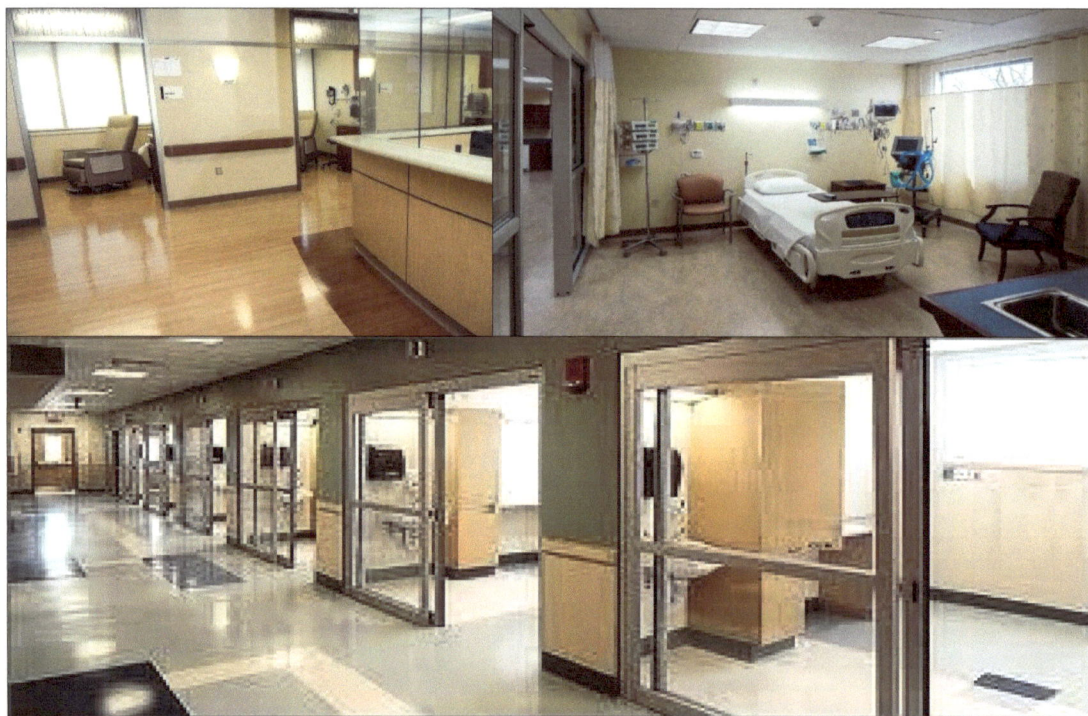

Fig. 42: Planta Baja. Internación ambulatoria. Imágenes ilustrativas. Se observa la confección y distribución de los boxes y sillones de hemofiltración y hemoterapia.

b. Características Específicas.
i. Edificio Principal.
1. Características y Distribución.
a. Planta Baja.
vii. Unidad de Terapia Intensiva / UTI.

Este sector cubrirá las necesidades de atención de cuidados intensivos de los pacientes que lo requieran. Contará con un total de 15 camas (Fig. 43) 10 para adultos y 5 para pediátricos.

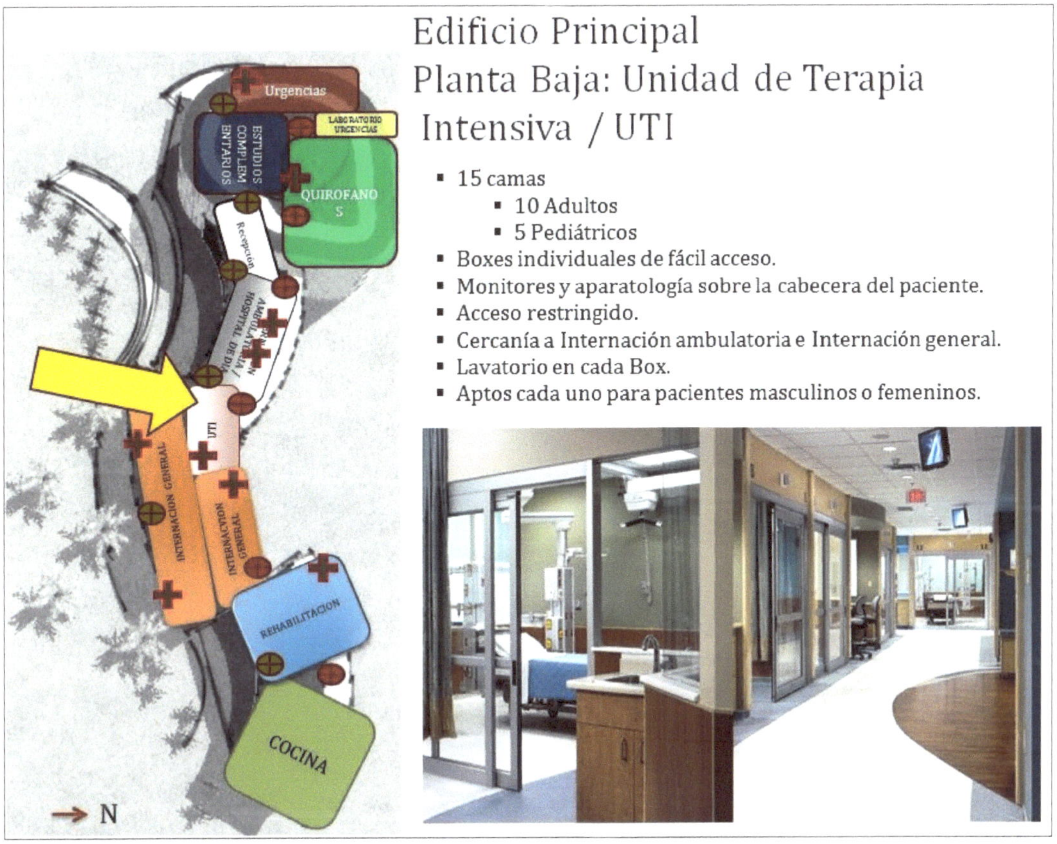

Fig. 43: Edificio Principal. Planta Baja. Unidad de Terapia Intensiva (UTI o UCI), ubicación señalada con flecha amarilla.

Este sector estará organizado en boxes de manera que las camas sean individuales, pero que proporcionen un rápido acceso a los enfermeros o médicos en caso de necesitarlo. Los sectores pediátricos y adultos serán contiguos y permitirán la internación de pacientes masculinos o femeninos.

Cada box (Fig. 44) contara con una lámpara cialítica para realizar procedimientos invasivos, (Vías centrales, catéteres cardiacos, etc.), todos los monitores necesarios para el correcto monitoreo del paciente de alta complejidad, monitores de PIC, PVC, TAM, etc. respirador automático preferiblemente Dräger, para adultos y pediátricos. Todos los monitores y aparatología estarán en la pared a espaldas del paciente, dejando los laterales libres para el movimiento de personal de enfermería. La menor cantidad posible de cables en el suelo. Además, dispondrán de un equipo de Rx portátil en dispuesto y coordinado con Estudios

V – EDIFICIOS

Complementarios. Los monitores y demás aparatos necesarios estarán instalados de manera permanente en cada Box, impidiendo el movimiento de los mismos, serán de la misma empresa que equipe los quirófanos y salas de recuperación, de esta manera los médicos, enfermeros y demás personal encargados del control del paciente, contarán con el entrenamiento necesario para monitorizar el paciente en cualquier área.

Este sector debe estar próximo a la internación general y a la internación ambulatoria (Fig. 43), con posibilidad de poder llegar directamente a quirófano de ser preciso. La circulación será restringida con 3 accesos, 2 hacia el Norte exclusivamente para personal del INNE autorizado (circulación restringida) y 1 hacia el Sur para familiares en horarios de visitas y/o situaciones especiales.

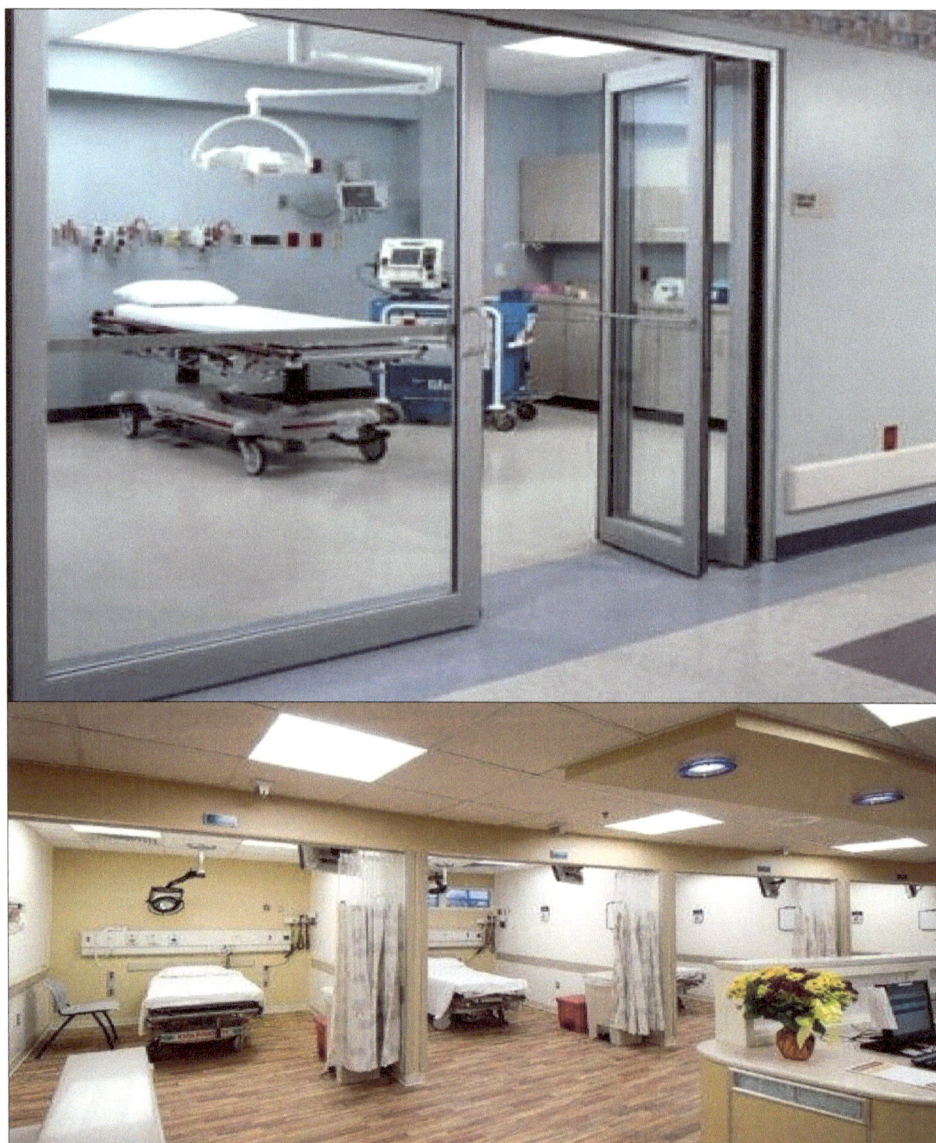

Fig. 44: Unidad de Terapia Intensiva. Imágenes ilustrativas, Se observa el contenido y la distribución en "Boxes".

c. Características Específicas.
  i. Edificio Principal.
    1. Características y Distribución.
      a. Planta Baja.
        viii. Internación / Sala General.

Se dispondrán de 50 habitaciones individuales. 35 para adultos y 15 destinadas a pacientes pediátricos (Fig. 45), aceptando cada habitación pacientes femeninos o masculinos.

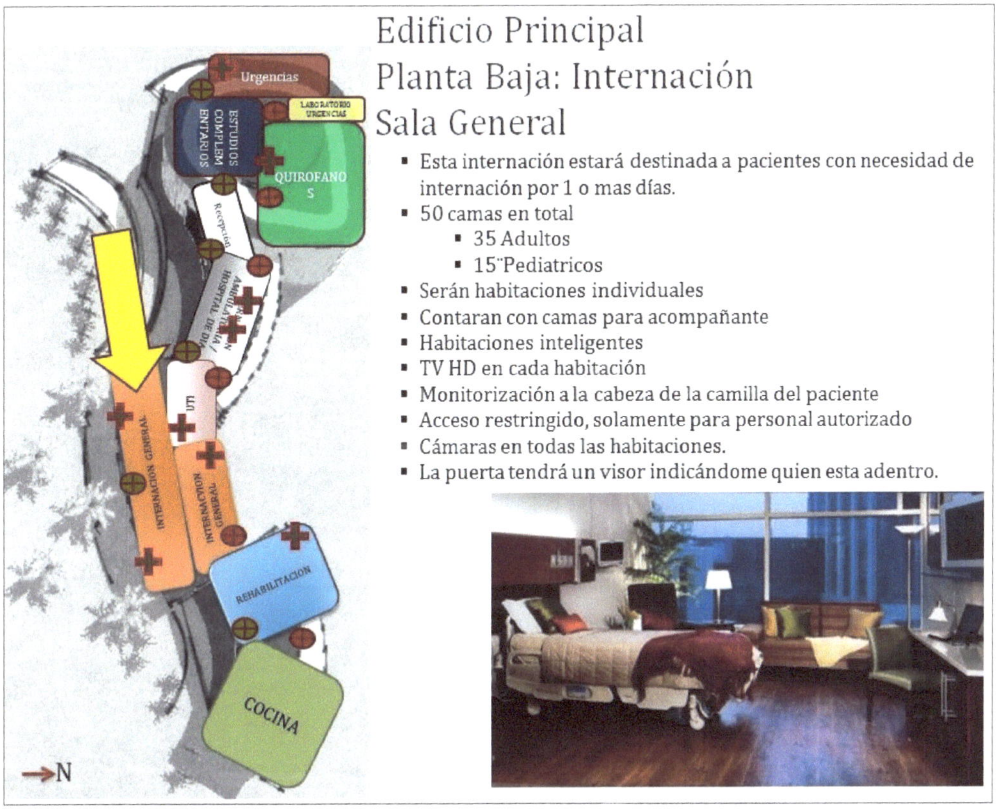

Fig. 45: Edificio Principal. Sala de Internación General. Se señala la ubicación con una flecha amarilla.

Esta internación dispondrá de habitaciones individuales con baños privados, que contarán con camas para acompañantes que no serán visibles a simple vista (Sofá camas o automáticas empotradas en la pared), estos acompañantes tendrán cubierta la ración de alimento igual que el paciente, este racionamiento podrá consumirse en la misma habitación (traída por el personal correspondiente de camareros) o en los restaurantes o plazas de comidas de los que dispone el INNE por medio de la identificación simplemente (ya que el proceso estará totalmente informatizado). Las habitaciones estarán bien iluminadas, las camas tendrán ruedas y serán móviles. El acceso a la habitación será restringido y la misma estará custodiada por cámaras dentro de la habitación y en los pasillos. En la puerta de la habitación mediante una pequeña pantalla LED (15´´ aprox.) se podrá visualizar una foto de la persona que se encuentra en la habitación, esta se activará sincrónicamente con el acceso de la tarjeta magnética (llave). De esta manera los familiares podrán saber cuándo se encuentra el enfermero dentro de la habitación y viceversa.

Estas habitaciones contarán con todos los servicios, internet, TV HD, baño individual, placares, etc. Además, se instalará un sistema inteligente táctil para que tanto el paciente como el acompañante puedan solicitar comida, limpieza, etc.

Estas habitaciones dispondrán de todas las instalaciones necesarias para proporcionar al paciente una internación adecuada a la complejidad del INNE y una estadía cómoda para los acompañantes valorada en estrellas como los hoteles (equivalente a 3 estrellas). Esto hará del INNE un distintivo de la región y un sistema pionero de internación ya que al tener en cuenta la estadía de los acompañantes será equiparable a instituciones de estas características ranqueadas internacionalmente.

b. Características Específicas.
i. Edificio Principal.
1. Características y Distribución.
a. Planta Baja.
ix. Rehabilitación.

Este sector (Fig. 46) estará destinado a satisfacer las necesidades de rehabilitación tanto de pacientes internados como de pacientes que deban realizar tratamiento ambulatorio.

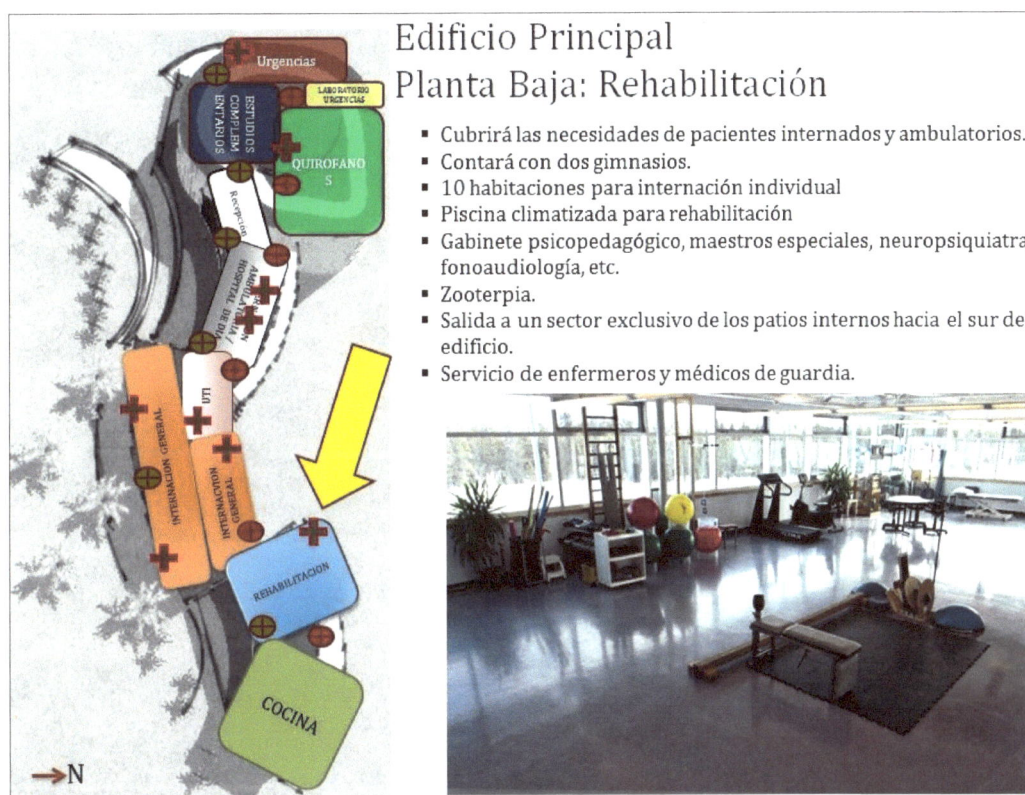

Fig. 46: Edificio Principal. Planta Baja. Rehabilitación. Se señala la ubicación con flecha amarilla en el Croquis de la planta baja.

La internación constará de 10 habitaciones individuales, que serán utilizables tanto para pacientes pediátricos como para pacientes adultos. Estas habitaciones contarán con equipamiento médico, pero en menor proporción que las habitaciones de sala general, disponiendo por ejemplo de oxigenoterapia, aspiración central, etc. Pero no de monitorización cardiaca invasiva, etc. Estas habitaciones de circulación restringida estarán ubicadas en el sector correspondiente a la parte "Lumbar" orientadas hacia el Sur en la planta baja del Edificio Principal (Fig. 46).

La atención ambulatoria, con un acceso independiente desde el Norte del edificio, incluirá todos los gabinetes y consultorios especiales previstos para esta tarea, psicología, neuropsiquiatría, fonoaudiología, maestros especiales, etc. Estos gabinetes atenderán tanto a pacientes internados como ambulatorios. Ubicados hacia el Norte del sector, la Rehabilitación Ambulatoria funcionará con el sistema de consultorios externos del Departamento Medicina, prestando esta atención de rehabilitación ambulatoria tanto a paciente ambulatorios como a paciente internados que lo precisen. Los pacientes ambulatorios dispondrán

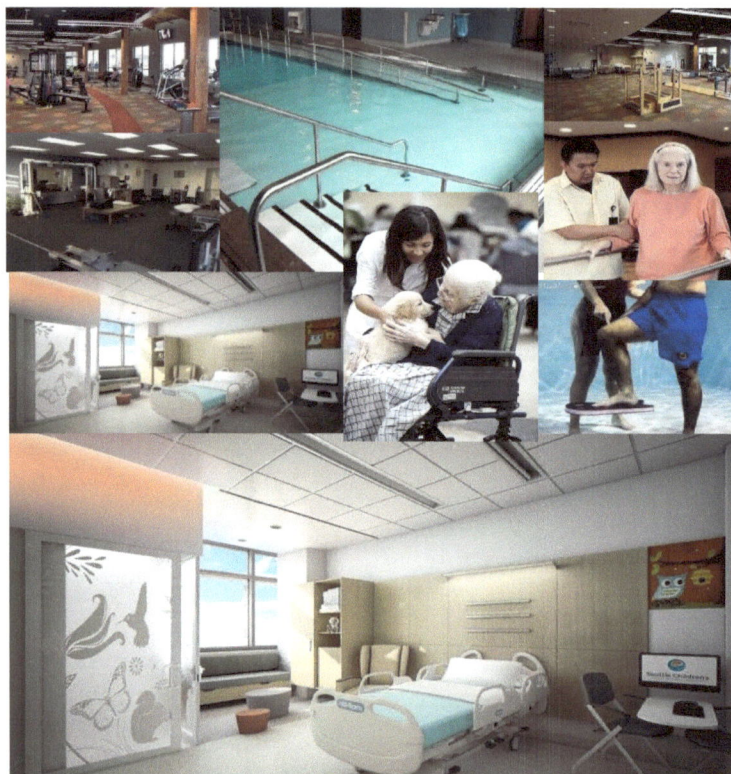

Fig. 47: Imágenes ilustrativas del Sector de Rehabilitación. Se observan detalles de los gimnasios de rehabilitación, piscinas, zooterapia, habitaciones para rehabilitación de pacientes internados, etc.

de una sala de espera especialmente equipada dentro del sector de rehabilitación a la que accederán solamente con turno, un solo acompañante y luego de haber sido admitidos por recepción general.

La piscina de rehabilitación climatizada (ilustrada en la Figura 47), atenderá también pacientes ambulatorios e internados, estará ubicada hacia el Sur lindante con el Patio Interno Sur, solo por vidrios que se oscurecerán automáticamente con el sol y se transparentarán con la falta de luz, optimizando la iluminación natural. Esta piscina de poca profundidad contará con al menos 2 accesos preparados con rampas y escaleras correspondientemente. Zooterapia, estará ubicada en la porción Sur-Este del área de rehabilitación contará con mascotas dóciles y bien entrenadas a este fin. Estos animales estarán gestionados y cuidados por la sección de Zooterapia del Departamento Rehabilitación (III-d-vii-8) con la finalidad de ser colaboradores y coadyuvantes en la terapia de rehabilitación, posibilitando un mayor impacto de la misma y disminuyendo los tiempos de reinserción y convalecencia del paciente. Ya que como está demostrado la terapia de rehabilitación acompañada de los animales adecuados (Zooterapia) acelera la recuperación neuromuscular, generando además mayor adhesión y compromiso con la terapia rehabilitadora.

El sector de rehabilitación estará situado en cercanías al sector de internación general (Fig. 46). Por otro lado, alejado de UTI de donde se supone que el paciente no precisará esta terapéutica. Además, el área de piscina y zooterapia estarán lo más alejadas posible del sector asistencial.

b. Características Específicas.
i. Edificio Principal.
1. Características y Distribución.
a. Planta Baja.
x. Cocina Hospitalaria.

La cocina hospitalaria (Fig. 48) tendrá como función la planificación, gestión, confección y distribución de los alimentos del INNE. Todas las instalaciones estarán a cargo del Departamento Seguridad y Servicio, y

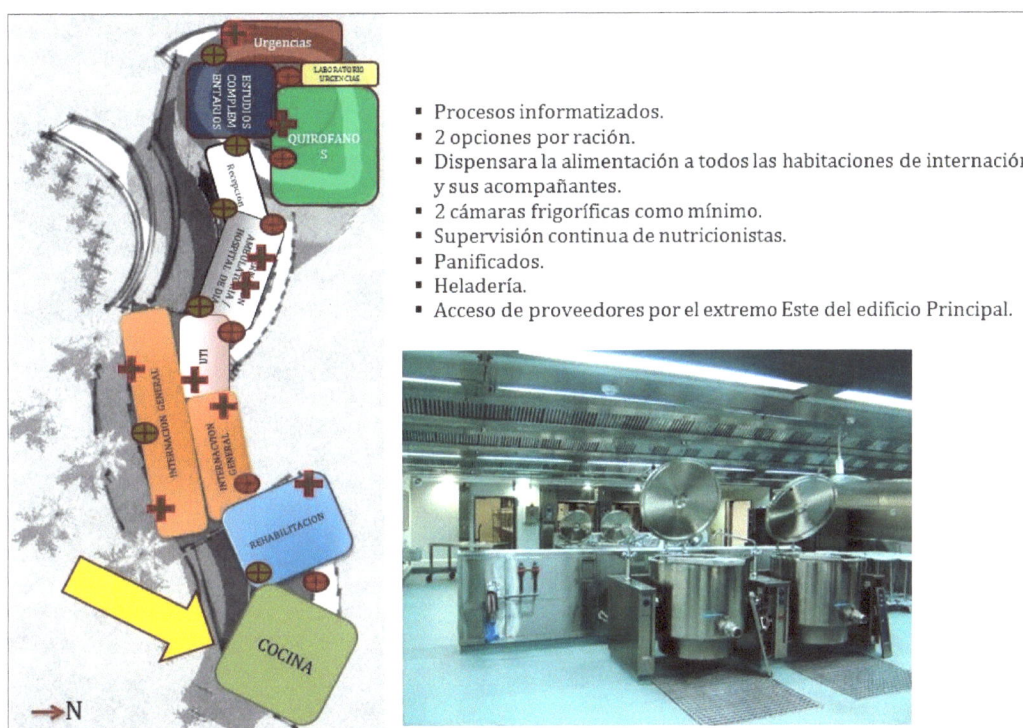

- Procesos informatizados.
- 2 opciones por ración.
- Dispensara la alimentación a todos las habitaciones de internación y sus acompañantes.
- 2 cámaras frigoríficas como mínimo.
- Supervisión continua de nutricionistas.
- Panificados.
- Heladería.
- Acceso de proveedores por el extremo Este del edificio Principal.

Fig. 48: Edificio Principal. Planta Baja. Ubicación del Sector Cocina, extremo Este de la planta baja en el Edificio Principal, flecha amarilla.

será este quien coordine la distribución de los alimentos conjuntamente con los Departamentos receptores de este servicio (Departamento Medicina, Enfermería, etc.). Cabe mencionar aquí que los acompañantes de los pacientes también contarán con racionamiento de alimentos, estos podrán elegir si desean recibir los alimentos en la habitación en la que se encuentra internado el paciente al que acompañan o tomar estos alimentos con los regímenes correspondientes en alguno de los sectores de restaurantes disponibles en el INNE. Los procedimientos de este sector estarán, en la medida de lo posible, informatizados. Ofrecerán además, 2 opciones por ración para que el paciente elija (si su condición médica lo permite), es decir 2 opciones de desayuno, 2 opciones de cena, 2 opciones de merienda y 2 opciones de colación.

Desde las habitaciones los pacientes podrán optar por uno u otro menú en los tiempos que la cocina hospitalaria considere. El acompañante deberá optar además si decide recibir los alimentos en la habitación o los tomara como se mencionó anteriormente en los restaurantes o patios de comidas de los que el INNE dispondrá. Si es que el acompañante decide tomar los alimentos en alguno de los sectores de restaurantes o patios de comidas, simplemente deberá identificarse según lo disponga el Departamento Administración, y recibirá la comida correspondiente, teniendo la posibilidad además de adicionar lo que desee, siempre con un costo extra que será abonado en el mismo restaurant o al dejar la habitación definitivamente según lo reglamente el Departamento Administración.

Esta cocina contará con la última tecnología disponible en cuanto a sistemas de cocción y distribución de alimentos. La gestión y distribución de alimentos estará supervisada por nutricionistas y a cargo de personal de Camareros según disponga el Departamento Seguridad y Servicios (III-d-vii-2).

Esta cocina dispondrá de panificación propia, cámaras frigoríficas (al menos 2) separadas para vegetales y carnes. Los alimentos preparados contarán siempre de entrada plato principal y postre (excepto colaciones y meriendas).

La cocina deberá estar en capacidad de distribuir en 45 a 60 minutos todas las raciones.

Este sector (Fig. 48) estará próximo a la usina y depósito de combustibles, preferentemente la distribución de alimentos nunca se realizará por ascensores. Deberá estar convenientemente ubicada con respecto a la internación ni muy lejos (que no se retrase la dispensación de alimentos) ni muy cerca (de manera que los proveedores no molesten a los pacientes)

La circulación será sumamente restringida, inclusive para personal del INNE, los proveedores ingresarán por el acceso habilitado al público sobre Av. 3 de abril y descargarán en un sector especialmente habilitado en el extremo Este del edificio principal.

La cocina reciclará alimentos, realizando alimento balanceado para mascotas (Zooterapia) y mediante rejillas se realizará la recuperación de agua caliente para biodigestor y calefacción. Optimizando de esta manera el consumo y reciclado de alimentos.

b. Características Específicas.
i. Edificio Principal.
1. Características y Distribución.
a. Planta Baja.
xi. Enfermerías.

La distribución de cada enfermería responderá a motivos de funcionalidad del INNE, se las identifica en el croquis del edificio principal con una cruz verde de bordes rojos (Fig. 49). Este símbolo distribuido por el croquis, indica la ubicación aproximada de cada enfermería, estas podrán ser ubicadas con mayor exactitud en los planos definitivos. Existirán aproximadamente 9 enfermerías a fin de satisfacer las necesidades asistenciales, recordemos que en todo momento el paciente será responsabilidad de algún enfermero. Cada enfermería contará con la mayor digitalización posible. Para identificar claramente al personal que está trabajando en una enfermería en un turno especifico, en la puerta de acceso a las enfermerías existirá un monitor (Fig. 50, "Monitor de Situación") que informará el nombre y apellido del personal en cuestión, con una foto actualizada de los mismos. Dispondrán también de una red de teléfonos internos que les permitirá comunicarse inmediatamente con cualquier sector del INNE. Los datos del personal que se encuentra prestando turnos en cada enfermería serán mencionados en un monitor a la vista de todos, expuesto frente a cada enfermería, podrán consultarse estos datos también desde el sistema interno del INNE o desde una página en internet. De esta manera los familiares, pacientes, médicos u otros enfermeros podrán localizar fácilmente al personal de turno ante cualquier urgencia.

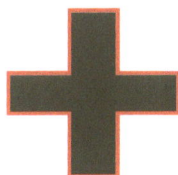

Fig. 49: Símbolo que representa la ubicación de una enfermería en el Croquis.

La informatización de cada enfermería posibilitará un monitoreo constante de los pacientes desde la enfermería, por medio de cámaras en cada habitación, y un monitor (Fig. 50 Monitor Multiparamétrico) en la enfermería que refleje los signos vitales, y otros parámetros de cada habitación, sirviendo como espejos

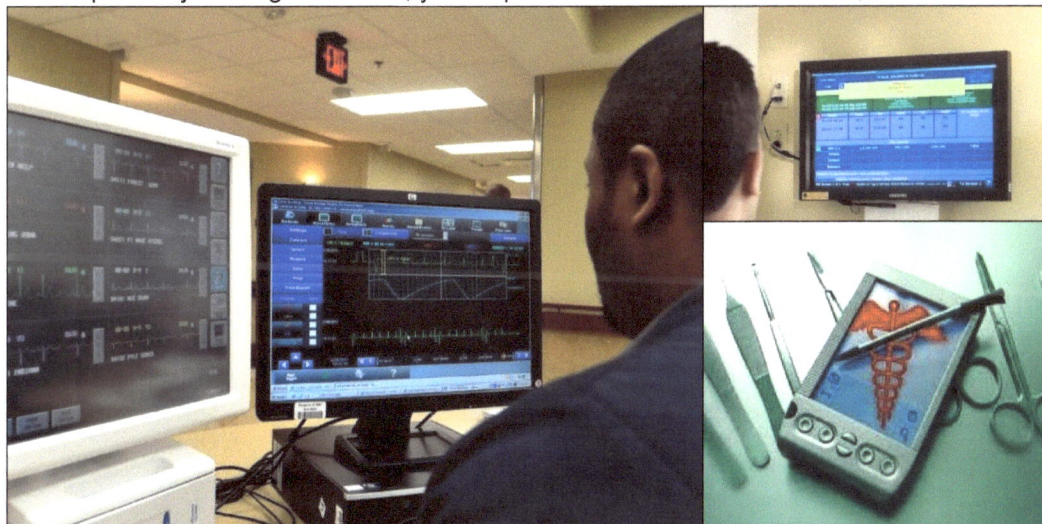

Fig. 50: Se observan modelos de monitores multiparamétricos en cada enfermería. Monitor de situación que indica nombre y posición del personal en cada enfermería por ultimo un ejemplo de dispositivo portátil personal tipo Tablet para cada enfermero.

de los que hay en cada habitación. En cada enfermería existirán al menos 2 terminales táctiles de acceso como apoyo al sistema de Tablet.

Cada enfermero contará con un sistema tipo Tablet, accesible con huellas digitales o password, que servirá como puerto de acceso a la historia clínica vía wifi. Con todos los datos, indicaciones, etc. de cada paciente.

Cada enfermero contara con un teléfono inalámbrico de largo alcance conectado a una central telefónica en cada enfermería para ser ubicado todo el tiempo. Además de que en la puerta de la enfermería figuraran esos datos según corresponda.

Cada enfermero tendrá a su cargo la realización de la historia clínica de ingreso del paciente, dejando los apartados de diagnóstico y tratamiento para el médico.

Cada enfermería dispondrá además de camilleros asignados para la realización de traslados, para realización de estudios complementarios dentro del INNE, etc.

Las enfermerías estarán además equipadas con farmacias que servirán de puntos finales de almacenamiento antes de la distribución a cada paciente, estas farmacias no tendrán gran acumulado de medicación, simplemente lo que se precisen para una urgencia como anticonvulsivantes, insulina, drogas que sirvan para el tratamiento inicial de un Accidente cerebro vascular o isquemia cardiaca. La farmacia de enfermería dispondrá también de una heladera farmacéutica. Este pequeño sector de farmacia de cada enfermería será accesible solo con Password, Tarjeta magnética, huellas digitales, etc.

La vestimenta y presentación será normada por el departamento enfermería.

Serán los enfermeros los que presentarán a los pacientes en la recorrida o pase de sala según corresponda a los médicos o profesionales que la encabecen.

Cada enfermería contará con baño para el personal, un sector de servicios con agua caliente y fría, microondas, heladera con freezer algunas enfermerías contarán también con una habitación para descanso nocturno del personal que este ocioso y de guardia. Este área estará separada del sector de trabajo.

V – EDIFICIOS

b. Características Específicas.
i. Edificio Principal.
1. Características y Distribución.
a. Planta Baja.
xii. Ascensores y Escaleras.

Existirán 2 tipos de ascensores, uno de uso general y otros de uso restringido. (Fig. 51).

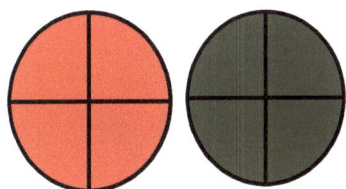

Fig. 51: Esquematización en el Croquis de los dos tipos de ascensores. Rojo: Restringidos. Verde: Públicos.

En el croquis a continuación (Fig. 52) se encuentra señalada su ubicación aproximada en el edificio principal con flechas de color amarillo para los ascensores de uso general preferentemente orientados sobre el sector sur del edificio principal y flechas de color anaranjado para ascensores de uso restringido, preferentemente orientados en el sector norte del edificio. Esta distribución obedece a la necesidad de la doble circulación, ya que el público en general circulara preferentemente por el sector sur de esta planta, dejando el sector norte para el personal autorizado y los pacientes en camillas o urgencias.

Cada centro de ascensores contara con al menos 4 ascensores, que funcionaran sincronizados de manera inteligente, ya que al llamar uno el más próximo de los 4 será el que responda la llamada, estarán dispuestos de manera tal que en caso de tener que evacuar el edificio por incendio u otra contingencia, puedan quedar aislados tras compuertas automáticas, estas compuertas de metal e ignifugas permitirán la salida de personas mediante un mecanismo especial en cada compuerta, pero nunca la entrada de personas. Estas compuertas funcionaran sincrónicamente con los detectores de humo y alarmas de incendio.

Serán 12 los centros de ascensores en total. Cada centro de ascensores tendrá anexo un centro de escaleras que constará de 2 escaleras mecánicas (una para subir y otra para bajar. Además de una rampa para discapacitados en zigzag. Estos centros de escaleras cumplirán las mismas restricciones de uso que los ascensores, es decir anexo a los de uso general, escaleras y rampas de uso general, anexo a los de uso restringido escaleras de uso restringidos. Los centros de escaleras, anexos a los ascensores, pero separados de ellos por concreto y las compuertas automáticas de incendios. Serán accesibles mediante puertas de emergencia ubicadas del lado opuesto a los ascensores, es decir los centros de escaleras tendrán a un lado los centros de ascensores y al otro las compuertas de evacuación, señaladas según las normativas vigentes como salidas de emergencia, con luces autónomas en techos y luces de color verde en las paredes y pisos.

Como toda circulación de emergencia este circuito contará con una única dirección de circulación. En caso de incendio las escaleras mecánicas se detendrán, pero serán útiles como escaleras comunes, además del encendido de todas las luces de emergencia, todo este sistema funcionara sincrónicamente con los correspondientes sistemas anti incendio. Los puntos de reunión para evacuación serán ubicados en sectores abiertos, bien identificados y de fácil evacuación en cada caso.

V – EDIFICIOS

En general el razonamiento de que al haber mayor cantidad de ascensores y escaleras mecánicas es más costoso, es erróneo, ya que en grandes centros está comprobado que la presencia de muchos medios genera un menor desgaste individual de cada escalera y ascensor, prolongando la vida útil de los aparatos y permitiendo un plan de mantenimiento que no interfiera nunca con el normal desarrollo de las tareas del centro médico.

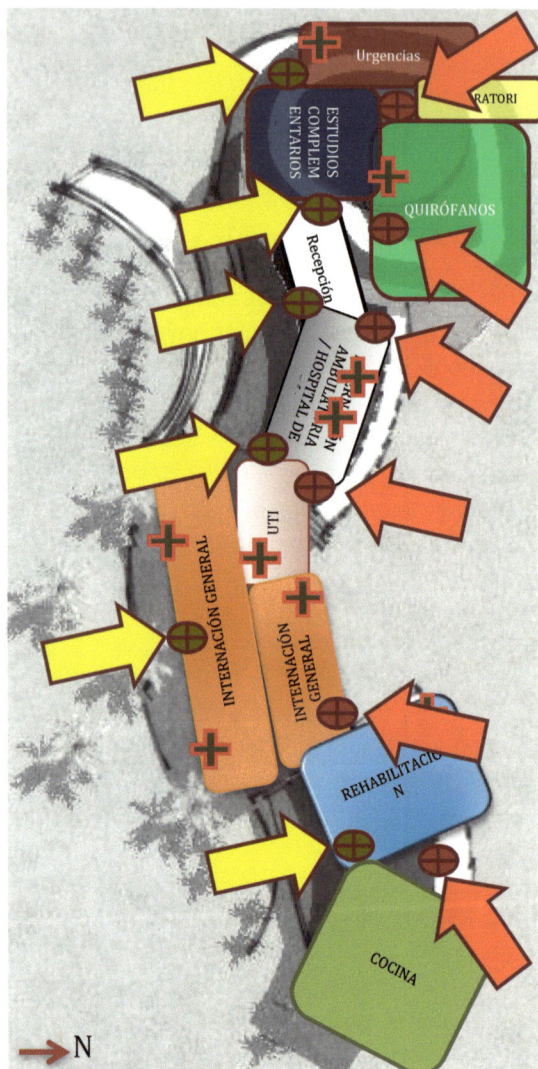

Los ascensores de uso restringido contaran con botoneras especiales que puedan ser utilizadas con huellas digitales o transponders, evaluando que por ejemplo si la llamada proviene de la planta correspondiente a los quirófanos o la sala de cuidados intensivos, los ascensores en cuestión interpretaran que esa solicitud es prioritaria, desechando las demás solicitudes. Además, esto permitirá que solo personal autorizado circule por estos ascensores, ya que las botoneras contaran con software de acceso (transponders o huellas digitales).

Fig. 52: Croquis donde se señala la ubicación aproximada de los ascensores. Públicos con flechas amarillas y restringidos con flechas anaranjadas.

b. Características Específicas.
i. Edificio Principal.
1. Características y Distribución.
b. Primer Piso.

Este piso estará destinado a dar el soporte a la planta baja, de manera que el personal y las estructuras estén lo más próximos posibles al lugar donde sus funciones son requeridas, también se completará la atención asistencial faltante como consultorios externos, laboratorios, hemoterapia, etc. (ver anexo edificio para mayor detalle).

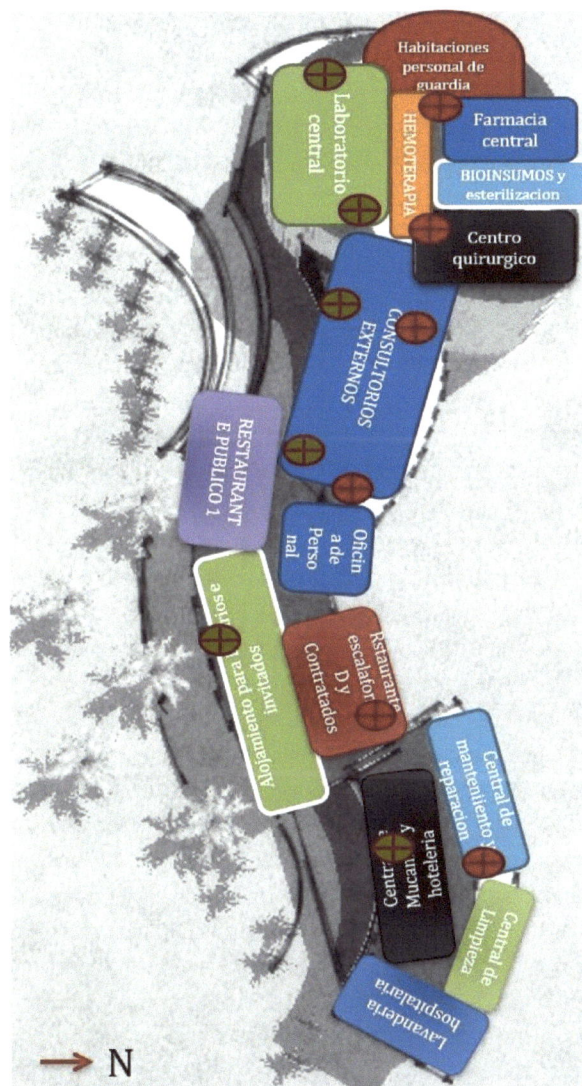

Al igual que la planta baja esta planta tiene doble circulación (Fig. 53), ya que los pacientes y los trabajadores de la salud no deben cruzarse si no es requerido. Los sectores de circulación al público en general estarán lo más cerca posible de los ascensores para el público en Gral. mientras que los de uso restringido estarán comunicando a trabajadores o servicios con sus funciones en la planta baja.

En este pio se instalarán al menos 4 cajeros automáticos para uso exclusivo del INNE, tanto para trabajadores como público en general, el público en general tendrá que ser autorizado por Seguridad para ingresar a estos cajeros, no estará abierto a personas no relacionadas con el INNE, es por ello que para llegar a estos cajeros será necesario contar con las identificaciones necesarias, por ejemplo, credencial e familiar internado, de paciente con turno, de personal del INNE, etc.

Fig. 53: Croquis del primer piso con la distribución esquemática de los distintos servicios y sectores.

b. Características Específicas.
i. Edificio Principal.
1. Características y Distribución.
b. Primer Piso.
i. Habitación para personal de Guardia.

Estas habitaciones (Fig. 54) con baño privado 8 en total, contaran además con un sector común a modo de Living Medico o Sala común, con cafeteras, sillones, mesas y sillas, etc. El personal de mucamas y hotelerías será responsable de estas habitaciones, el *living médico* no contará con servicios a la habitación ni comedor, estará destinado simplemente a alojar al personal de guardias en momentos de ocio. El personal que desee almorzar, cenar, etc., deberá dirigirse a los comedores de personal habilitados a ese fin. Contará además con un sector de lokers inteligentes habilitados con una tarjeta magnética (la misma con la que cada personal accede a las diferentes puertas). Todos los sectores tendrán vigilancia de cámaras excepto dentro de las habitaciones, pero si en los pasillos y salas comunes, etc.

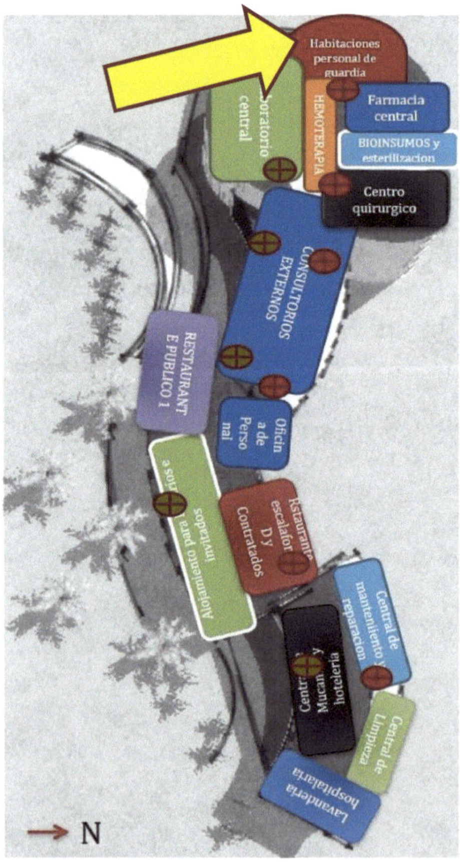

Fig. 54: Ubicación aproximada de las habitaciones destinadas al personal de guardia. La flecha amarilla señala el sector correspondiente donde existirán 8 habitaciones con baños individuales.

Las habitaciones de guardia se pasarán al término de cada guardia, y se habilitara su uso luego que el personal de mucamas la habilite temprano todas las mañanas. El personal de mucamas tomara la habitación luego del turno de guardia, realizará el aseo correspondiente y la habilitara para su uso, una vez habilitada la habitación, el Departamento de Seguridad y Servicio asignará la habitación al personal correspondiente, intentando siempre que las habitaciones se roten, es decir que no existan habitaciones fijas para cirugía por ejemplo o para traumatología, esto apunta a que no se acumulen cosas en la habitación, además las habitaciones se asignaran turno por turno y no siempre le corresponderán la misma al personal que la utilizo anteriormente, o el mismo número de habitaciones a cada servicio. Una vez habilitada la habitación para su uso se habilitará el picaporte electrónico, tarjeta magnética, huellas digitales o transponders, según sea el caso, para que la persona indicada (y solo ella) pueda acceder; como las habitaciones de un hotel. luego del termino de cada guardia y por el lapso de 1 hora se realizará limpieza y acondicionamiento de las mismas, luego de ese horario, la tarjeta magnética con la que cada personal accede a las diferentes puertas, abrirá la habitación que le corresponde e inhabilitara a la tarjeta del personal que estuvo en la guardia anterior, asegurando la privacidad de cada habitación.

b. Características Específicas.
i. Edificio Principal.
1. Características y Distribución.
b. Primer Piso.
ii. Laboratorio central.

Este laboratorio será totalmente automatizado, dispondrá de un exhaustivo control de bioseguridad disminuyendo al máximo la manipulación de muestras por parte de los operarios. Se realizarán determinaciones, Microbiológicas, Clínicas, Hemáticas, Serológicas, Genéticas, etc., además del control y manejo del banco de sangre. Las determinaciones anatomopatológicas, así como el procesamiento de las muestras, almacenamiento, etc. tendrán lugar en estas instalaciones.

Dispondrá de 8 boxes de extracción para determinaciones de laboratorio y 8 boxes con sillones de hemoterapia para donación de sangre y hemoderivados. Dispondrá además de extraccionistas, hemoterapistas, etc. que realizaran las tomas de muestras de los pacientes internados según les sea requerido.

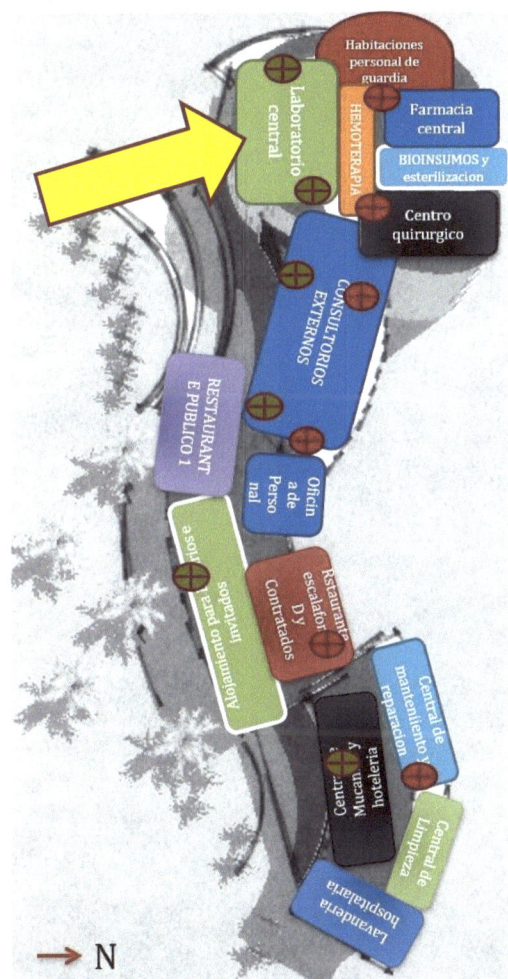

Fig. 55: Ubicación aproximada del Laboratorio Central. La flecha amarilla indica el lugar aproximado del Laboratorio Central en el primer piso.

Las muestras serán procesadas y los resultados se plasmarán digitalmente en las historias clínicas de los pacientes, si el paciente es ambulatorio y utiliza este laboratorio solo para determinaciones que serán analizadas en otros centros ajenos al INNE, de igual manera se almacenarán los datos de manera virtual indicándole al paciente una página y una clave de acceso que le servirá para ver sus resultados o se le enviaran los mismos por correo electrónico con firma digital. Si el paciente desea obtener resultados informados de manera impresa en papel, deberá abonar una suma de dinero a establecer por el laboratorio, esta suma de dinero no será cubierta por servicios de medicina prepaga u obras sociales y está destinada a desalentar el uso de papel en el INNE. Los turnos para determinaciones ambulatorios podrán solicitarse como todos los demás por internet o directamente en planta baja (recepción).

Tendrá acceso directo por los ascensores de uso público (Fig. 55), además de las escaleras y rampas. Dispondrá de una doble circulación para el procesamiento y gestión de las determinaciones de pacientes internados que tendrán la máxima prioridad.

La intención es que las determinaciones hemáticas se procesen en no más de 6 horas, y estos resultados ya estén disponibles en la red del INNE.

b. Características Específicas.
i. Edificio Principal.
1. Características y Distribución.
b. Primer Piso.
iii. Farmacia central.

La ubicación en el edificio de este sector "Farmacia" será fundamental (Fig. 56), ya que se distribuirá la medicación a través de un sistema neumático de tubos. La farmacia central tendrá la tarea de gestionar, distribuir, controlar, inventariar, etc. los medicamentos, insumos médicos y de enfermería, prótesis, etc. de todo el INNE. El procesamiento será totalmente automatizado, con la menor intervención posible de personas, minimizando al máximo el error humano.

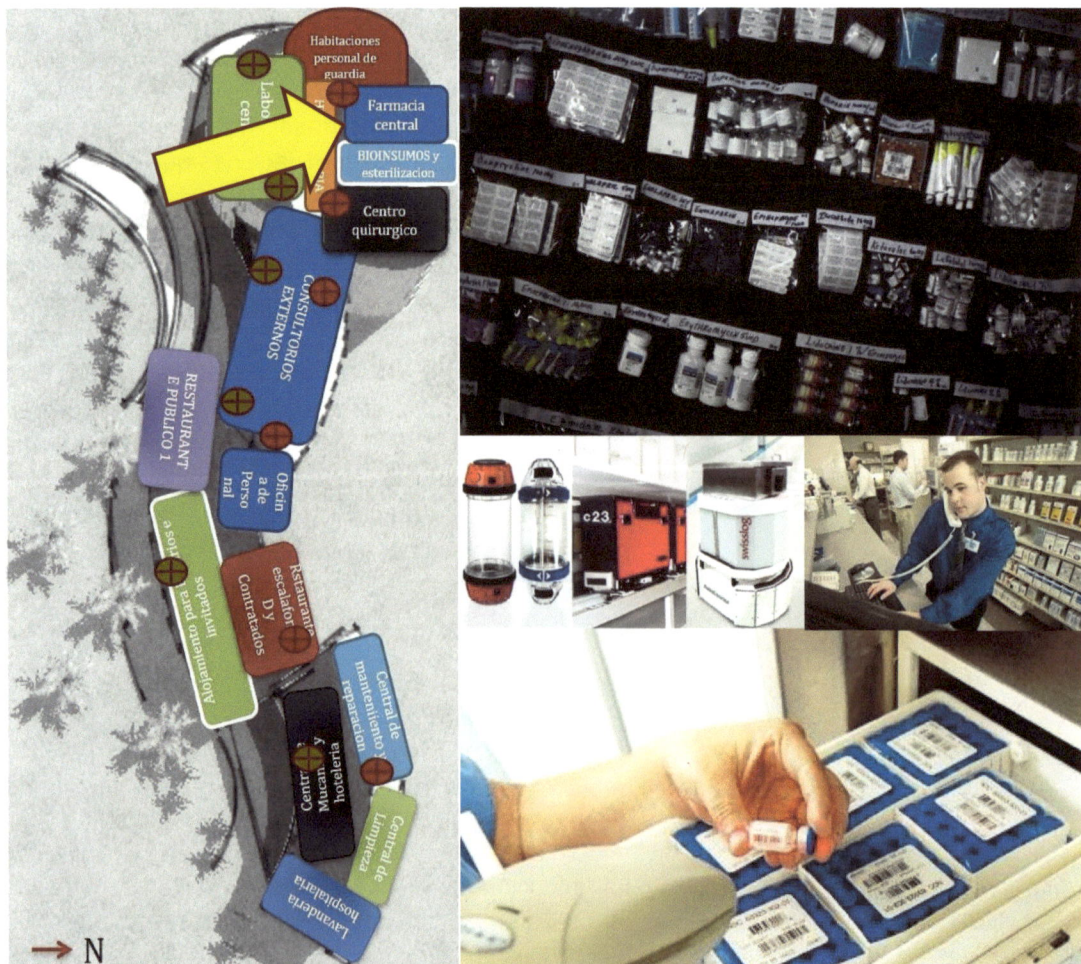

Fig. 56: La flecha amarilla indica la ubicación aproximada de la farmacia central. Se observan ilustraciones del sistema de distribución por tubos y las prescripciones personalizadas para cada paciente. Se ilustra también el funcionamiento de la farmacia comercial.

V – EDIFICIOS

La dispensación de la medicación será totalmente personalizada, es decir la farmacia empacará diariamente en un recipiente individual para cada paciente (Identificado convenientemente y con los códigos de barra o QR que correspondan) toda la medicación requerida por el paciente durante el día (según prescripción médica) este empaque cerrado contendrá indicaciones para el paciente de cómo y cuándo debe ser administrado el medicamento en cuestión, será el paciente quien abra el sello de seguridad del empaque e ingiera la medicación según corresponda. De no poder el paciente por su condición médica realiza la ingesta o administración del medicamento, quedará a cargo de la enfermería que deberá registrar mediante el sistema interno de enfermería la administración con horarios exactos mediante el registro del medicamento por código de barra o QR. Esto ocurrirá también (que las enfermerías sean responsables de la dispensación y administración) con la medicación o terapéutica que no sea administrable en comprimidos por boca, por ejemplo, analgésicos endovenosos, planes de hidratación endovenoso, etc. Las prescripciones médicas se realizarán on-line o desde el terminal de cualquier enfermería.

La circulación de esta farmacia será totalmente restringida y el personal tendrá varios puntos de control tanto al ingreso como al egreso. La seguridad en este sector será prioritaria con la monitorización de cámaras, además el del personal y de pacientes ambulatorios por ejemplo también será controlado.

Este sector tendrá un mostrador de atención al público (Fig. 56) para venta de medicamentos a paciente ambulatorios, por ejemplo. Debe tenerse en cuenta que la parte comercial de la farmacia se podría concesionar a farmacias comerciales que funcionen en la ciudad de corrientes (FARMAR, por ejemplo). Las prescripciones se realizarán digitalmente y la farmacia estará totalmente robotizada en sus procesos de selección, dispensación, almacenamiento y facturación.

V – EDIFICIOS

b. Características Específicas.
i. Edificio Principal.
1. Características y Distribución.
b. Primer Piso.
iv. Bioinsumos y Esterilización.

Este sector (Fig. 57) alojara uno de los procesos más innovadores del INNE, ya que a partir de estos procedimientos todos los bioinsumos serán directamente provistos al paciente. De esta manera y con la integración digital de toda la red (incluyendo administración y facturación) el INNE licitara anualmente una empresa proveedora de insumos ya sean prótesis, material quirúrgico espacial, instrumental, etc., todos los elementos que no actúen directamente como fármaco o medicamento. La compra será realizada por la Farmacia central y será distribuida a las diferentes especialidades quirúrgica, salas operatorias, salas de curaciones, etc. La farmacia distribuirá luego con la correspondiente identificación (Código de barras o QR) a los destinatarios, a esterilización, según corresponda.

De esta manera se eliminan todos los intermediarios quedando visibles únicamente el INNE y el paciente. Esto permitirá disminuir al máximo los costos de estos elementos (que hoy representan casi el 60% del costo de un procedimiento) tampoco el profesional tendrá injerencia sobre la marca, modelo, etc. del elemento protésico especificando solo el tipo de elemento de manera genérica. El profesional podrá solicitar al INNE que compre tal o cual material específico, pero será este último el que decida finalmente la compra. Sera penado económicamente, o inclusive con la expulsión de la institución cualquier personal del INNE que intente una negociación, beneficio personal o dadiva de algún tipo con los proveedores o fabricante de insumos médicos, hospitalarios, etc.

Al evitar al profesional como intermediario conocido de este proceso se evitan las sobre-indicaciones asegurándole al profesional un honorario adecuado, digno y competitivo que prime el criterio médico.

La central de esterilización anexa al centro de control de quirófano esterilizará todo el material que se ocupará en el INNE, y lo distribuirá de manera que quede registro de que material se utilizó en cada paciente, cuantas gasas, cuantos algodones, que caja de cirugía, que elementos intervinieron, etc. Todo este proceso será automatizado con la correspondiente identificación de cada uno de los elementos que el paciente utilizará durante su internación, procedimiento, etc.

La oficina de bioinsumos recibirá digitalmente el requerimiento de tal o cual material para determinado procedimiento, lo gestionará, preparará, inventariará e identificará adecuadamente en conjunto con la Farmacia Central. Este requerimiento se coordinará con el turno quirúrgico correspondiente, asignándolo además el enfermero a cargo de la sala, el procedimiento o el paciente en cuestión, será el enfermero/a a cargo quien distribuirá estos elementos a quien corresponda, instrumentadores, pacientes, médicos, etc. De esta manera el profesional tiene de antemano los nombres de todos los responsables de la cadena de proveeduría en el quirófano, pudiendo realizar cambios de último momento o controlando la correcta llegada a la sala de operaciones.

V – EDIFICIOS

Los requerimientos de bioinsumos podrán realizarse en cualquier momento, siempre y cuando se haya cumplido con la etapa de entrenamiento al personal correspondiente para el correcto uso y manipulación del material (enfermeros, instrumentadores, rehabilitadores, etc.). Cuando un elemento o tecnología nueva quiera introducirse se realizará mediante la jefatura de departamento correspondiente, este autorizará el entrenamiento y luego de comprobar las licencias en el país, los reportes científicos, etc., se autorizará el uso, pero se adquirirá siempre por vía hospitalaria. En caso de que algún eslabón no autorizado sea

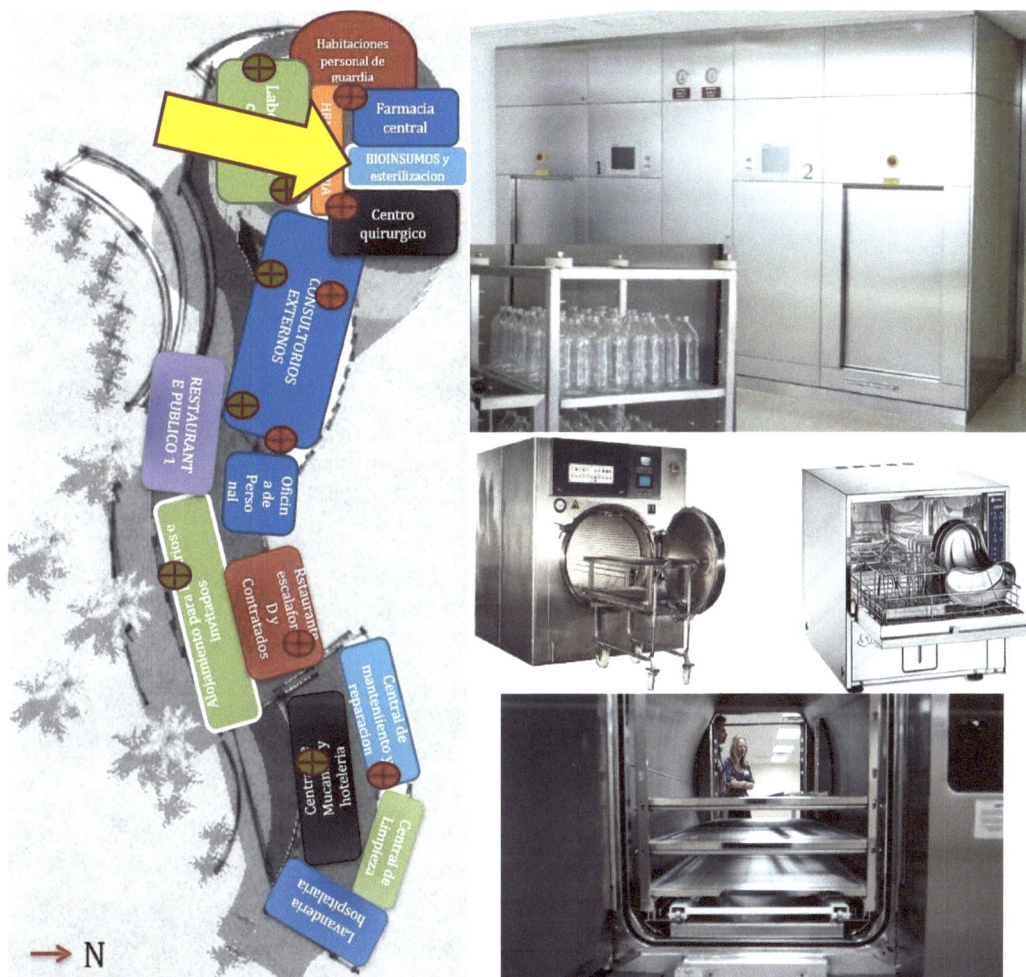

Fig. 57: Ubicación aproximada en el croquis del sector que ocupará Bioinsumos y esterilización. Se observan también ilustraciones del material y tecnología con el que contara el sector.

sospechado de participar o participe de este proceso será severamente sancionado (como se mencionó anteriormente) mediante la cadena que corresponda llegando inclusive a la expulsión del INNE por considerarse una grave transgresión al reglamento de ética del INNE.

b. Características Específicas.
i. Edificio Principal.
1. Características y Distribución.
b. Primer Piso.
v. Hemoterapia.

Este sector funcionara sincrónicamente con el Laboratorio central, gestionara, coordinara las donaciones de hemoderivados, pero será laboratorio central quien estudie estas muestras, las compatibilice, etc. El laboratorio central (donde funcionara el banco de sangre) entregará la muestra a un hemoterapista responsable de la transfusión en cuestión y este se la administrara al paciente correspondiente, todo el proceso constara en la historia clínica del paciente con datos como nombre y apellido del responsable de la transfusión, horario, estudios de laboratorio que se hayan realizado a las muestras, etc.

El proceso admitirá transfusiones ambulatorias siempre y cuando el paciente este internado en el Hospital de Día.

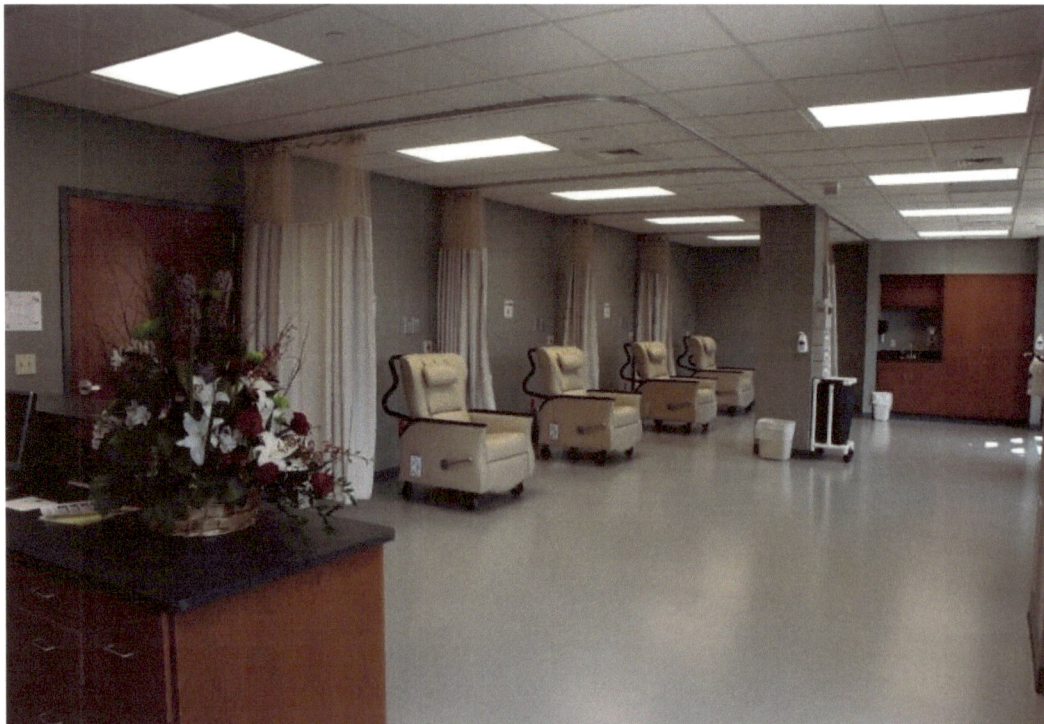

Fig. 58: Imagen esquemática de los boxes de hemoterapia.

El sector de hemoterapia (Fig. 58) contara con sillones específicos a ese fin, cada uno en un box individual que se aislara correspondientemente con cortinas para garantizar la privacidad de los donantes y un ambiente adecuado para esta actividad.

La solicitud de hemoderivados se realizará digitalmente por el profesional responsable, el laboratorio preparara lo requerido asignándole a un hemoterapista la responsabilidad, este último será quien realice el procedimiento.

Para los voluntarios donantes de hemoderivados el proceso se invierte, el donante se presenta espontáneamente o con el requerimiento de algún familiar que es tratado en el INNE y prevé ser transfundido, se realizaran los controles legales y médicos de rutina asignándole la extracción a un hemoterapista, que figurara en la historia clínica digital del donante (a partir de este momento ya registrado en el INNE), este hemoterapista cumplirá su responsabilidad al pasar estos elementos al laboratorio central para los estudios correspondientes y posterior almacenamiento. Digitalmente se inscribirá al donante al familiar que destina la donación a fin de cumplir con los requerimientos administrativos, este registro indicara solamente el número de donantes, no su identidad, y si la donación fue espontanea no requerida este donante tendrá su propia historia clínica pero no anexara su nombre a ningún paciente.

b. Características Específicas.
i. Edificio Principal.
1. Características y Distribución.
b. Primer Piso.
vi. Centro Quirúrgico.

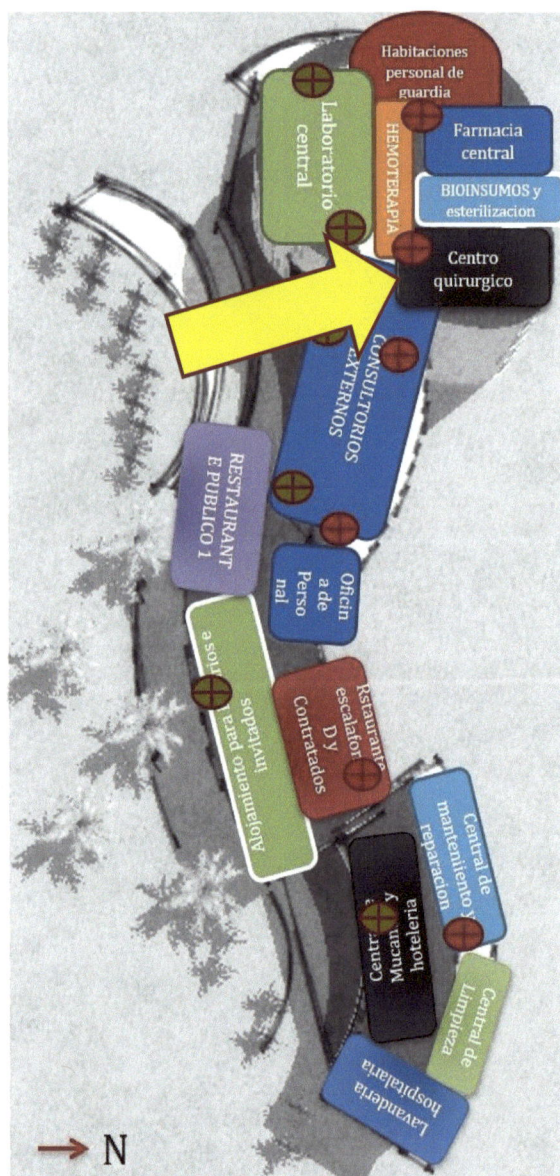

Fig. 59: Ubicación aproximada en el Croquis del
Centro Quirúrgico (flecha amarilla).

Este sector (Fig. 59) sumamente restringido en su acceso será el responsable de la coordinación de todo lo inherente a las salas operatorias, determinará las normas de ingreso, quien puede ingresar, llevando un control exhaustivo del personal autorizado.

Además, asignará a los pacientes una sala operatoria, un equipo quirúrgico, un enfermero jefe de quirófano, los instrumentadores y circulantes, el material necesario desde instrumental hasta vestimenta para los cirujanos, campos quirúrgicos, etc. Todo se realizará digitalmente, el jefe de este centro será preferentemente un enfermero con experiencia quirúrgica o un médico anestesista.

El Centro quirúrgico funcionará como una torre de control (Fig. 60) de todo lo que sucede en el quirófano, grabando los procedimientos en cámaras especialmente instaladas en los quirófanos, coordinando hasta el último detalle. Además, podrá observarse on-line el procedimiento en cuestión siempre y cuando esté autorizado, desde este centro de control se accederán a todos los monitores de parámetros vitales del paciente, desde el cardiológico y anestesiológico, hasta los horarios y consumos de materiales de cada procedimiento.

Dispondrá de algunos monitores en la sala de medico ubicada en el sector común de quirófanos y la sala de anestesistas para coordinación de horarios, urgencias, etc.

Cada paso de un procedimiento, cada sala, cada paciente, tendrá un responsable que será registrado en el historial del paciente con los datos que corresponda, matriculas, horarios, firmas, etc. Desde aquí además se

V – EDIFICIOS

enviará la información a los lugares que corresponda, por ejemplo, al finalizar el procedimiento a administración para su inmediata facturación, a la enfermería que corresponda para que prepare la llegada del   paciente mientras   este se

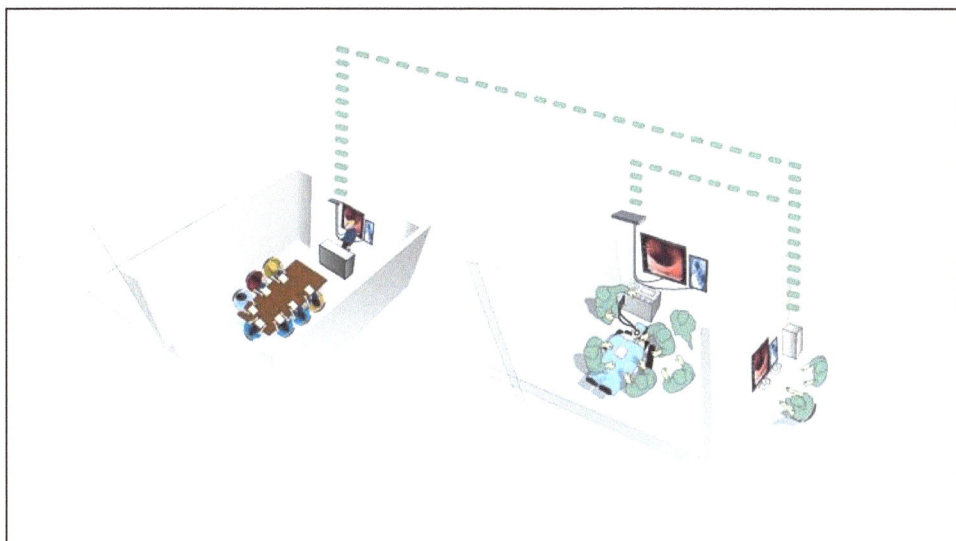

Fig. 60: Esquema representativo de la conectividad del Centro Quirúrgico.

encuentra en recuperación anestésica, a archivo general almacenando el historial del paciente, a farmacia, bioinsumos y laboratorio los consumos y necesidad de reposición, etc. todos los datos serán manejados desde aquí digitalmente.

b. Características Específicas.
i. Edificio Principal.
1. Características y Distribución.
b. Primer Piso.
vii. Consultorios Externos.

Los consultorios médicos *"Consultorios Externos"* serán polivalentes, en un total de 16 consultorios. Cada uno tendrá una sala de espera individual (Fig. 61), provista de Monitores LED de al menos 46" que

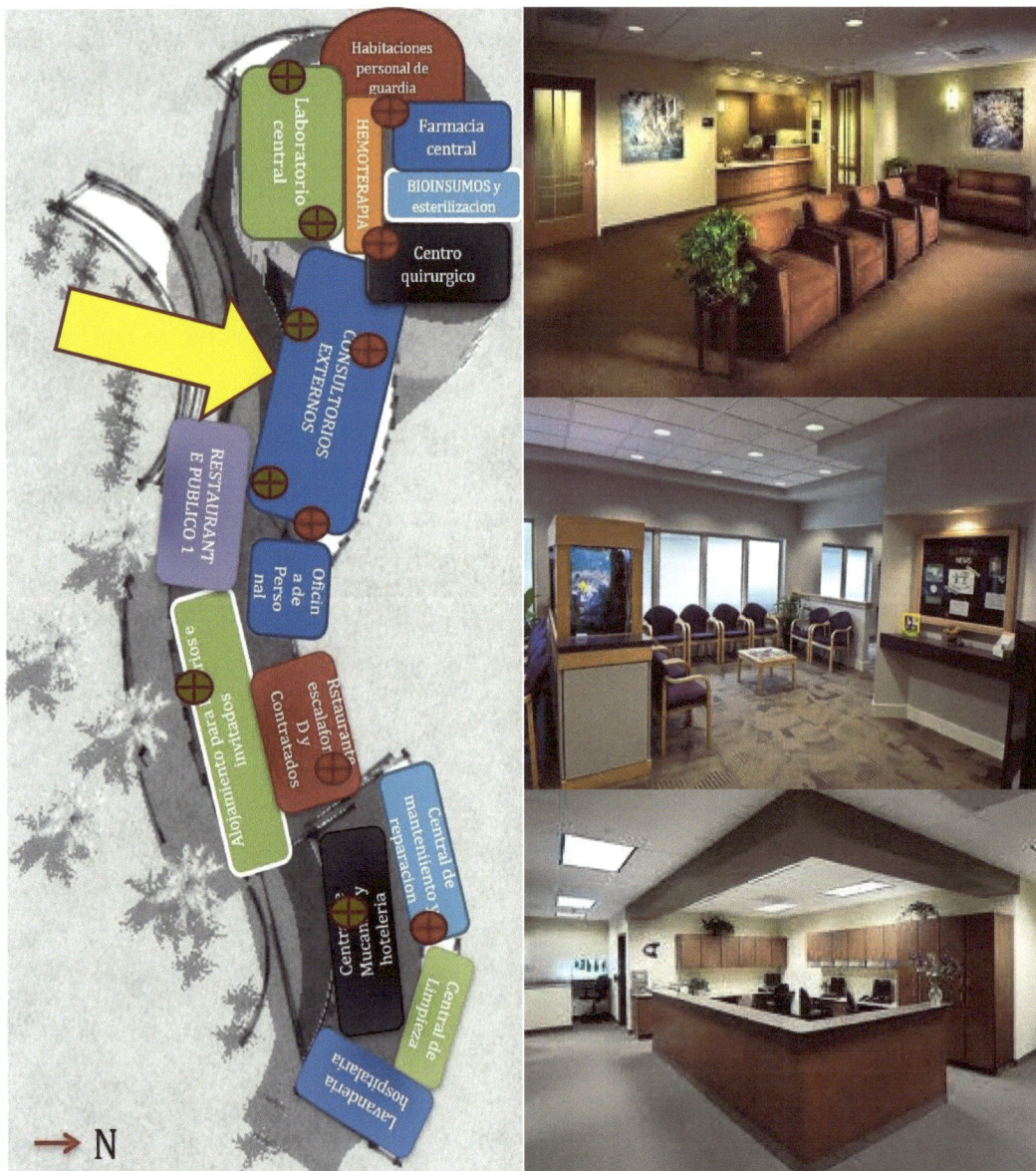

Fig. 61: Esquema de ubicación aproximada del sector de " Consultorios Externos" (flecha amarilla). Se observan además esquemas orientativos de la disposición y mobiliario del sector.

proyectaran propaganda del INNE, Tv y al menos 2 por sala de espera, los más cercanos a las puestas de consultorio proyectaran el Curriculum, antecedentes y datos del profesional que está atendiendo, con certificados digitales, fotos, etc. De esta manera se evitará personalizar los consultorios con cuadros de certificados, diplomas, etc. Esto permitirá una decoración y ambientación neutral, es decir cuadros, cartelería, etc. que no tengas que ver con situaciones médicas.

Además, los consultorios dispondrán de 2 entradas (Fig. 61) una desde la sala de espera para el paciente y otra con circulación restringida para profesionales y personal autorizado del INNE.

Cada consultorio estará equipado por supuesto con una computadora tipo *"All in one"* (que ocupe poco espacio) dotadas de cámaras para la confección, modificación, acceso, etc. del historial médico del paciente.

Todos los consultorios dependerán de una recepción general para coordinación de las salas de espera, esta recepción contará con seguridad física, además, los pacientes llegarán a esta luego de gestionar su turno en la recepción central en planta baja o por internet.

Las recetas o indicaciones médicas serán directamente transmitidas a la farmacia que atiende al público en general (dependiente de la farmacia central), al historial médico del paciente y en formato PDF (que no se pueda editar o alterar) a un email que el paciente indique. Si por algún motivo el paciente precisa indicaciones, certificados, etc. impresos, se imprimirá directamente en la recepción central de consultorios y se entregará al paciente previo pago de un módico arancel a modo disuasivo para desalentar la impresión en papel.

Desde el consultorio podrán programarse cirugías, solicitar prótesis, aceptar derivaciones, etc.

Los profesionales cubrirán la atención de consultorios externos según lo coordine el área correspondiente como parte del salario mensual que perciben, si por algún motivo la cantidad de turnos de consultorios supera esta exigencia se pagará un monto (al profesional necesario) a manera de honorarios por el consultorio en general para cada turno extra, esto lo coordinara la dirección y el departamento pertinente.

El número de paciente por hora nunca superara los 5 pacientes, para la confirmación de los turnos, el sistema generará un mensaje de texto o una llamada telefónica a un número que el paciente proporcione para confirmar la visita, esto se realizara 2 horas antes del turno programado. El paciente deberá presionar un numero en el teclado de su teléfono para confirmar la visita, en caso de no confirmarla se reprogramará el turnos con un retraso de 30 minutos, 45 minutos antes de este nuevo turno se realizara otra llamada que automáticamente anulará el turno si el paciente no lo confirma convenientemente, esta confirmación también puede realizarse llamando a un número de teléfono gratuito que el INNE indicara al momento de pedir el turno, siempre dentro de las 2 o 3 horas antes del horario convenido. De esta manera se evitarán los baches y las impuntualidades en la atención de los pacientes.

b. Características Específicas.
i. Edificio Principal.
1. Características y Distribución.
b. Primer Piso.
viii. Restaurante Público I.

Este sector estará destinado a la atención del público en general a fin de proporcionar un servicio gastronómico de primera línea, estará a cargo de Hotelería y brindará atención de servicio de mesa (camarero o mozo) y estará en capacidad de atender al menos 70 personas simultáneamente dispensando 4 comidas. Permanecerá abierto durante todo el día y cerrado de 23 a 06:30.

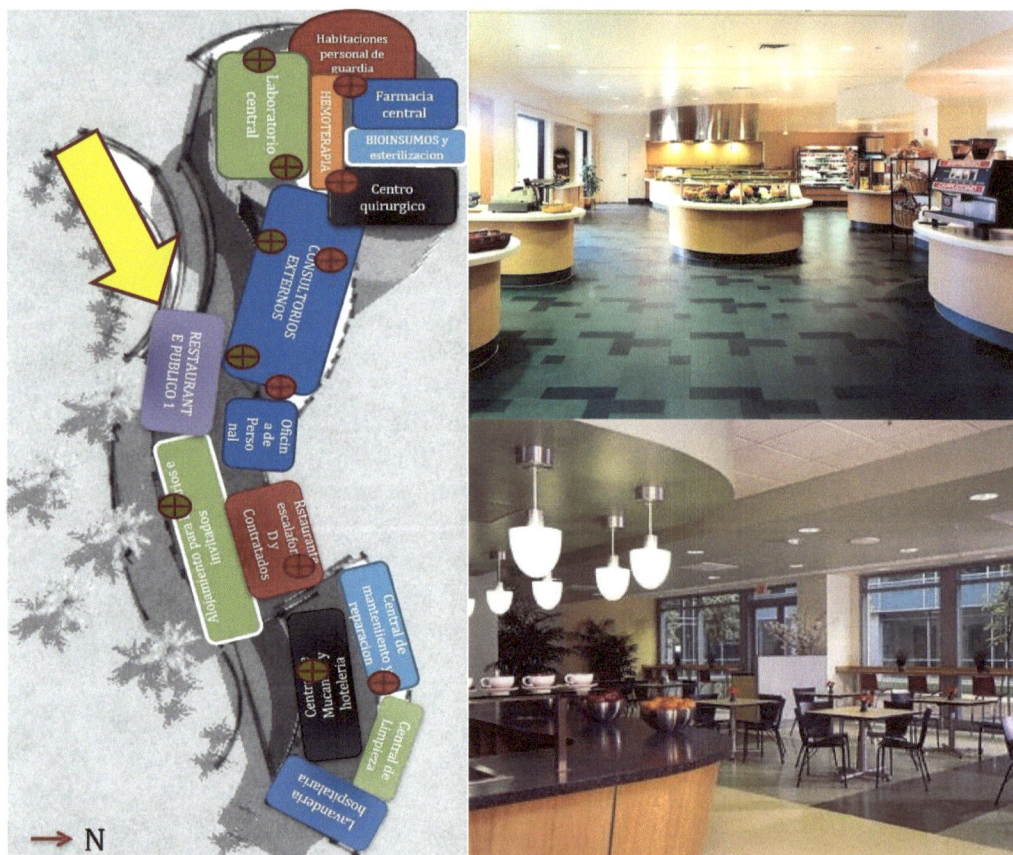

Fig. 62: Ubicación aproximada del "Restaurante Publico I" (flecha amarilla), se observan también esquemas, del mobiliario y equipamiento propuesto.

Podrán ser atendidos aquí el público en general que esté autorizado por Seguridad a ingresar al INNE, incluyendo los familiares de pacientes internados con régimen de comidas. Estos últimos contaran con el menú diario provisto por el INNE en la habitación junto al paciente internado, esta ración deben confirmarla al menos 1 hora antes de cada racionamiento mediante la red desde la habitación del paciente o internet, de no racionar en la habitación estos acompañantes podrán acudir e este restaurante y al momento de abonar el importe de lo consumido, con el código de barras de su identificación (o la medida que Seguridad y Administración implementen) se le descontara un monto que Administración dispondrá como costo del racionamiento que se le debe dispensar, debiendo abonar el saldo restante.

Este sector de gastronomía realizará una actividad comercial con las autorizaciones pertinentes, evitando en todo momento la impresión de facturas, formularios etc. Enviando facturas digitales al email del cliente y si es que no hay otra opción por un monto simbólico imprimir en papel la facturación correspondiente.

Estará equipado con TV-HD, internet wifi, comunicación directa con las habitaciones de los pacientes mediante la red interna del INNE (tipo Skype). Gozará (Fig. 62) de una vista privilegiada, panorámica de la costanera.

Tendrá dos sectores (Fig. 62) uno que funcionara tipo fastfood, donde los clientes podrán servirse por sí mismos y abonar al final y otro tradicional con servicio de mesa y menú.

El comedor a cargo de hotelería realizará la comida en el lugar, gestionará su abastecimiento de manera individual y llevará registro de sus inventarios y existencias según lo determine la Jefatura de Departamento.

b. Características Específicas.
i. Edificio Principal.
1. Características y Distribución.
b. Primer Piso.
ix. Oficina de Personal.

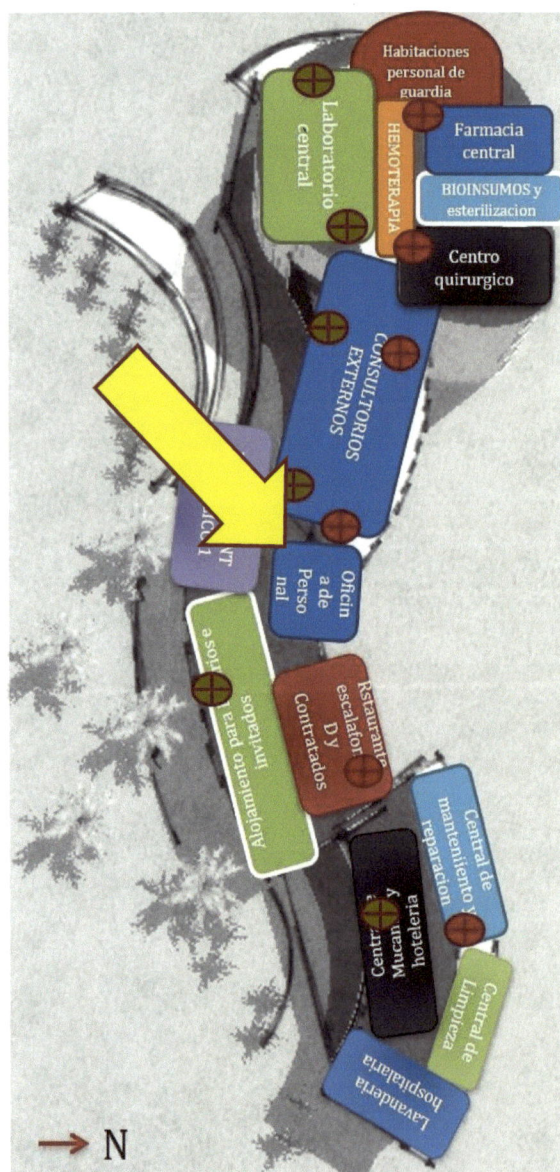

Fig. 63: Ubicación aproximada de la Oficina de Personal (flecha amarilla).

Esta Oficina será el primer eslabón de control de personal, administrando, gestionando y coordinando las órdenes de cada Departamento con respecto al personal, prestará especial atención a la presentación, uniformes, seguridad e identificación, no tendrá la potestad de sancionar o premiar, pero elevará las novedades al eslabón correspondiente.

Serán recibidas y transmitidas desde aquí las felicitaciones, quejas o sugerencias que cada paciente realizará a modo de encuesta general, de esta forma se podrán tomar medidas claras y que realmente cambien la situación si es necesario o la acentúen si es preciso.

Esta oficina también, como las demás, será totalmente digitalizada evitando el papel en todo momento, manejando de esta manera los horarios del personal relevando los ingresos, egresos, etc. por los distintos accesos.

La ubicación (Fig. 63) en esta planta facilitara el contacto con los trabajadores y los pacientes y clientes de las distintas áreas.

b. Características Específicas.
i. Edificio Principal.
1. Características y Distribución.
b. Primer Piso.
x. Alojamiento para Becarios y Personal Autorizado.

Este alojamiento estará destinado a personal en entrenamiento de cualquier sector (Profesionales, técnicos, administrativos, secretarios, oficio, etc.) que precise alojamiento por periodos de 3 días como mínimo, y sin periodos máximos, servirá además para acercar a este personal al trabajo y proporcionarle simultáneamente la comodidad y privacidad necesarias. Constará de 12 habitaciones individuales con una sala común de esparcimiento.

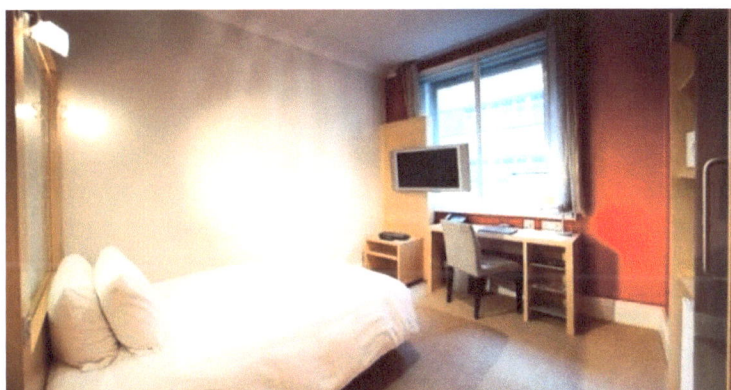

Fig. 64: Ilustración del mobiliario y la disposición tentativa del sector.

Cada habitación (Fig. 64) estará equipada con escritorios para facilitar el estudio, y toda la tecnología posible que permita, que el personal que haga uso de las instalaciones, pueda acceder a lo que le esté permitido, de la información de la Red del INNE.

El acceso a este sector será totalmente restringido, pudiendo ingresar solamente el personal de mucama y el ocupante del alojamiento. Mediante huellas digitales o tarjetas magnéticas según lo disponga seguridad.

Todos los espacios comunes como pasillo y sala de esparcimiento contarán con vigilancia de cámaras las 24 horas.

Correspondientemente e individualmente Administración fijara las normas de ocupación de estos alojamientos estableciendo o no un costo según corresponda.

La sala común y de esparcimiento contará con televisión HD, Juegos de mesa, etc.

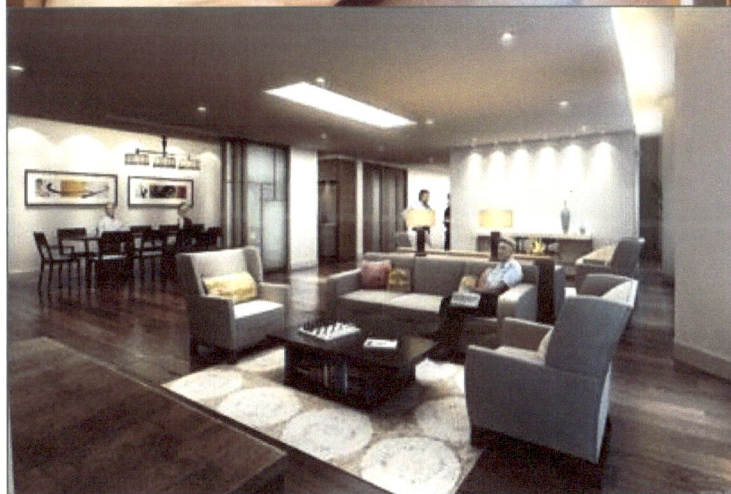

b. Características Específicas.
i. Edificio Principal.
1. Características y Distribución.
b. Primer Piso.
xi. Comedor de Personal escalafón D, Contratados y Becarios.

Este comedor (Fig. 65) de acceso totalmente restringido, proporcionará desayuno, almuerzo y cena a todo el personal de escalafón D, Contratados y Becarios sin restricciones. Sera implementado según disponga administración y tendrá o no costo según disponga administración.

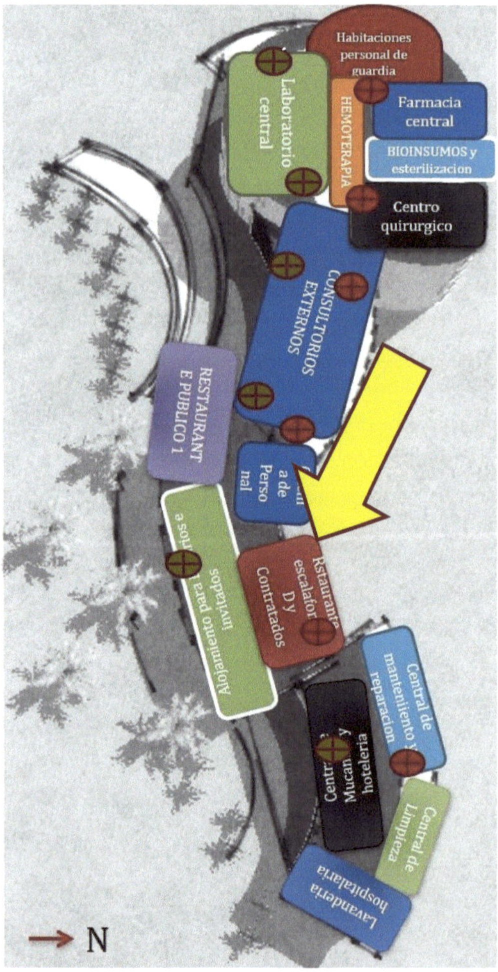

Fig. 65: Ubicación aproximada del sector de comidas destinado al Personal de Escalafón D, Contratados y Becarios.

Funcionará como "*Fast Food*" y dispondrá de servicio de mozos de mesas para agilizar la limpieza y preparado de las mismas, es decir este personal solo se abocará al orden y la limpieza, procurando que no queden elementos desordenados ni sucios, en todo momento, esto agilizará el recambio de meses y comensales en los horarios de mayor demanda. Cada comida será sin restricciones de ningún tipo, es decir el personal podrá tomar y comer lo que desee.

El personal que por motivos de trabajo no haya podido llegar al comedor, siempre corroborando digitalmente si se encuentra presente, podrá solicitar por red del INNE que se le envíe el racionamiento a las salas y lugares habilitados a este fin, por ejemplo, sala de médicos de quirófano. Este envío se realizará por personal de hotelería y estará identificado y personalizado con los datos del contenido y del destinatario.

El comedor a cargo de hotelería preparara la comida en el lugar, gestionara su abastecimiento de manera individual y llevara registro de sus inventarios y existencias según lo determine la jefatura de departamento. Contará con una sala de estar adjunta al comedor propiamente dicho, esta sala dispondrá de máquinas de café y agua caliente. El sector de mesas (comedor propiamente dicho se habilitará solamente en los horarios de Desayuno, Almuerzo y Cena con horarios definidos (07:00, 11:30, 20:00), pero el sector de estar con máquinas de café y agua caliente permanecerá disponible las 24 Hs.

b. Características Específicas.
i. Edificio Principal.
1. Características y Distribución.
b. Primer Piso.
xii. Central de Mantenimiento y Reparaciones.

Este sector se ocupará de la coordinación del mantenimiento continuo del edifico y la aparatología. Estará ubicado (Fig. 66) de manera tal de que la respuesta a las solicitudes sea la adecuada.

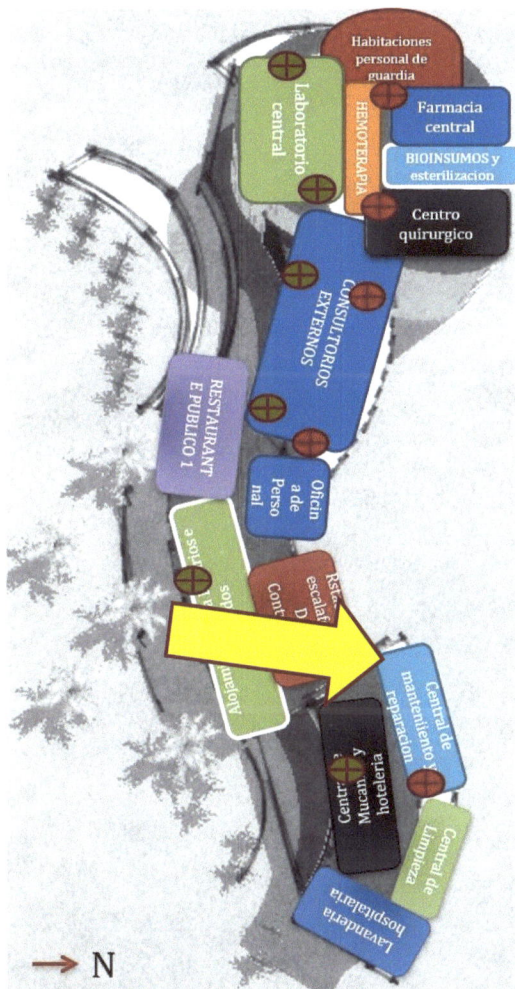

Fig. 66: Ubicación aproximada en el predio del Sector de Mantenimiento y Reparación.

El personal que se desempeñe estará entrenado para realizar mantenimiento básico en todas las disciplinas, dependerán de Seguridad y Servicios, deberán tener un tiempo de respuesta máximo de 30 minutos. El personal que se destaque a este propósito estará sujeto además a turnos de guardias y dispondrá de elementos inalámbricos de comunicación para ubicarlos en cualquier momento y lugar.

En este sector se encontrará material básico de reparación con las herramientas necesarias, todo transportable para que el operario pueda trasladarse al lugar del trabajo, si algún elemento requiere otro tipo de reparación en el sector de transporte (fuera del edificio principal) existirá un taller de mayor tamaño y con maquinaria de mayor volumen y complejidad. Cuando la reparación supere al personal de este sector el Jefe de Área encargado gestionará la contratación del personal adecuado temporalmente.

Todos los pedidos de mantenimiento y reparaciones se realizarán de manera digital, y cada procedimiento será registrado de manera que cada elemento reparado contará con un historial que permita a otros operarios conocer perfectamente el estado del mismo y planificar las tareas correspondientes, los inventarios y materiales utilizados también serán descargados, gestionados y controlados digitalmente.

El personal destacado en este sector y el Departamento correspondiente llevarán a cabo adema un programa de mantenimiento y control de todas las instalaciones, esto significa que tendrán actividades programadas más allá de la demanda espontanea. Este mantenimiento programado incluirá los elementos de seguridad, material de lucha contra incendio y evacuación, etc. Siendo ellos los responsables de programar los simulacro y entrenamiento correspondiente.

b. Características Específicas.

i. Edificio Principal.

1. Características y Distribución.

b. Primer Piso.

xiii. Central de Mucamas y Hotelería.

Este sector dependiente de Seguridad y Servicios (Fig. 67), será el responsable de la coordinación del servicio a la habitación para limpieza, cambio de ropa de cama, etc.

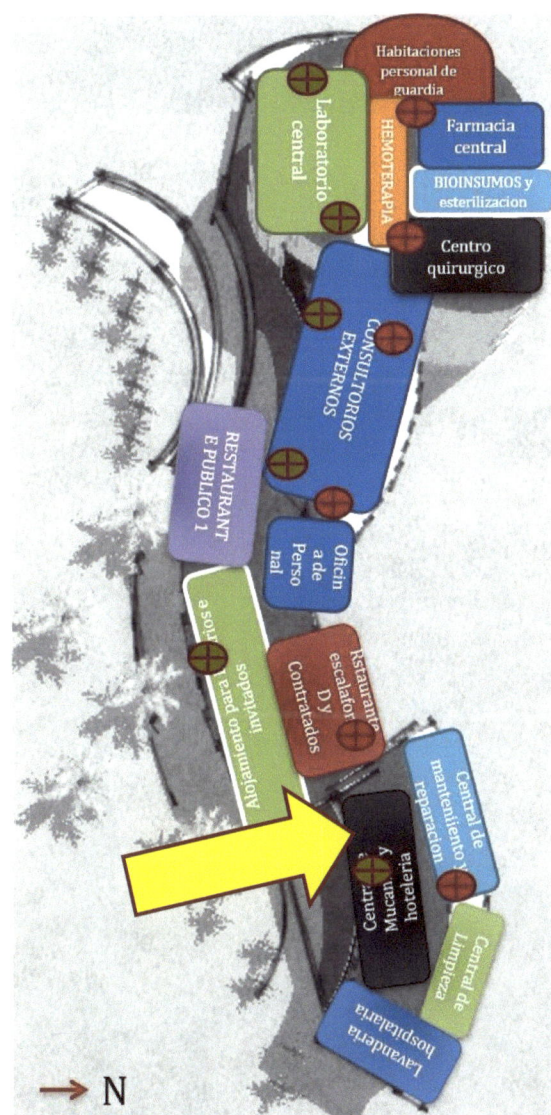

Fig. 67: Ubicación aproximada de la Central de Mucamas y Hotelería.

Este sector coordinará junto con limpieza el aseo de cada habitación que no involucre pacientes, por ejemplo, alojamientos, habitaciones de médicos, oficinas, etc. Para este fin se coordinarán los turnos de manera tal de que una mucama y un operario de limpieza acudan al mismo tiempo a un sector inhabilitándolo temporalmente pero solo un momento ya que trabajarán juntos para lograr un mejor y rápido resultado.

En cuanto a las habitaciones que involucran pacientes y acompañantes como sala general y hospital de día, acudirán 3 personas, un representante de hotelería y mucamas se hará cargo de las toallas, ropa de cama etc. del acompañante; un operario de limpieza que se hará cargo de los pisos, la desinfección de baños, etc. y un representante de enfermería que se hará cargo de la ropa de cama y otros elementos del paciente. Todos trabajando al mismo tiempo en una habitación para lograr un mejor y más rápido resultado.

Cumplirán con guardias de 24 horas con el personal mínimo indispensable pero el tiempo máximo de respuesta será de 30 minutos.

b. Características Específicas.
i. Edificio Principal.
1. Características y Distribución.
b. Primer Piso.
xiv.   Central de Limpieza.

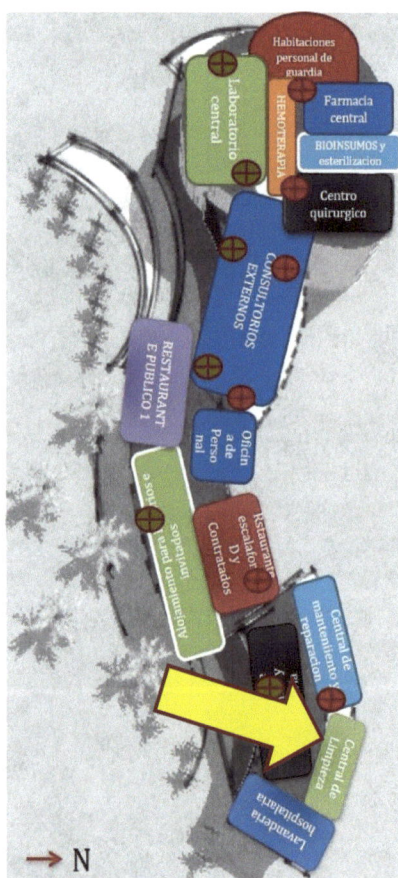

Fig. 68: Ubicación aproximada de la Central de Limpieza.

La central de limpieza especialmente equipada con vehículos de limpieza de última generación, estará equipada para realizar limpieza en todas las áreas, en coordinación con enfermería, hotelería, mantenimiento, etc. Estará ubicada (Fig. 68) a continuación de la central de Mucamas y Hotelería, para coordinar las actividades que en su mayoría serán conjuntas, dependiendo también de Seguridad y Servicio.

Funcionará las 24 Hs. y realizara todas las actividades de manera digital, es decir cumplirán con limpieza de sectores fijos asignados como habitaciones de los pacientes, oficinas, etc. pero a su vez mediante un dispositivo tipo Tablet que cada personal llevara consigo se le darán ordenes urgentes de dónde acudir con una fotografía de lo que pasa y con un mapa para no extraviarse, así la central de limpieza coordinará cuantos operarios necesita para esta tarea, cuantos tiene cerca y cuánto tardarán en acudir, siempre con un margen de tolerancia de 30 minutos.

Contaran con la mejor tecnología (Fig. 69), procurando siempre el bienestar del personal y el menos desgaste físico o exposiciones inadecuadas.

Contarán con equipos de lavado exclusivamente para sus elementos, que asearán con vapor y con agua caliente los utensilios utilizados para la limpieza. No se mezclarán los elementos de este sector con la lavandería de blanquería. Se procura la utilización de elementos descartable siempre y cuando sea posible.

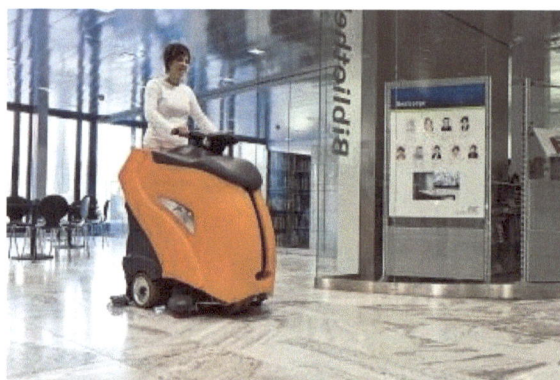

Fig. 69: Ilustración de un vehículo de limpieza.

b. Características Específicas.
i. Edificio Principal.
1. Características y Distribución.
b. Primer Piso.
xv. Lavandería Hospitalaria.

Esta lavandería será la central de lavado de toda la institución (Fig. 70), encargándose del lavado, secado planchado, empaquetado y distribución de todos los elementos que lavará.

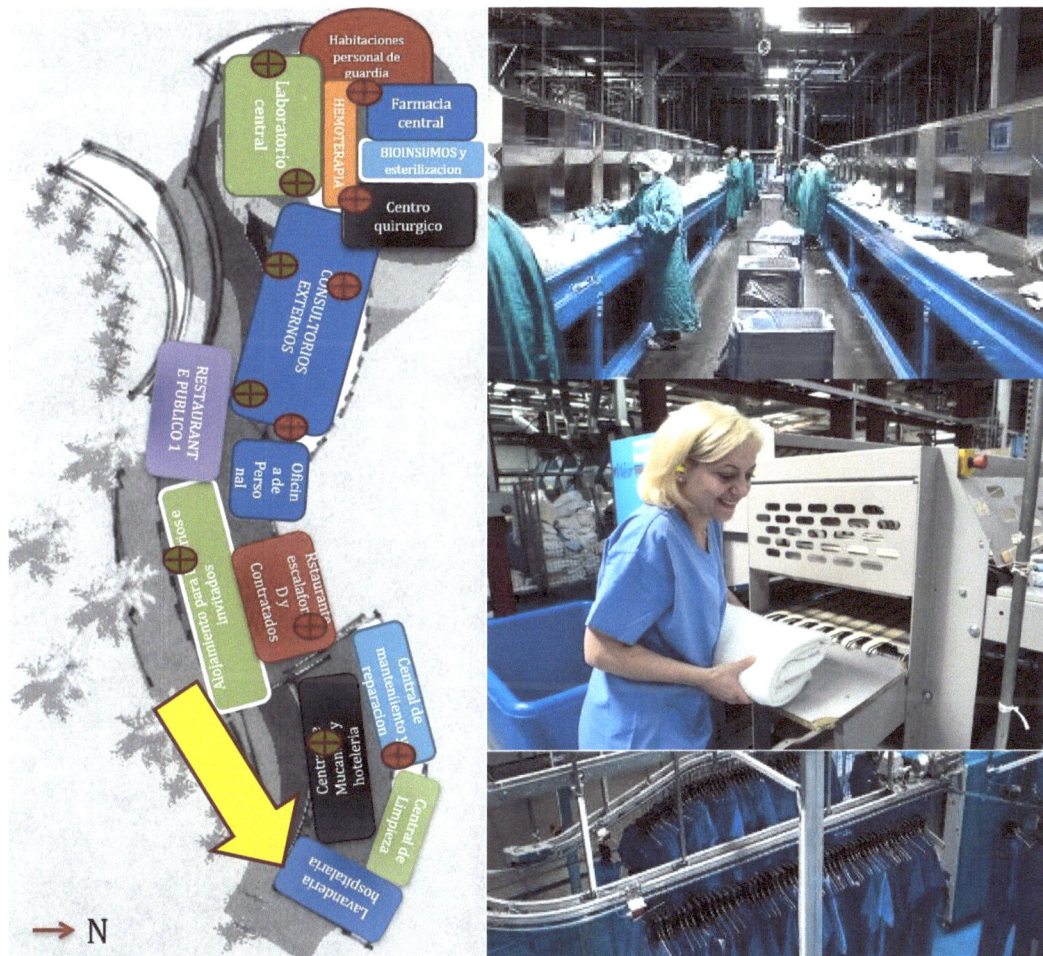

Fig. 70: Se esquematiza la ubicación aproximada del sector de Lavandería (flecha amarilla). Se ilustran además con imágenes de funcionamiento, estructura y equipamiento propuesto.

Lavará todo tipo de tejido, y el resultado final será, planchado, doblado esterilizado y empaquetado al vacío. Cada elemento poseerá un código de barras o QR único que identificara al elemento dentro del inventario, además de guardar datos como fecha en la que se compró, personas que lo utilizaron, cantidad de lavados, productos utilizados para el lavado etc., todo digitalmente mediante lectores industriales. Se intentará el menor manipuleo posible por parte de los operarios, priorizando los procesos mecánicos automatizados, donde los operarios serán el control y la gestión.

Existirán 3 líneas paralelas de trabajo que nunca se mezclarán:

1) Línea de lavado para pacientes, los elementos para lavar en esta línea tendrán un color distintivo, y las máquinas de lavado, secado y planchado serán diferentes a las de otras líneas, la esterilización será exhaustiva con materiales de lavado desinfectantes exclusivos y medicamente testeados. El personal que manipule esta sección estará debidamente vestido y protegido. El resultado de esta línea será distribuido a las enfermerías para que ellas dispongan sobre los pacientes que lo utilizarán, siempre registrando esto mediante la identificación de cada elemento.

2) Línea de lavado para acompañantes y edificio Alojamiento, no tendrá el caudal de trabajo de las otras dos líneas, tendrá también un color distintivo, será totalmente independiente en cuanto al lavado, secado, planchado, doblado y empaquetado pudiendo compartir la esterilización con la línea 1. También en esta línea se utilizarán desinfectantes y nunca se intercambiarán máquinas, los métodos de control e identificación serán los mismos que en las otras líneas. El producto final será distribuido a la central de Hotelería y Mucamas que de igual manera identificará el elemento utilizado con su destinatario para registrar correctamente el proceso de uso.

3) Línea de lavado para el personal de INNE y personal Autorizado. Esta línea jamás se mezclará en ninguna de sus etapas con las demás líneas, se identificará cada elemento al igual que el resto de las líneas y el producto final será entregado a la central de Mucamas y Hotelería que finalmente llevará a las habitaciones oficinas, etc. identificando específicamente el elemento utilizado con su destinatario junto con el resto de los datos de lavado, existencia, etc.

Esta división en líneas de lavado es el eslabón principal en la lucha contra las infecciones hospitalarias, ya que estos procesos son los que mayormente vuelven proclive las instituciones a estos eventos, ya advertido oportunamente por la OMS. Inicialmente el costo seguramente será oneroso, pero esto posibilitará:

1. Minimizar los días de internación de los pacientes.
2. Disminuir la cantidad y calidad de antibióticos suministrados.
3. Disminuir el ausentismo del personal por enfermedad.
4. Disminuir parte de los litigios hacia la institución (que en muchos casos se generan por estos motivos)
5. Fortalecer al máximo la atención de familiares y acompañantes que son los calificadores finales de los procesos de internación (un actor prácticamente excluido del sistema de salud actual, pero es el que finalmente litiga contra las instituciones).

Estos entre otros beneficios a largo plazo significa una inversión segura en este sistema.

b. Características Específicas.
i. Edificio Principal.
1. Características y Distribución.
c. Segundo Piso.

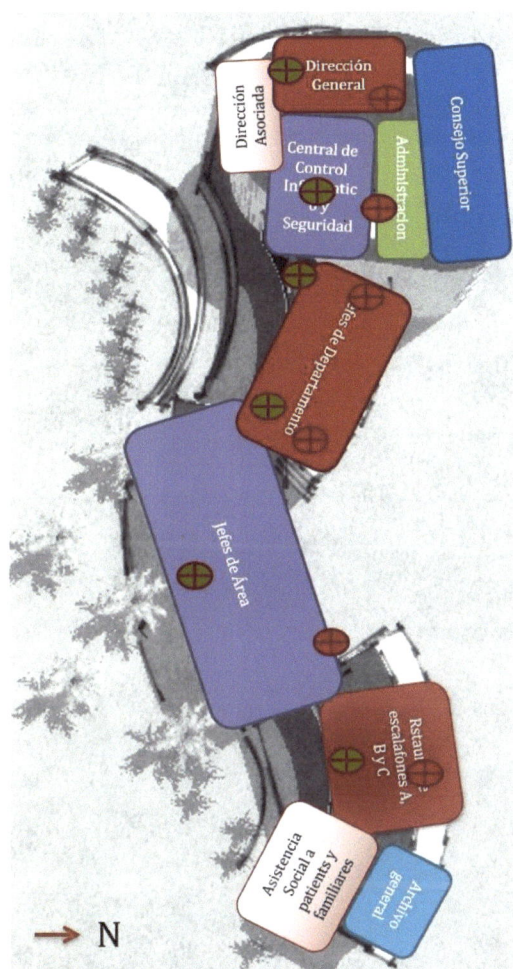

Fig. 71: Croquis de la distribución de sectores del Segundo Piso. Se observa la distribución aproximada de los distintos sectores de esta planta. Están graficados aquí también los Ascensores de acceso público y restringidos, círculos verdes y rojos respectivamente.

Esta será la planta (Fig. 71) que aloje a las oficinas de coordinación y gestión de la institución, Tendrá un acceso restringido y solo personal autorizado podrá acceder, los pasillos dispondrán como en todo el edificio una doble circulación, Hacia el Norte la circulación totalmente restringida y Hacia el Sur Público en general con autorización. Esta autorización (del público en general) se realizara una vez que la persona en cuestión este en el sector de ascensores de esta planta, no podrá avanzar más allá del centro de ascensores, es decir al llegar a esta planta tendrá solo acceso a las escaleras, para descender o ascender, a las escaleras mecánicas para descender o ascender y a los ascensores; para continuar deberá identificarse según el método que seguridad disponga, es decir código de barras o QR, este sector será monitoreado por cámaras, de esta manera se dispondrá de una botonera a manera de portero en el que de no poder continuar, las personas llamaran y solicitaran ingresar pudiendo abrirse las puertas de manera remota por el personal de seguridad.

Cada oficina tendrá su propia sala de espera siempre coordinada por la secretaría en cuestión.

Los pasillos que comuniquen la planta tendrán puertas que solicitaran la correcta identificación para continuar el tránsito, por supuesto en caso de incendio estas puertas quedaran totalmente liberadas y habilitadas para la circulación en una única dirección.

Todo el piso estará filmado, incluyendo oficinas.

b. Características Específicas.
i. Edificio Principal.
1. Características y Distribución.
c. Segundo Piso.
i. Dirección general.

La Dirección General (Fig. 72) tendrá las instalaciones necesarias para la atención y coordinación política del INNE, ya que la Dirección General será la voz del Consejo Superior.

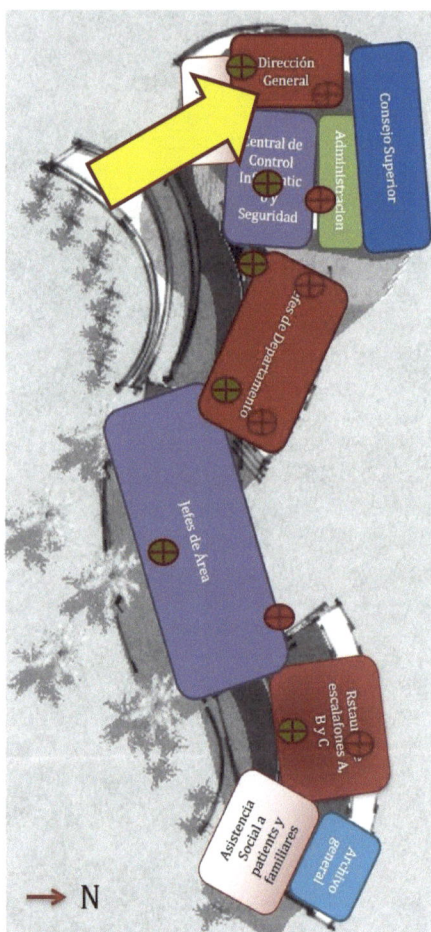

Esta dirección contará con una amplia sala de espera (Fig. 73), coordinada por la Secretaría. Dispondrá de un salón de reuniones para 25 a 30 personas aproximadamente, de amplias direcciones y que podrá utilizarse también como sala de prensa. El acceso estará controlado por cámaras y solo ante la autorización de seguridad y dirección general se producirá el ingreso de personal.

Dispondrá como todas las oficinas en este piso de doble circulación.

Habrá también una completa área de servicios. Baños en la sala de espera y baños privados para la Dirección, además de cocina y comedor y habitación privada.

La ubicación de esta oficina como corresponde será privilegiada, tendrá vista al río Paraná, y terminaciones en vidrio que priorice la iluminación.

La función del Director general se describe en el apartado IV-d-ii.

Fig. 72: Ubicación aproximada de la Dirección General, en el croquis del segundo piso (flecha amarilla).

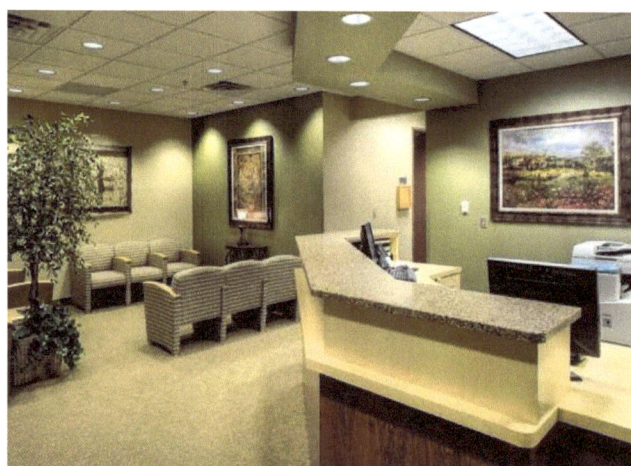

Fig. 73: Ilustración del mobiliario y la distribución aproximada del sector.

b. Características Específicas.
i. Edificio Principal.
1. Características y Distribución.
c. Segundo Piso.
ii. Dirección Asociada.

Esta oficina (Figuras 74 y 75) recibirá de acuerdo a su función (apartado IV-d-iii), más que nada personal del INNE y todas aquellas personas que corresponda a su actividad.

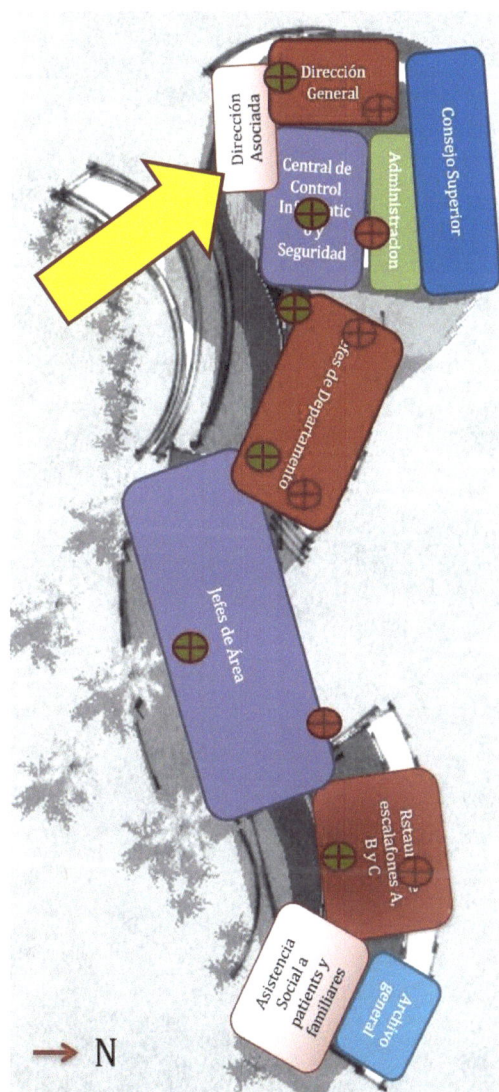

Las áreas de servicios serán independientes, baños para la sala de esperas, cocina-comedor y baño privado.

La dirección asociada será también de acceso restringido y con doble circulación, recordando siempre el cumplimiento de la función. Este sector debe estar próxima a la dirección general puesto que muchas de sus funciones deben ser coordinadas en conjunto. Además, de acuerdo a las funciones estipuladas para el Director Asociado, este podrá también hacer uso de algunas áreas que se consideraran comunes como el salón de reuniones.

Fig. 74: Ubicación aproximada de la Dirección Asociada en el croquis del segundo piso (flecha amarilla).

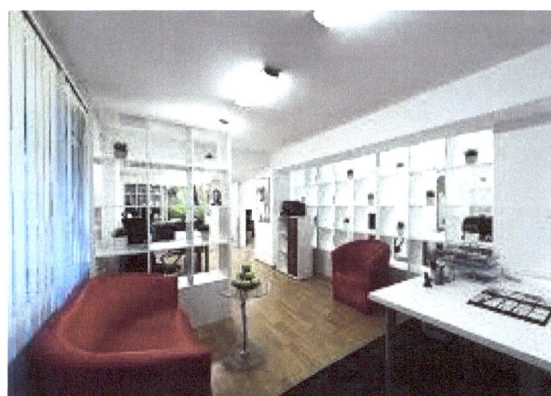

Fig. 75: Mobiliario y distribución aproximada del sector perteneciente a la Dirección Asociada.

b. Características Específicas.
i. Edificio Principal.
1. Características y Distribución.
c. Segundo Piso.
iii. Consejo Superior.

Esta oficina (Fig. 76) sin dudas la de mayor importancia y jerarquía del INNE estará destinada principalmente a la recepción de miembros del Consejo Superior en Reuniones Ordinarias y Extraordinarias.

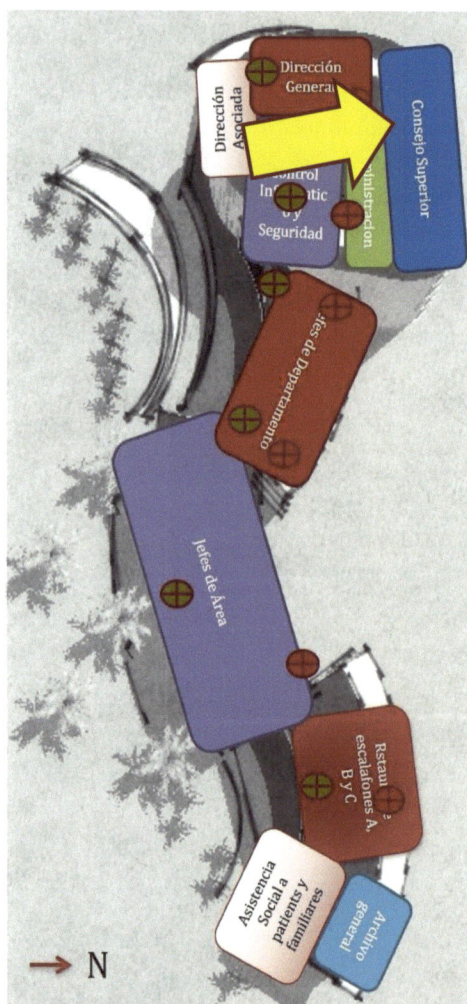

Fig. 76: Ubicación aproximada del Consejo Superior, de acuerdo al croquis del segundo piso (flecha amarilla).

La sala de juntas será futurista (Fig. 77) con la última tecnología existente, todas las presentaciones y firmas de documentos se realizará de forma digital y nunca se utilizará papel. Cada miembro del consejo superior dispondrá de un Smartphone compatible con estas funciones y de uso restringido es decir si es robado o extraviado su información será inaccesible inmediatamente.

Los llamados y aceptación de reuniones tanto ordinarias como extraordinarias quedaran a cargo del Secretario del Consejo Superior que realizará esta actividad de manera digital a todos los integrantes. El libro de reuniones, actas, etc. se procederá de la misma forma, todos con firma digital.

Dispondrá además de una sala de esperas y áreas de servicio.

Desde luego será de acceso totalmente restringido con detectores de metales y todas las medidas de seguridad posibles como cámaras infrarrojas etc.

Las juntas podrán transformarse en video-conferencias.

Las funciones del Consejo Superior ya fueron detalladas en el apartado IV-d-i.

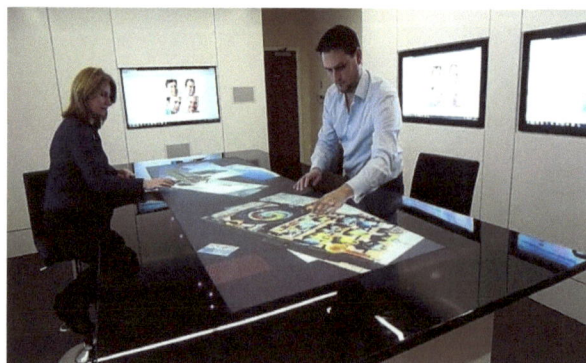

Fig. 77: Imagen ilustrativa que muestra el detalle de la mesa de reuniones del Consejo Superior, sin la utilización de papel.

b. Características Específicas.
i. Edificio Principal.
1. Características y Distribución.
c. Segundo Piso.
iv. Centro de Control Informático y de Seguridad.

Sera sin dudas el corazón del funcionamiento del INNE (Fig. 78), contará con la tecnología más avanzada disponible y someterá su funcionamiento a escrutinio para la obtención de estándares internacionales, esto

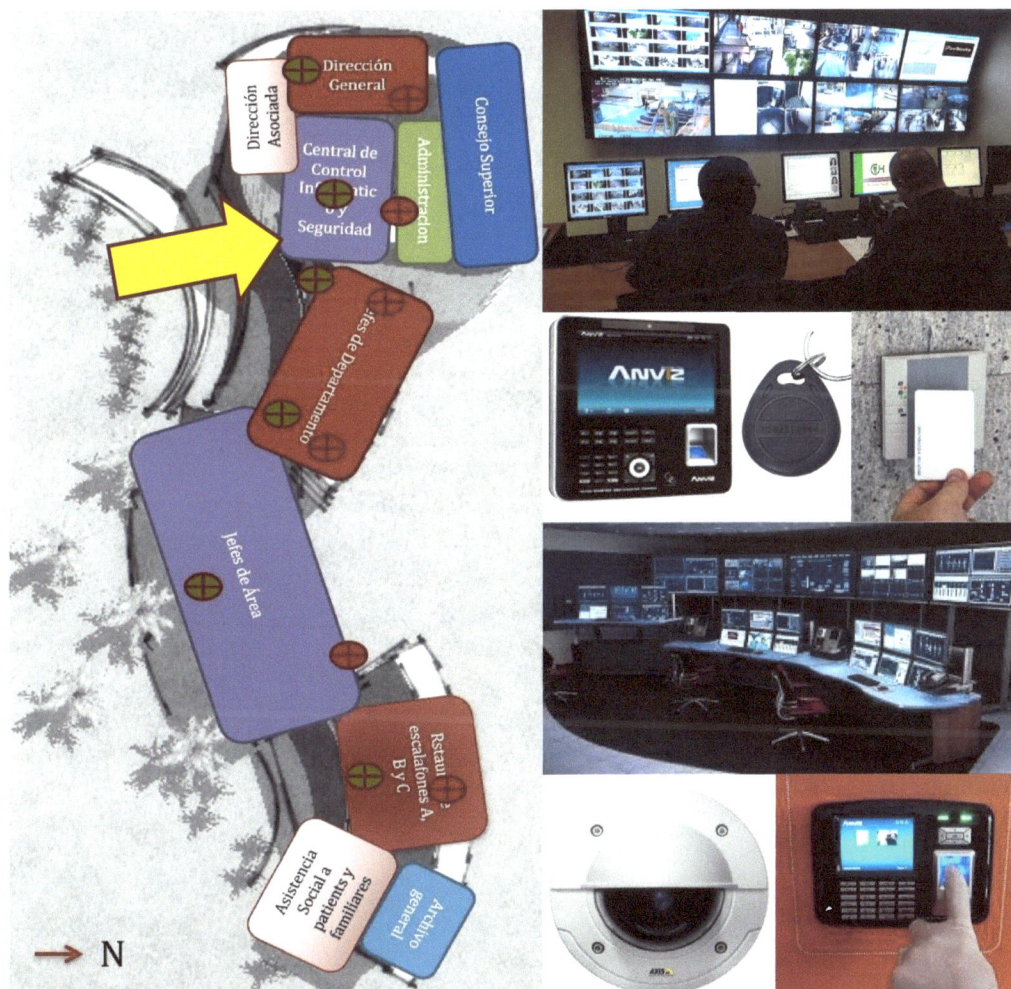

Fig. 78: Ubicación aproximada de este sector en el segundo piso (flecha amarilla). Se ilustra también el mobiliario, equipamiento y los distintos métodos de identificación que se podrían utilizar.

posibilitará no solamente destacar el INNE por su eficiencia en la gestión, sino también, servir de punto de partida para la incorporación de estos sistemas en otros centros e instituciones, tanto locales como nacionales e internacionales. El personal a cargo de estos sistemas será auditado con rigurosidad, y será sin dudas el sector que más auditorias y controles sufrirá. Tendrá un sector aislado inclusive del personal que allí trabaje y debidamente refrigerado que contará con las computadoras y sistemas necesarios para archivar todos los datos del INNE.

Su ubicación en el sector cefálico del edificio y juntos a las principales oficinas administrativas, no es casual. Recordemos que esta porción del edificio puede aislarse completamente del resto, preservando en su interior la maquinaria y archivos necesarios; además, al ser el INNE un centro libre de archivos impresos (Sin Papel), este centro tendrá una réplica de todos sus archivos en otro sector del edificio a manera de resguardo (Ver más adelante: Archivos Generales).

Este centro de control tendrá la capacidad para facilitar, gestionar, controlar y resguardar todos los procesos del INNE. Dependerá del departamento de Seguridad y Servicios (ver apartado IV-d-vii-2)

El ingreso será súper restringido, tendrá cámaras dentro de la oficina para control del Jefe de Departamento. Este circuito de video cifrado y reservado únicamente a los miembros del Consejo Superior, podrá ser accesible desde cualquier lugar del INNE inclusive desde fuera del edificio.

Todos los procesos informáticos estarán coordinados desde este centro por ejemplo: Atención del paciente, monitorización de seguridad y accesos, administración y facturación, gestión de documentación confidencial con firma digital (historias clínicas, documentos del consejo superior, resoluciones, etc.), procesos de provisión e inventario, control de procesos de emergencia (como incendios, cortes de luz, cortes de agua, catástrofes naturales, etc.), control y coordinación de usinas, gestión de farmacias y provisión de medicamentos, gestión de laboratorios, gestión y resguardo de comunicaciones, procesos de expansión y modernización, etc. Inclusive el manejo de la iluminación en algunos sectores comunes, como patios, fachada, etc.

Todos los procesos se originarán en esta central, pero al llevarlos adelante serán independientes, agiles y poco burocráticos, es decir por ejemplo, al atender un paciente en consultorio, la gestión del turno se realiza directamente por internet o en recepción en planta baja, inmediatamente se factura la prestación y se comunica al paciente para que no olvide el turno, cuando este paciente llega al consultorio es atendido por un profesional que debe crear o modificar un historial médico, este historial se modificará permanentemente con la firma digital del profesional sin posibilidad de cambios de este texto, si será posible seguir anexando información al historial posteriormente. Todo este proceso se realizará automáticamente sin necesidad de permiso o autorización, esto ya estará automatizado. Pero será el centro de control quién controlará el sistema en caso de mal funcionamiento o podrá realizar correcciones de último momento. Todos estos procesos automatizados y muy veloces, serán invisibles, o mejor dicho no contarán con la intervención de ninguna persona excepto, que se detecte algún error o excepcionalmente se solicita la intervención.

Sera patrimonio de este centro la elección e implementación de sistemas de acceso, prefiriendo los biométricos, teniendo en cuanta sus limitaciones, como tener guantes puestos o personas con dificultad de movimientos. Los registros de identificación y acceso se separarán en 2 grandes grupos: El primer grupo constituido por pacientes que serán identificados en la recepción general, con foto, datos biométricos, etc. a estos se les proporcionara una tarjeta de seguridad (o lo que Seguridad indique), los pacientes en urgencias tendrán este mismo procedimiento en urgencias; con los familiares de pacientes se seguirá el mismo procedimiento. El otro grupo constituido por los trabajadores del INNE identificados en la oficina de personal con todos los requisitos necesarios, foto, datos biométricos, etc.

Este sector deberá albergar a muchos operadores, estar correctamente climatizado y muy resguardado.

b. Características Específicas.
i. Edificio Principal.
1. Características y Distribución.
c. Segundo Piso.
v. Administración.

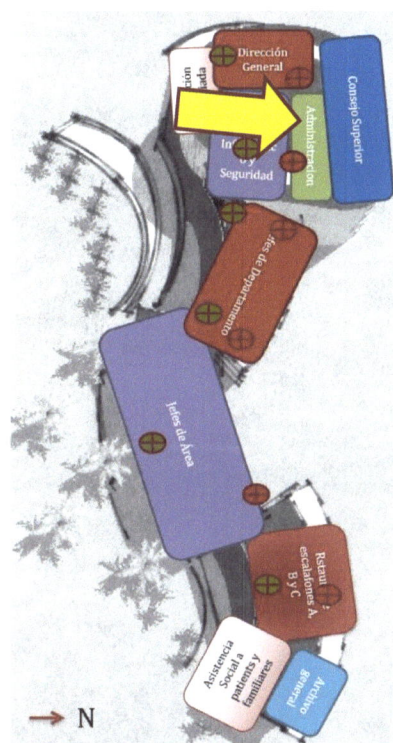

Fig. 79: **Ubicación aproximada del sector Administración en el croquis del segundo piso.**

Este sector (Fig. 79) de oficinas tendrá a su cargo compatibilizar la facturación con los sistemas bancarios y de los servicios de salud, dependerá directamente del Departamento Administración. Contará con la menos cantidad posible de personal y evitará a toda costa la impresión de documentos, el objetivo principal será la compatibilización con los sistemas externos coberturas de salud, compras, etc.

Toda la facturación que sale o entra será controlada por este sector, sin necesidad de una autorización, controlaran de igual manera los depósitos bancarios, los balances de cajas chicas, los depósitos de haberes, premios, honorarios, etc.

No serán un punto de autorización, en ningún caso retrasarán la facturación, que a lo sumo se retrasara 24 horas hábiles.

Nuevamente todos los procesos serán digitalizados pero este sector además trabajara con un sistema paralelo independiente que solo ellos pueden alterar a modo de doble control de seguridad.

Todos los registros de estos procedimientos se anexarán al historial de cada paciente si corresponde o del proceso que corresponda, esto quedará registrado automáticamente en el archivo digital, como los demás procesos.

El ambiente laboral de este sector debe ser al igual que los demás, limpio, sin papeles, espacioso, iluminado y con restricción máxima del personal que ingresa (Fig. 80).

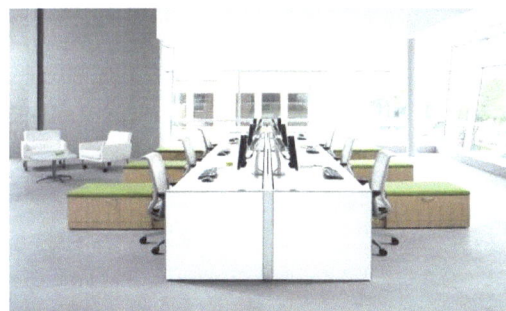

Fig. 80: **Mobiliario sugerido para este sector, en la ilustración se evidencia además el amplio espacio y la iluminación abundante.**

b. Características Específicas.
i. Edificio Principal.
1. Características y Distribución.
c. Segundo Piso.
vi. Jefes de Departamento.

Este sector (estará ocupado por Jefes de Departamento con sus correspondientes oficinas. Estas oficinas contaran entre otras cosas con: Salas de espera con baños, áreas de servicio con cocina y comedor (de pequeño tamaño), sala de reuniones para Jefes de Área y otros, oficina con baño privado y habitación.

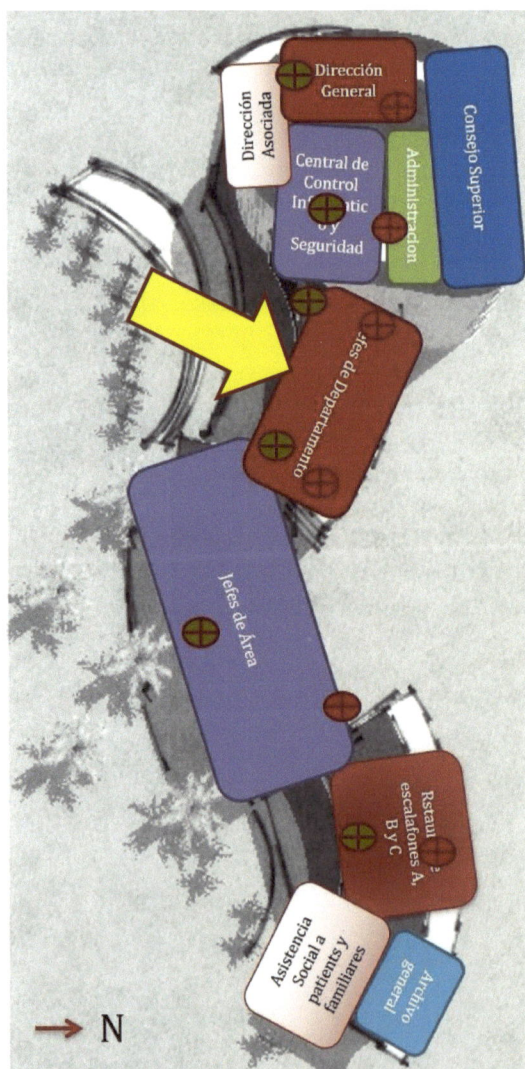

Toda la oficina será custodiada por cámaras. El jefe de Departamento recibirá principalmente a los Jefes de Área en reunión todas las mañanas, y a excepcionalmente a familiares o público en general. (IV-d-iv).

Todas las oficinas y salas de juntas tendrán la capacidad de realizar videoconferencias para conferencias dentro o fuera de la institución.

Estas oficinas dispondrán de doble circulación, proporcionando una circulación aislada y bien controlada.

Fig. 81: Ubicación aproximada de las oficinas de Jefe de Departamentos, en el croquis del segundo piso (flecha amarilla).

b. Características Específicas.
i. Edificio Principal.
1. Características y Distribución.
c. Segundo Piso.
vii. Jefes de Área.

Las oficinas de los Jefes de Área (Fig. 82), dispondrán de sala de espera, sala de juntas y además espacios comunes de trabajo para los Jefes de Sección.

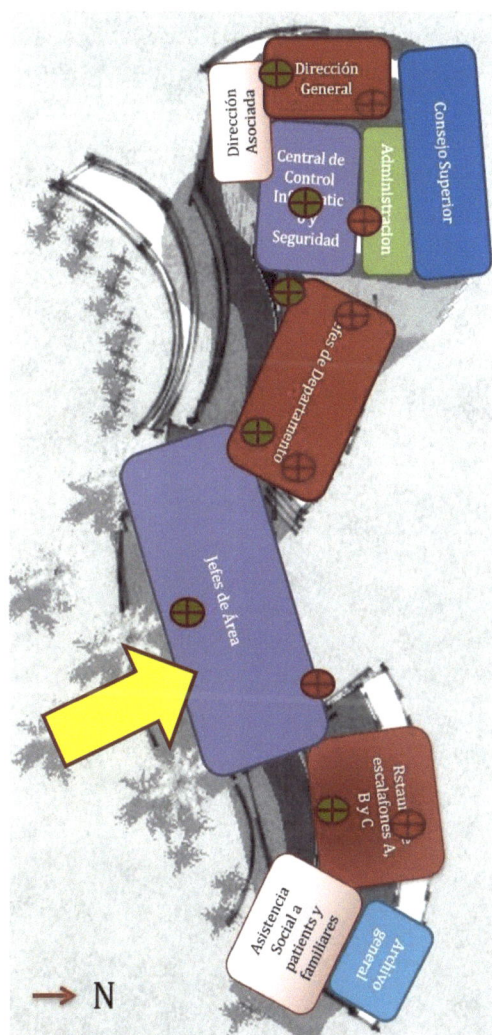

Dispondrá además de sector de servicios con baños, cocina (sin comedor), etc.

Las reuniones diarias con los jefes de sección y los jefes de áreas determinarán las tareas diarias a realizar (apartado IV-d-v y IV-d-vi). Este sector será netamente laboral y se restringirá al máximo el ingreso del público en general (exceptuando becarios). Los familiares de pacientes, publico etc. Sera recibido preferentemente en las oficinas de Jefes de Departamentos.

Fig. 82: Ubicación aproximada de las oficinas de Jefes de Área en el croquis del segundo piso (flecha amarilla).

b. Características Específicas.
i. Edificio Principal.
1. Características y Distribución.
c. Segundo Piso.
viii. Restaurante para personal escalafón A, B y C.

Este Restaurante (Fig. 83) con servicio de mozos, dispensara 3 raciones diarias, desayuno, almuerzo y cena destinado a personal de escalafones A, B y C. Esta distribución del personal en distintos sectores de comida no pretende discriminar ni que este sector sea mejor que el otro, obedece pura y exclusivamente a una cuestión funcional, esta es la planta donde se desempeñara mayoritariamente el personal con esta jerarquía y por ende no habrá grandes desplazamientos en ascensores ni pérdidas de tiempo en el camino. Justamente la idea es que cada uno de estos sectores de comida prepare exactamente las mismas comidas.

Este restaurante además dispondrá de una sala común de recreación, equipada con TV, PC, etc.

Estará permitido racionar solo en este sector, los comedores de las oficinas en esta planta solo servirán a propósitos de representación y recepción.

Los procesos serán totalmente automatizados, el acceso restringido.

Contará con cafeteras, máquinas de jugo de frutas, etc., de manera tal de que el personal podrá utilizar un sistema de "autoservicio" cuando no dispongan de mozos o servicio de camareros.

Muy similar al otro comedor de personal tendrá la capacidad de atender al mismo tiempo 50 personas.

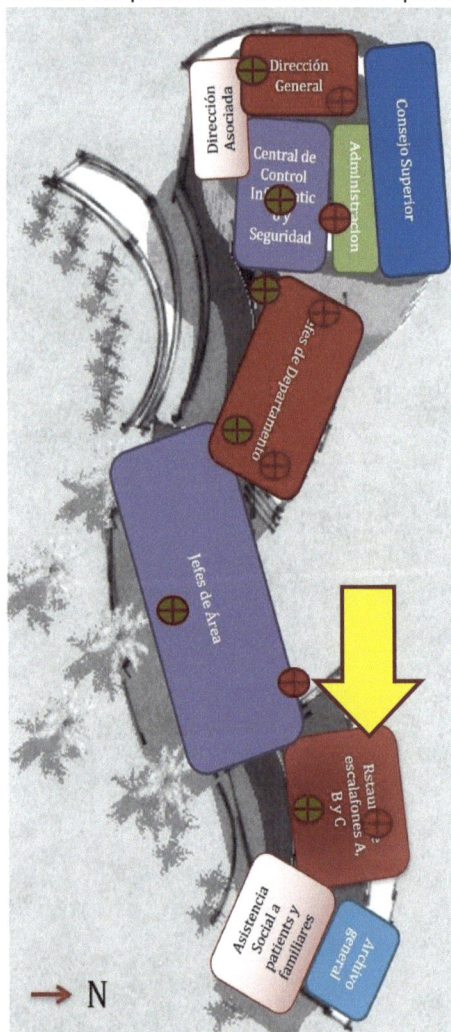

Fig. 83: Sector correspondiente a las oficinas de Jefes de Áreas en el croquis del segundo piso (flecha amarilla).

b. Características Específicas.
i. Edificio Principal.
1. Características y Distribución.
c. Segundo Piso.
ix. Oficina de Asistencia Social.

Esta oficina (Fig. 85 y Fig. 85) tendrá la misión de prestar asistencia social e trabajadores de la institución, a pacientes y familiares. Además de la asistencia social trabajaran aquí representantes de la Fundación del INNE. Este sector contara con una gran afluencia de público en general y por ende contara con la seguridad correspondiente.

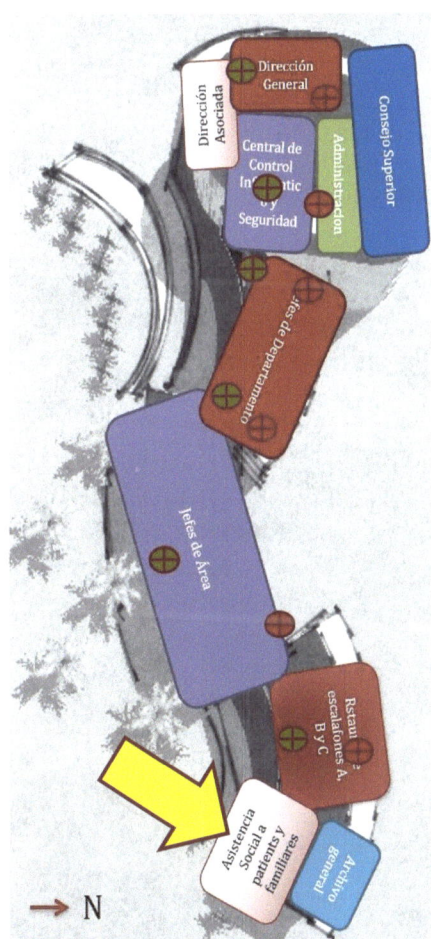

Contará con acceso digital a algunas partes del historial médico de cada paciente, así como también a las distintas redes del INNE.

Esta oficina dispondrá de salas de espera y áreas de servicio acorde a la función que desempeñará. Recordemos que esta oficina no solo estará reservada a pacientes y familiares, sino también a trabajadores de INNE.

Fig. 84: Ubicación aproximada de la oficina de Asistencia Social en el croquis del segundo piso (flecha amarilla).

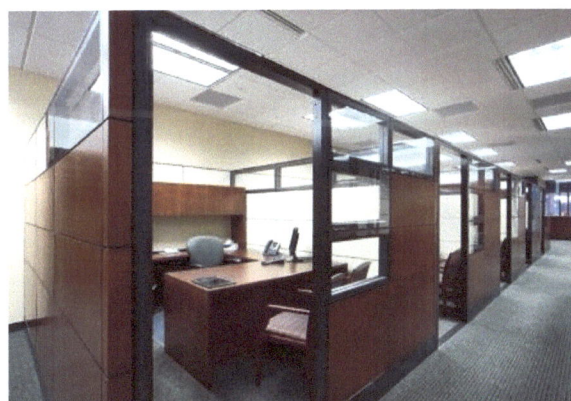

Fig. 85: distribución sugerida para el sector de Asistencia social. Se observa una ilustración de la distribución y el mobiliario aproximado.

b. Características Específicas.
i. Edificio Principal.
1. Características y Distribución.
c. Segundo Piso.
x. Archivo General.

Este sector (Fig. 86) será el depositario de los archivos digitales del INNE, como copia de resguardo de la oficina de Seguridad e Informática. En este sector se guardará el material necesario para el almacenamiento digital de toda la información del INNE.

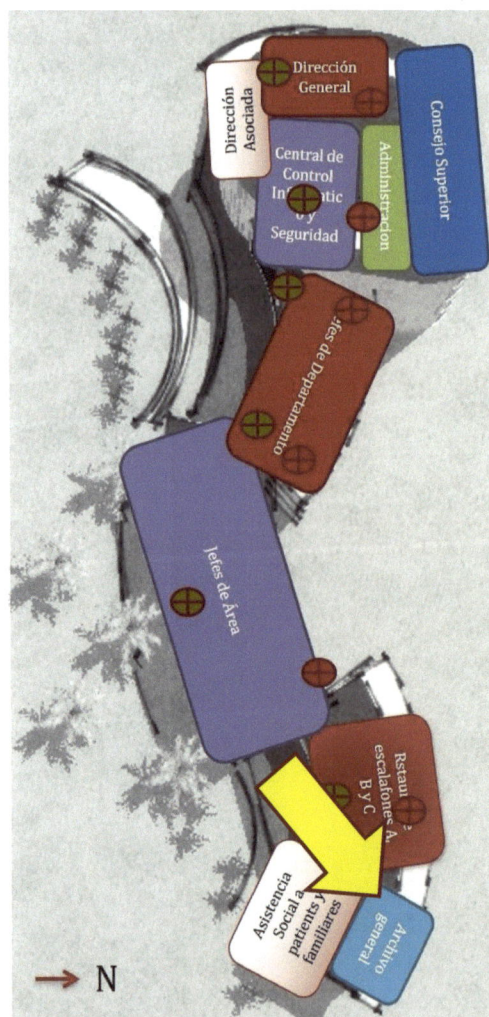

No dispondrá de atención de ningún tipo, el acceso quedará permitido solamente al Director General y al Jefe de Departamento Seguridad y Servicios. En caso de reparaciones debe presentarse y permanecer durante la misma uno de los dos habilitados para ingresar.

Estará fuertemente custodiado, con alarmas, monitoreo visual, etc.

Como respaldo, será energéticamente independiente del resto del edificio. La ubicación en ese sector de edificio obedece a que podrá ser evacuado por escaleras y accesos exteriores especialmente previstos a este fin.

En caso de que un paciente o familiar solicite copia de Historia clínica o resumen de la misma, se lo solicitara al Jefe de Área Jurídica (Departamento Administración), que se lo enviara por email de manera gratuita (de igual manera cada paciente al ser dado de alta recibirá por correo electrónico esta documentación), de solicitar el material impreso, deberá abonar un arancel simbólico, destinado a desalentar el uso de papel y lo retirara en recepción o Departamento Jurídico.

Fig. 86: Ubicación aproximada del sector de Archivo General en el croquis del segundo piso (flecha amarilla).

b. Características Específicas.
i. Edificio Principal.
1. Características y Distribución.
d. Tercer Piso.

Esta planta (Fig. 87) solamente existirá en la porción cefálica del edificio, ya que el resto del edificio solamente posee planta baja, 1er piso y 2do piso.

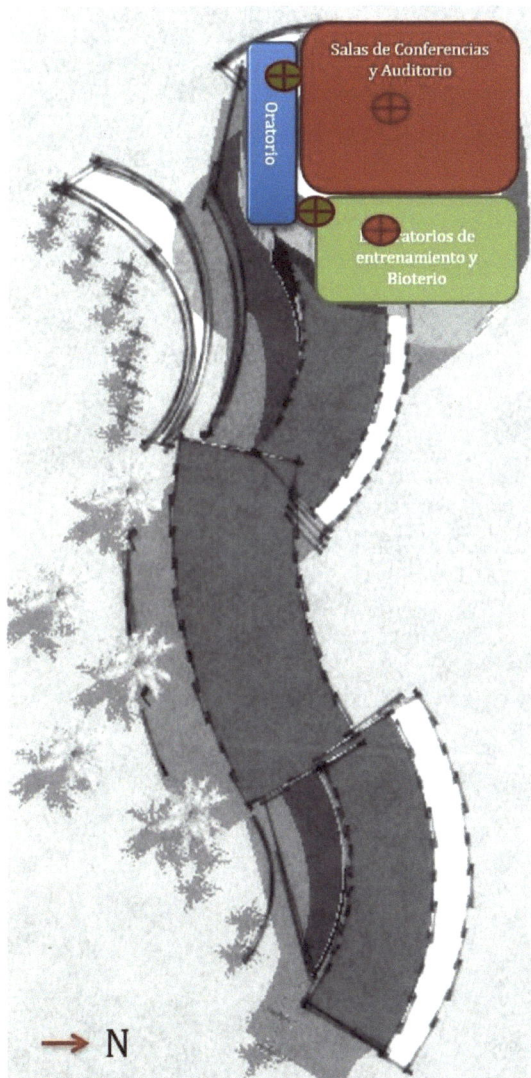

Esta planta tiene como objetivo satisfacer actividades científicas y sociales, alejadas de la actividad asistencial.

Priorizando la vista se instalarán los distintos sectores.

También existirá una doble circulación, pero normalmente estos sectores son de circulación restringida.

Fig. 87: Croquis que representa los sectores del tercer piso en el edificio principal.

b. Características Específicas.
i. Edificio Principal.
1. Características y Distribución.
d. Tercer Piso.
i. Oratorio / Capellanato.

El Oratorio o Capellanato (Fig. 88) será el lugar de reflexión y oración destinado a trabajadores del INNE, pacientes y familiares y personal autorizado para acceder al INNE.

Este sitio estará dedicado a la virgen de Itatí (patrona de la provincia de corrientes), del culto católico, Apostólico y Romano eventualmente celebrara misas y contara con dos departamentos anexo para el sacerdote y afines que cumplirán sus funciones en el INNE.

Estará abierto al público las 24 Hs. Los 365 días del año con celebraciones en días especiales coordinado por la iglesia.

Este sitio será donado al Obispado Castrense para que destine aquí un capellán o figura que corresponda.

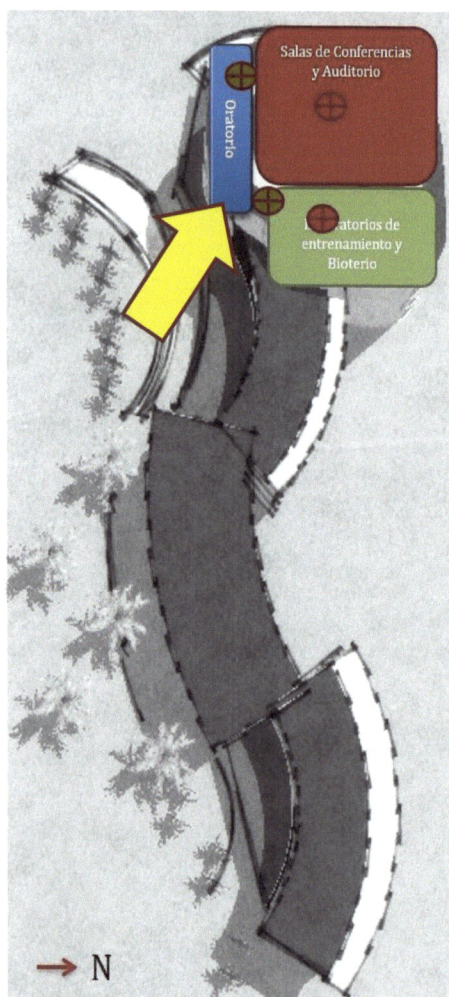

Fig. 88: Ubicación aproximada del Oratorio en el croquis del tercer piso.

b. Características Específicas.
i. Edificio Principal.
1. Características y Distribución.
d. Tercer Piso.
ii. Salas de Conferencias y Auditorio.

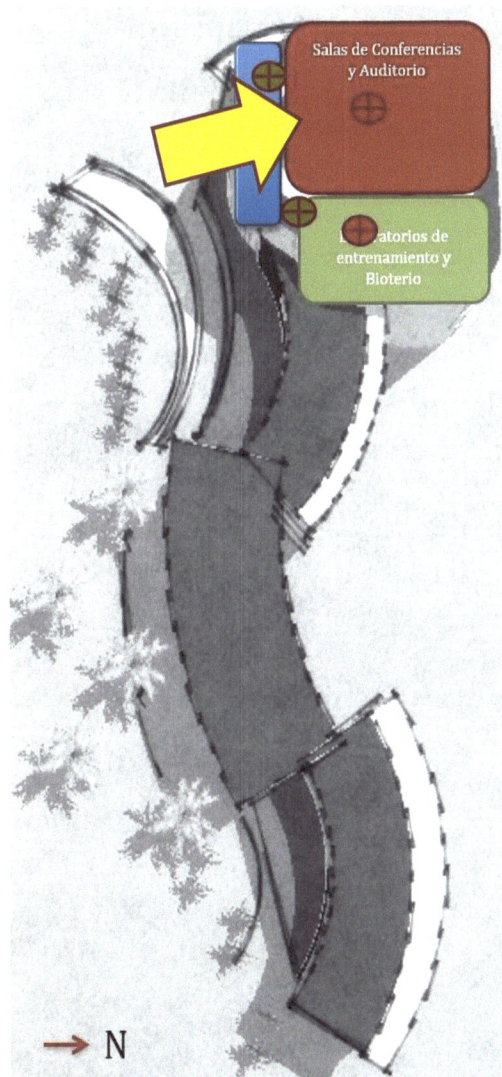

Este sector (Fig. 89) alojara 3 salas de conferencia para 70 personas (Fig. 90) y un salón auditorio para 150 personas aproximadamente. Estas salas se pueden unir y formar una sola o una de 140, otra de 70 y una última de 150. Como se trata de una construcción modular las paredes serán móviles y se acomodara dependiendo de los eventos que allí se celebren.

Todas estarán equipadas con tecnología multimedia de última generación, posibilitando que las exposiciones sean a distancia y en 3D.

Las instalaciones contemplaran las áreas de servicios como baños, sector para cafeterías y refrigerios etc.

Los expositores que las utilizan podrán inclusive enviar sus trabajos o exposiciones por internet.

Indicadores digitales que se reproducirán en los monitores del INNE de ser necesario

Estas instalaciones dependerán de Docencia.

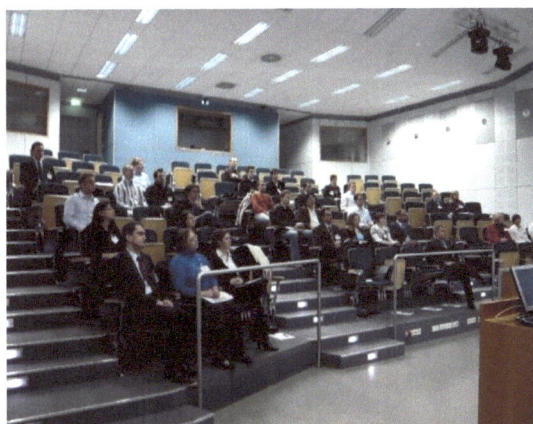

Fig. 89: Ubicación aproximada del sector correspondiente a Salas de Conferencia y Auditorio en el croquis del tercer piso (flecha amarilla).

Fig. 90: Imagen que ilustra la disposición y mobiliario deseados para estas salas.

d. Características Específicas.
i. Edificio Principal.
1. Características y Distribución.
d. Tercer Piso.
iii. Laboratorio de Entrenamiento y Bioterio.

Estas instalaciones (Fig. 91 y Fig. 92)) dependientes de docencia alojarán un bioterio con animales para experimentación y 2 laboratorios de entrenamiento quirúrgico, uno de cirugía y endoscopia, y otro de microcirugía.

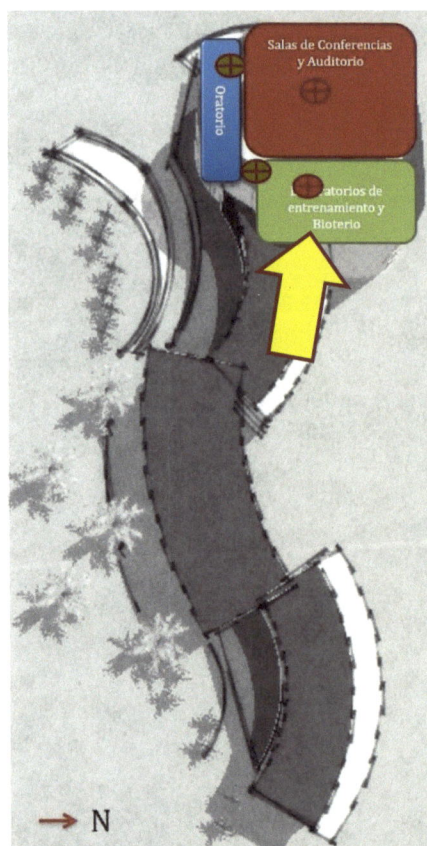

Fig. 91: Ubicación aproximada del sector de Laboratorio de Entrenamiento Quirúrgico y Bioterio en el croquis del tercer piso.

Equipados con maniquíes, microscopios, modelos quirúrgicos, cada laboratorio contará con 6 puestos de trabajo, totalmente digitales podrá accederse desde allí a bibliografía on-line, etc.

Contará con áreas de servicio de baños, áreas de descanso y recreación, etc.

El bioterio tendrá un veterinario como principal responsable, y alojará animales pequeños y medianos a fines educativos.

Cada empresa que introduzca una nueva tecnología tendrá la obligación de proveer material educativo y entrenamiento a fin de instaurar una nueva técnica o tecnología.

Sera un sector súper restringido, contara con doble puertas y control riguroso del acceso. Dispondrá además de todos los elementos de bioseguridad con estándares internacionales en este aspecto, como flujo de aire laminar, cámaras de desinfección, vestuarios especiales, etc.

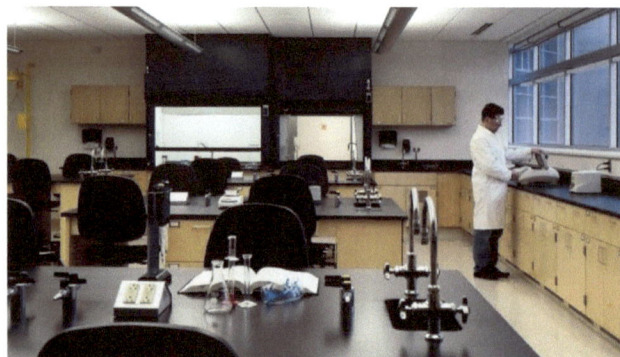

Fig. 92: Imagen ilustrativa de instalaciones sugeridas y sectores de trabajo.

d. Características Específicas.
ii. Usinas y Depósito de Combustibles.

En este edificio (Fig. 93) alejado del sector asistencial, funcionarán los edificios de abastecimiento de combustibles, sala de máquinas y reciclaje. Dependerá del Departamento Ecología y Medioambiente.

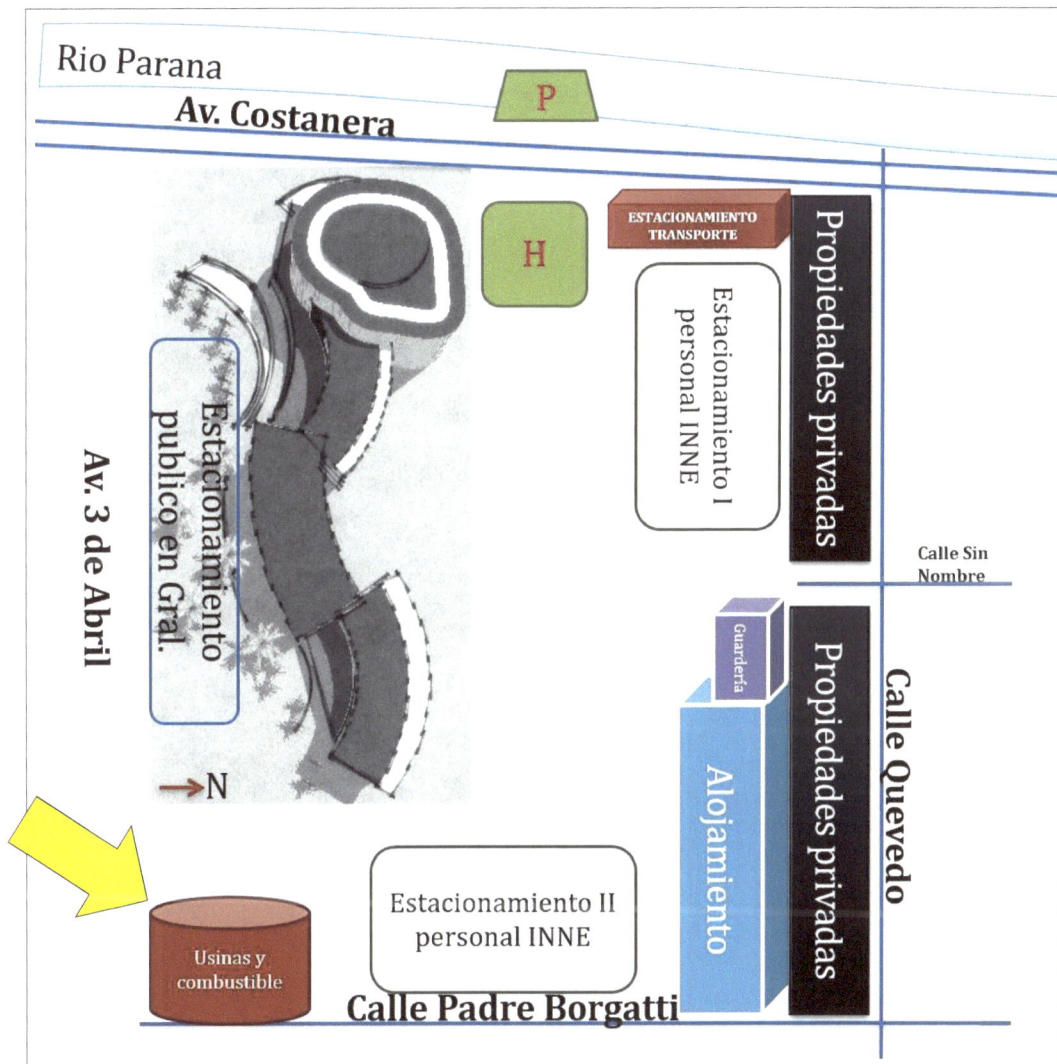

Fig. 93: Croquis del predio con la distribución aproximada de los edificios e instalaciones. La flecha amarilla señala la ubicación sugerida para la usina y depósito de combustible.

Desde aquí se abastecerá a todo el predio de energía priorizando las características ecológicas y de auto-sustentabilidad. Sometiéndose a estándares internacionales. La ubicación de este sector en ese lugar del predio, aísla totalmente estas funciones del sector asistencial. Proporciona un acceso vehicular rápido y fluido, además de una posibilidad de total aislación inmediata en caso de contingencias.

Este sector constara de dos partes fundamentales:

V – EDIFICIOS

- **El Biodigestor** con capacidad para procesar todos los desechos de la institución, patológicos o no, abastecerá de gas y agua caliente a todo el predio en un porcentaje creciente, procurando siempre hacer de esta la fuente de energía principal. Para algunas funciones específicas se reutilizará el agua caliente filtrándola para riego y parquizado. Este biodigestor único en la región no solamente abastecerá de energía también disminuirá al máximo la existencia de residuos. La sala de control del mismo será totalmente digitalizada con capacidad de manejo a distancia. Gestionando su funcionamiento desde la Central Control Informático y de Seguridad.

- **Usina Termoeléctrica:** abastecerá de electricidad a todo el predio. Alimentada por paneles solares en los techos y todos los lugares que el Departamento de Ecología y Medioambiente crea necesarios (Fig. 94), abastecerá a los vehículos del área de transporte que funcionen con electricidad, en segunda línea la energía será suplida por generadores eléctricos que funcionaran a gas y combustible fósil intentando suplir estos únicamente con el biodigestor. Esta electricidad servirá no solo para las necesidades estructurales sino también para buses y autos institucionales, además se acumulará esta energía para iluminación del parque y sistemas eléctricos de riego. Con una sala de máquinas separada del resto podrá ser controlada a distancia y siempre con la gestión de la Central de Control Informático y de Seguridad.

Todas las tareas de reciclaje se llevarán a cabo en este edificio habilitando para ello sectores especialmente diseñados, según corresponda.

El resto de los combustibles se almacenará con todas las medidas de seguridad pertinentes.

Todas las instalaciones estarán a la vista para poder solucionar rápidamente desperfectos técnicos.

Se disminuirá al máximo la cantidad de personal en estas instalaciones, priorizando el manejo a distancia.

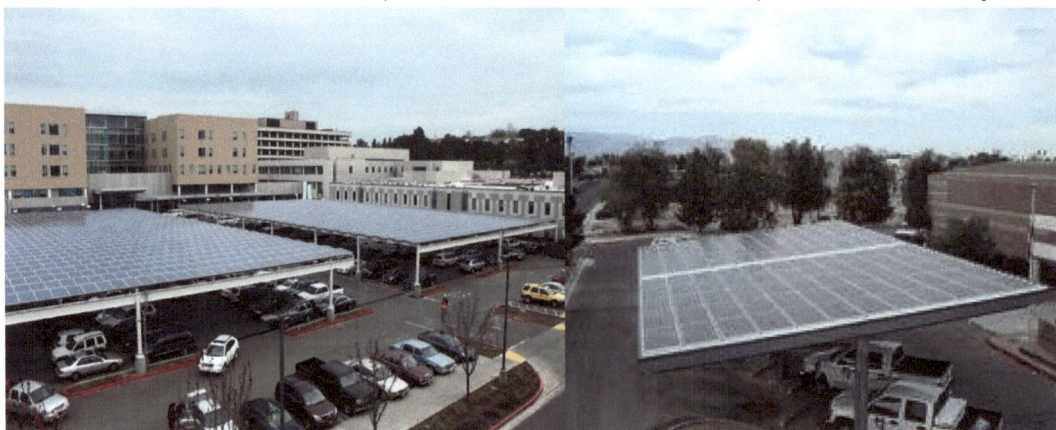

Fig. 94: Imagen que ilustra la instalación de paneles solares en el techo de los estacionamientos.

b. Características Específicas.
iii. Alojamiento.

Este sector (Fig. 95), totalmente cercado, estará dispuesto a alojar desde familiares de pacientes hasta invitados y personal autorizado por el INNE. Su ubicación lo hará independiente del funcionamiento del resto de los edificios contando con accesos por las calles lindantes.

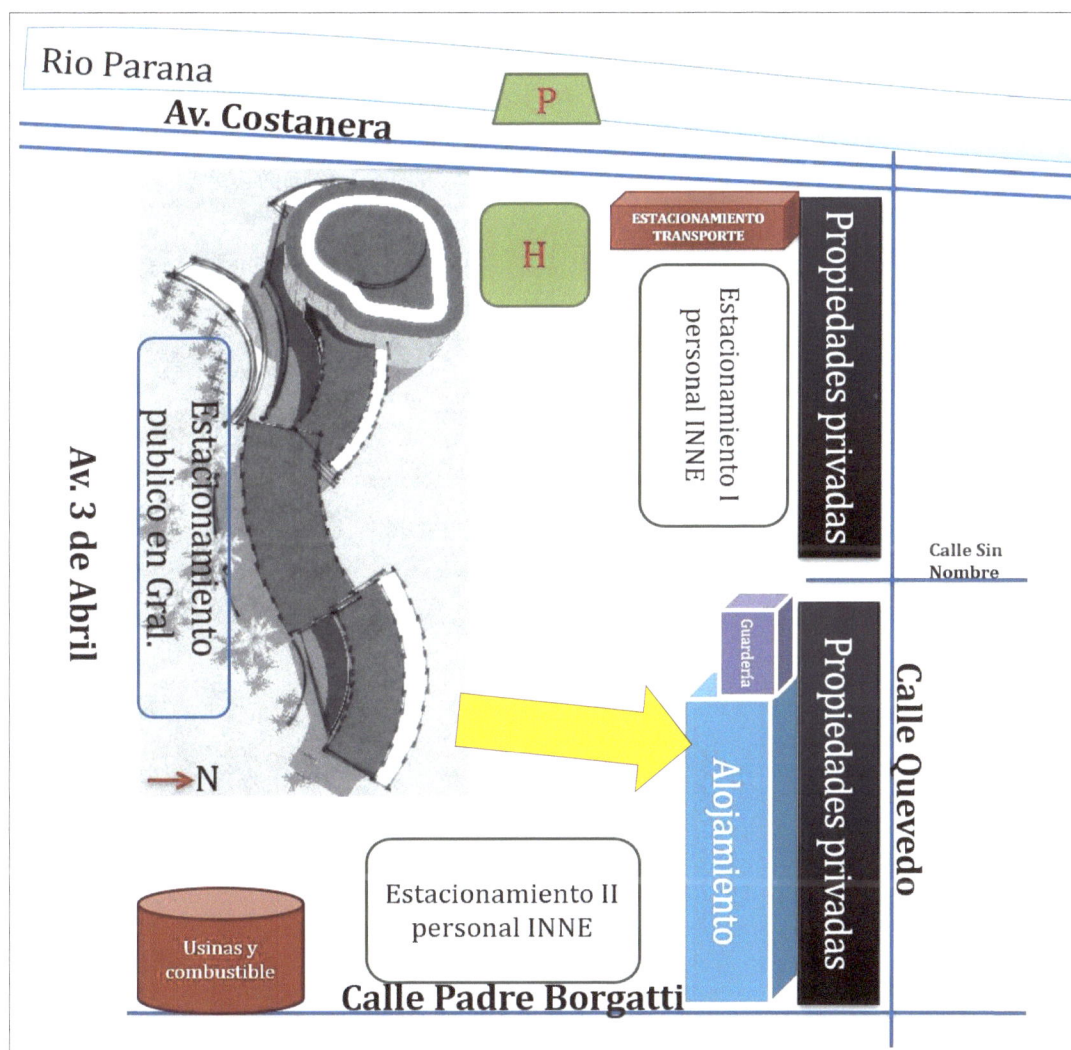

Fig. 95: Croquis de la distribución de los edificios sobre el predio, la flecha amarilla señala la ubicación sugerida para el edificio Alojamiento.

Dependerá de Seguridad y Servicios, estar compuesto por 20 departamentos (Fig. 96): 8 de dos dormitorios y 12 de un dormitorio, todos con cocina y comedor.

Cada uno con accesos restringido a su propietario y a mantenimiento.

Áreas comunes (Fig. 96) como patios y salas de recreación. Lavandería común que funcionara con monedas.

Cada departamento será administrado por el INNE autorizando su uso y gestionando los costos y cargos correspondientes. Cada departamento tendrá su dirección postal, de manera tal que los destinatarios puedan independizarse de la dirección postal del INNE. Además, cada apartamento poseerá teléfono con llamadas gratis en el ámbito local y mediante la Central de Control Informático y de Seguridad podrá desviarse la llamada a otros destinos con un cobro adicional. Todo el predio con acceso a internet con claves suministradas personalmente.

Funcionará bajo la gestión de Hotelería, contará con un conserje que administrará los turnos de limpieza, las normas de convivencia, el mantenimiento, etc. El funcionamiento será similar al de un hotel, es decir se proveeré ropa de cama y elementos básicos, pero no se proporcionará alimentación alguna, esto dependerá finalmente de cada inquilino, pudiendo cocinar independientemente en su departamento o

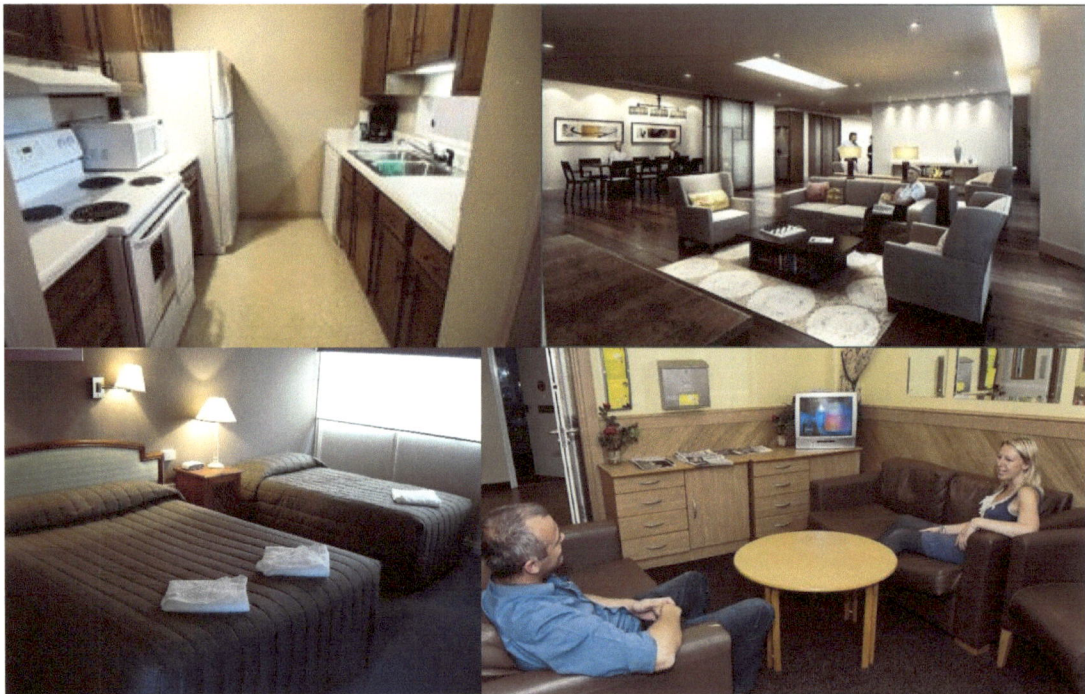

Fig. 96: Imagen que ilustra el mobiliario y la distribución sugerida para los departamentos del edificio Alojamiento.

acercándose a uno de los sitios de comida en el edificio principal. Los planes de estadía y la inclusión o no de servicios correrá por parte de Administración.

b. Características Específicas.
iv. Guardería (jardín maternal).

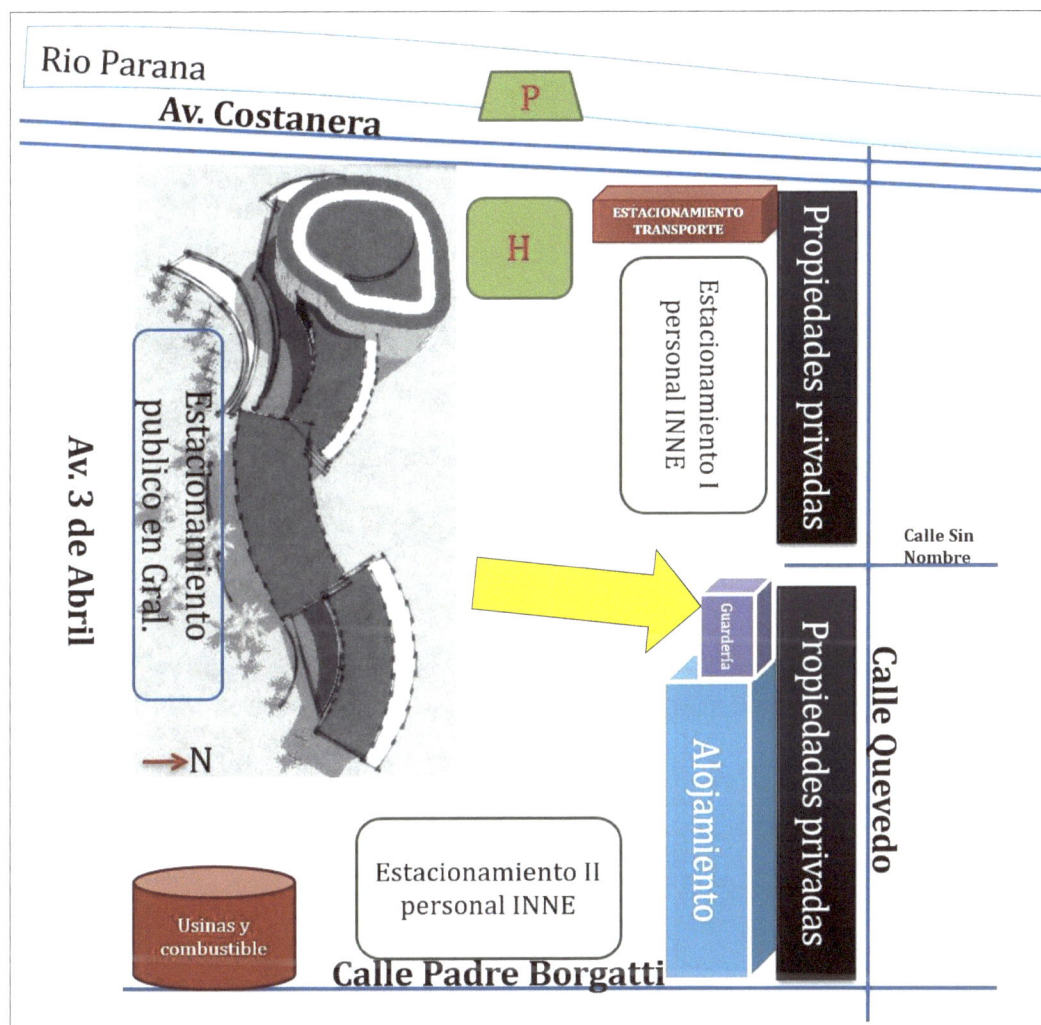

Fig. 97: Croquis del predio con la distribución aproximada de los edificios, la flecha amarilla señala la ubicación del jardín maternal, edificio Guardería.

Este edificio Guardería (Fig. 97) alojara un jardín maternal para niños de 3 meses a 4 años destinada a hijos de trabajadores de INNE.

Dependerá de la Sección Guardería del Área de Rehabilitación, tendiente a disminuir el ausentismo y facilitar a los trabajadores un lugar familiar, cercano y conocido para dejar a sus hijos en horarios laborales. Permitirá a las madres poder trabajar en los periodos previstos de amamantamiento. En la gestión del funcionamiento intervendrán Docencia, Administración y Asistencia Social.

Esta guardería vigilada con cámaras podrá ser monitoreada mediante cualquier central de acceso a la red del INNE con la correcta identificación o por internet inclusive. Contará con seguridad física y electrónica. Estará inscripta legalmente para funcionar como tal y contará con docentes y auxiliares contratados por el INNE.

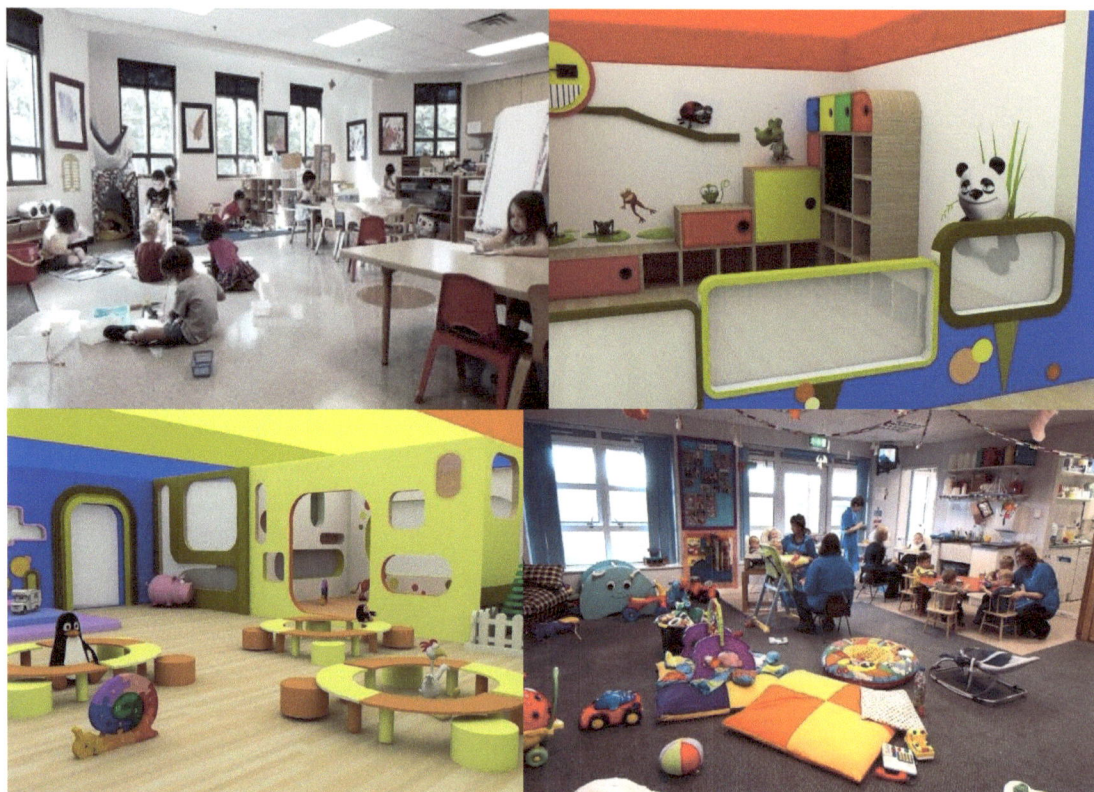

Fig. 98: Imagen que ilustra el mobiliario y la distribución sugerida para el edificio Guardería.

Tendrá todas las comodidades (Fig. 98) necesarias para esta función y personal sumamente capacitados. Con acceso independiente los niños serán traídos por sus padres / tutores o en los buses especialmente dispensados por el INNE para el personal.

b. Características Específicas.
v. Transporte.

Este edificio (Fig. 99) servirá de estacionamiento para vehículos del INNE ya sea con fines institucionales como asistenciales. Sera otro de los edificios emblemáticos de esta institución ya que dispondrá no solo de

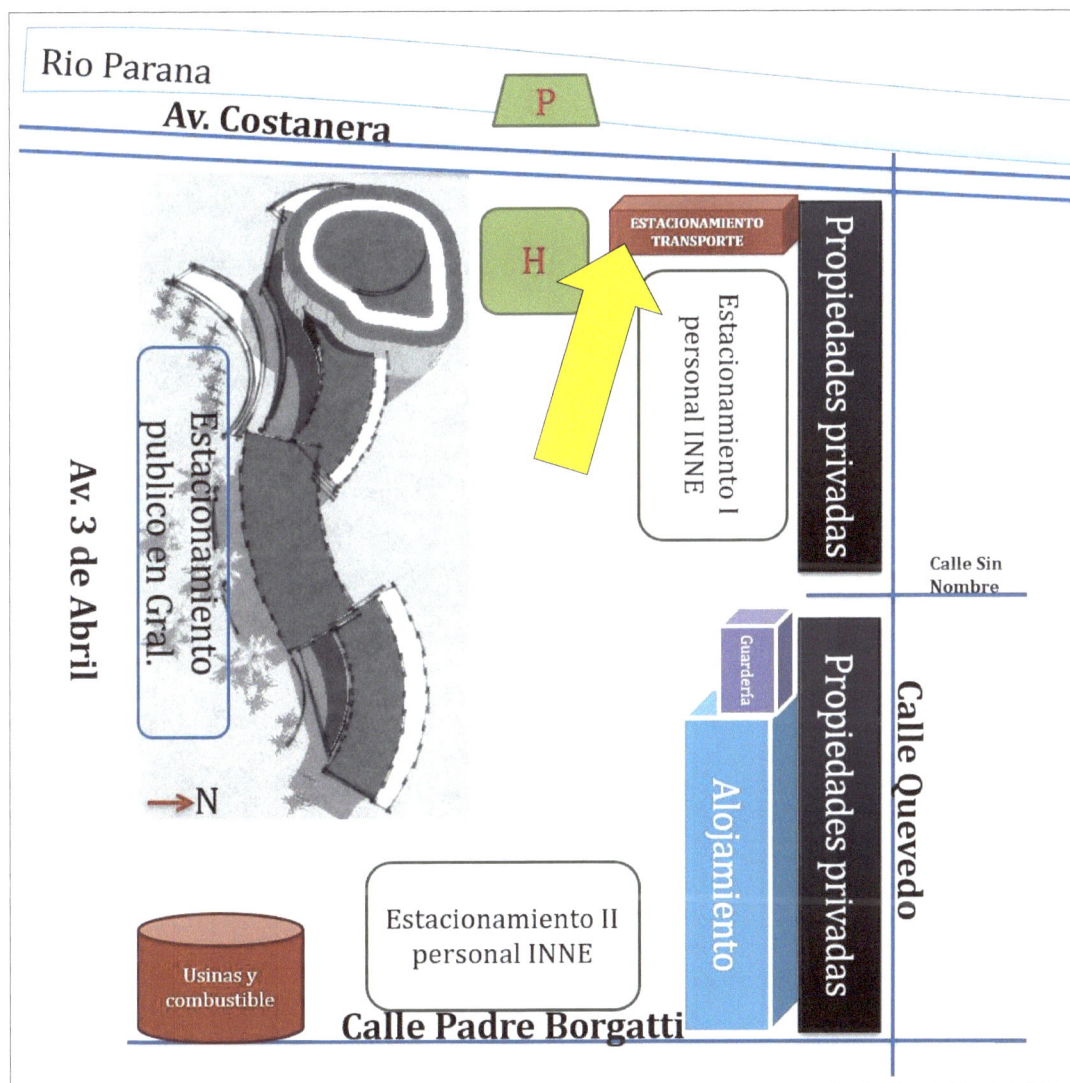

Fig. 99: Croquis que muestra la distribución aproximada de los edificios en el predio, la flecha amarilla señala la ubicación del edificio Transporte.

vehículos sanitarios, sino también de vehículos de transporte (Autobuses, autos) eléctricos.

Dependerá de seguridad y servicios

V – EDIFICIOS

Dispondrá de manera separada de vehículos asistenciales como ambulancias, guardería de lanchas y hangar para helicópteros (Fig. 100).

Se ubicará allí un taller para mantenimiento de grandes dimensiones y con herramientas específicas y modernas que podrá ser utilizado también con otros propósitos siempre con autorización de mantenimiento y sin desvirtuar la finalidad de resguardar los vehículos de trabajo.

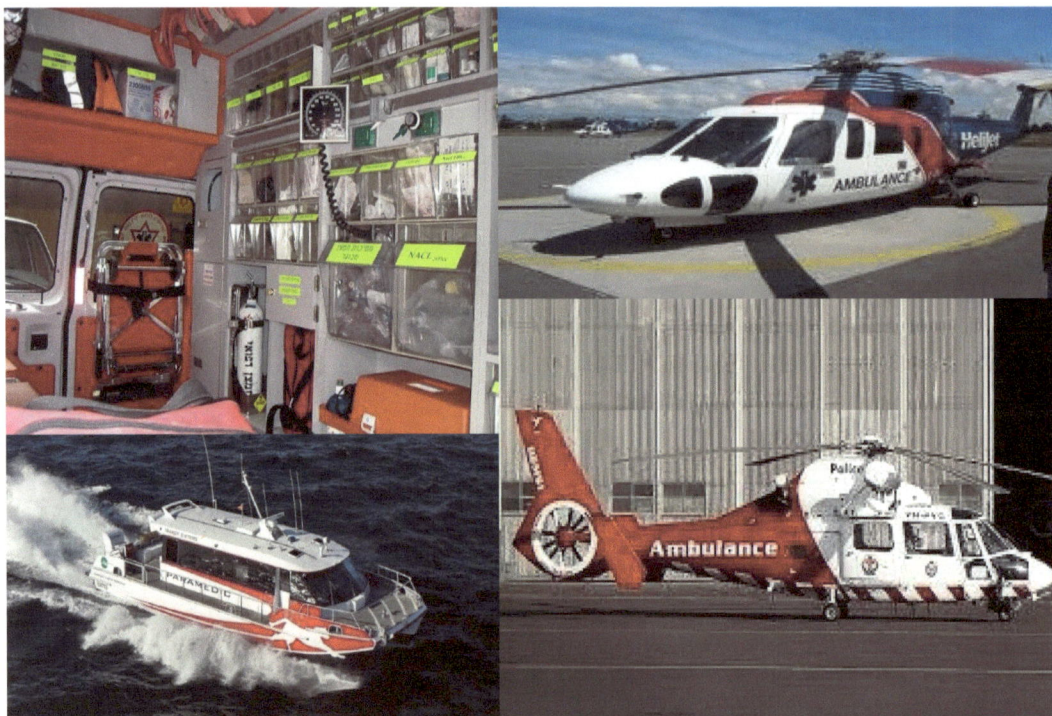

Fig. 100: Imagen que ilustra los vehículos de transporte sanitarios sugeridos.

Los vehículos eléctricos de la institución como buses y autos del INNE, se resguardarán y abastecerán eléctricamente aquí, con instalaciones desde las usinas.

b. Características Específicas.
vi. Estacionamientos.

Todos los estacionamientos (Fig. 101) tendrán accesos inteligentes y estarán cubiertos con paneles solares.

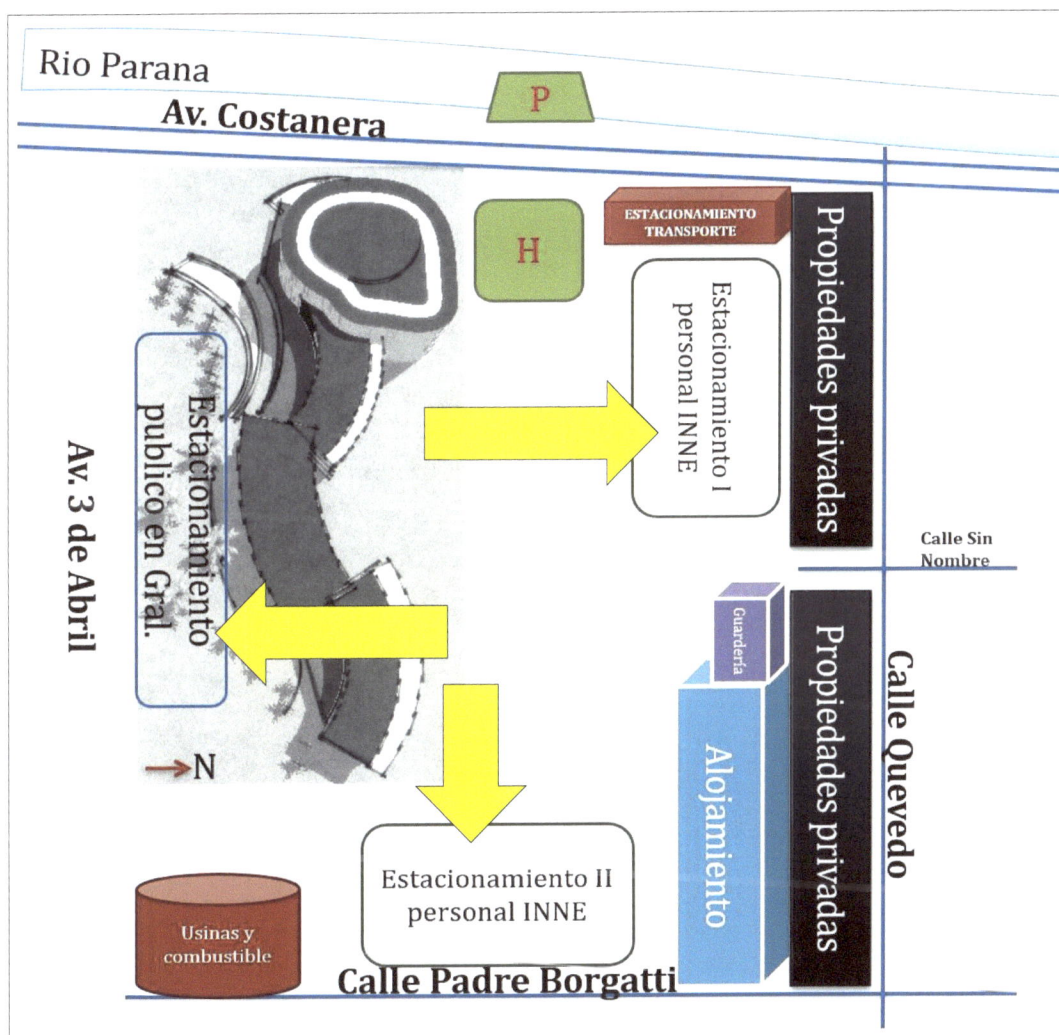

Fig. 101: Croquis del predio que muestra la distribución aproximada de los edificios, las flechas amarillas indican la ubicación aproximada de los sectores de estacionamiento tanto del personal del INNE como del público en general.

Contaran con alta tecnología contra incendios y catástrofes. Se asignará personal de seguridad que controlará su funcionamiento desde la Central de Control Informático y de Seguridad. Cada lugar tendrá un nombre especifico y una pequeña cámara lectora de patentes que en caso de leer que se estaciona una matrícula incorrecta emitirá una señal sonora y lumínica (tipo sirena) alertando al centro de cómputos) para que seguridad y servicio realice la acción que crea más adecuada. Al momento de asignarle un

V – EDIFICIOS

estacionamiento a un personal, se dejará registro de las matriculas habilitadas para estacionar en cada lugar. Si el personal cambia de vehículo simplemente por la red del INNE informa a personal el cambio en el legajo.

Motos: para estacionamiento de motos y bicicletas, cada sector de estacionamiento tendrá un lugar designado y correctamente señalizado. Estos vehículos serán custodiados por el sistema de vigilancia del estacionamiento.

El estacionamiento público tendrá 2 sectores uno para estacionar los vehículos y otro de tránsito para dejar o recoger personas. Las personas que estacionen aquí deberán registrarse vía internet o en recepción general cuando solicitan el turno, dejando un lapso de estacionamiento permitido de 1 hora antes y 1 hora después, excedido este tiempo será abonado al salir del estacionamiento.

Iluminación inteligente, monitoreo con cámaras de seguridad y seguridad física.

vi. FUNDACIÓN DEL INNE.

La Fundación del INNE será dueña de una parte del INNE que el Consejo Superior dictaminará. Adquirirá el nombre que mejor consideren sus integrantes, y tendrá la característica de no tener fines de lucro y trabajar para acercar al INNE a los sectores más necesitados.

Esta fundación será la responsable de publicar mensualmente todos los estados de cuanta del INNE en sitios públicos de internet o en una página que el INNE destinará especialmente; ya que la administración de este Instituto publicará todos sus costos, gastos, ganancias, salarios, etc. Sin involucrar a personas directamente y siempre refiriéndose a generalizaciones para fines estadísticos e informativos. De esta manera las finanzas y balances del INNE están al alcance de la gente y de las empresas validando su gestión y transparencia.

La fundación será la responsable de facturar el dinero que ingrese a la institución en conceptos de pagos simbólicos como, por ejemplo, estacionamientos, impresión de recetas, impresiones de constancias médicas, impresiones de historia clínica, etc. Todo el dinero que el INNE facture en concepto de fortalecer el medioambiente.

Esta fundación tendrá la potestad de hacer tratar pacientes de bajos recursos en el INNE, siempre y cuando cumplan con los criterios médicos y de complejidad. En estos casos los honorarios médicos y otros gastos que demande la atención serán abonados a los profesionales como cualquier procedimiento, y la gestión de esto la llevara adelante la Fundación con Administración.

La Fundación se reservará el derecho de incorporación y requisitos para nuevos miembros.

Instituto de Neurociencias del Nordeste – INNE "Santo Padre Francisco"

ANEXO – I

PERSONAL – a. Tabla de Requerimiento total de Personal.

REQUERIMIENTO DE PERSONAL FINAL

			Mayor Jerarquía	Jerarquía Intermedia		Menor Jerarquía					Becarios
								Contratados			
			Escalafón A	Escalafón B	Escalafón C	Escalafón D	POST GRADO	UNIVERSITARIO	TERCIARIO	OFICIO	
Dpto. ADMINISTRACIÓN		Dirección de Departamento	1								
		Secretaría			1						
	Área Recursos Humanos y Personal	Jefe de Área		1							
		Secretaría				1					
		Sec. Administración de personal			1	1				1	
		Sec. Recepción y Secretarías			1	1				1	
		Sec. Servicio Social			1	1				1	1
		Sec. Legajos Personal			1	1				1	
	Área Finanzas y Contabilidad	Jefe de Área		1							
		Secretaría				1					
		Sec. Facturación			1	1				1	1
		Sec. Admisión			1	1				3	
		Sec. Caja			1	1				3	
	Área Administración de Recursos Financieros	Jefe de Área		1							
		Secretaría				1					
		Sec. Salarios			1	1				1	
		Sec. Inversiones			1				1		1
		Sec. Auditoria			1	1			1		2
	Área Jurídica	Jefe de Área		1							
		Secretaría				1					
		Sec. Disciplina y Reglamento			1					1	
		Sec. Atención Interna			1	1				1	1
		Sec. Atención Externa			1					1	
	TOTAL DE PERSONAL DEL DEPARTAMENTO		**1**	**4**	**14**	**14**		**0**	**2**	**15**	**6** → **56**

			Mayor Jerarquía	Jerarquía Intermedia		Menor Jerarquía					Becarios
								Contratados			
			Escalafón A	Escalafón B	Escalafón C	Escalafón D	POST GRADO	UNIVERSITARIO	TERCIARIO	OFICIO	
Dpto. SEGURIDAD Y SERVICIO		Dirección de Departamento	1					1			
		Secretaría			1						
	Área Hotelería	Jefe de Área		1							
		Secretaría			1						
		Sec. Camareros			1	1				6	
		Sec. Cocina			1	3				10	3
		Sec. Limpieza			1	1				12	
		Sec. Lavandería y Blanquería			1	6				18	
	Área Seguridad	Jefe de Área		1							
		Secretaría			1						
		Sec. Camareros			1	1				4	
		Sec. Identificación y Acceso			1	1				4	
		Mantenimiento			1	1				3	
		Sec. Seguridad Física			1	1				12	
	Área Informática	Jefe de Área		1							4
		Secretaría			1						
		Sec. Redes			1	1			1	1	
		Sec. Software			1				1	1	
		Sec. Hardware			1				1	1	
		Sec. Electromedicina			1				1	1	

Instituto de Neurociencias del Nordeste – INNE "Santo Padre Francisco"

ANEXO – I

PERSONAL – a. Tabla de Requerimiento total de Personal.

		Escalafón A	Escalafón B	Escalafón C	Escalafón D	POST GRADO	UNIVERSITARIO	TERCIARIO	OFICIO	Becarios	Total
ÁREA TRANSPORTE	Jefe de Área	1									
	Secretaría			1							
	AMBULANCIAS		1	1					4		
	HELIPUERTO		1	1					1		
	TRANSPORTE INTERNO		1	1					4		
	PUERTO de EVACUACIÓN		1						1		
TOTAL DE PERSONAL DEL DEPARTAMENTO		1	4	17	23		1	4	83	7	**140**

		Mayor Jerarquía	Jerarquía Intermedia		Menor Jerarquía					Becarios	
							Contratados				
		Escalafón A	Escalafón B	Escalafón C	Escalafón D	POST GRADO	UNIVERSITARIO	TERCIARIO	OFICIO	Becarios	Total
Dpto. DOCENCIA	Dirección de Departamento	1									
	Secretaría			1							
Área Extensión	Jefe de Área		1								
	Secretaría				1						
	Sec. Promoción del INNE			1				1			
	Sec. Congresos y Reuniones / Ceremonial y Protocolo			1					1		
	Sec. Coordinación Externa			1					1		
Área Investigación y Desarrollo	Jefe de Área		1								
	Secretaría				1						
	Sec. Programas Especiales			1				1			
	Sec. Laboratorio de Entrenamiento			1					1		
Área Capacitación y Entrenamiento	Jefe de Área		1								
	Secretaría				1						
	Sec. Residencias y Pasantías			1	1			1			
	Sec. Becas y Premios			1				1			
TOTAL DE PERSONAL DEL DEPARTAMENTO		1	3	8	4		0	4	3	0	**23**

		Mayor Jerarquía	Jerarquía Intermedia		Menor Jerarquía					Becarios	
							Contratados				
		Escalafón A	Escalafón B	Escalafón C	Escalafón D	POST GRADO	UNIVERSITARIO	TERCIARIO	OFICIO	Becarios	Total
Dpto. ENFERMERÍA	Dirección de Departamento	1									
	Secretaría			1							
ENFERMERÍA de INTERNACIÓN	Jefe de Área		1								
	Secretaría				1				32		
	Sec. INTERNACIÓN ADULTOS			1	24			18	30	6	
	Sec. INTERNACIÓN PEDIÁTRICOS			1	5			5	10	2	
ENFERMERÍA de UTI	Jefe de Área		1								
	Secretaría				1				16		
	Sec. UTI ADULTOS			1	7			7	11		
	Sec. UTI PEDIATRÍA			1	2			3	5		
ENFERMERÍA QUIRÚRGICA	Jefe de Área		1								
	Secretaría				1						
	Sec. SALA OPERATORIA			1	8			5	7		
	Sec. TÉCNICOS			1	15			15	10		
	Sec. ESTERILIZACIÓN			1	4			2	4		
ENFERMERÍA de URGENCIAS	Jefe de Área		1								
	Secretaría				1						
	Sec. Urgencias Adultos			1	4			4	4		
	Sec. Urgencias Pediatría			1	4			4	4		
	Sec. Evacuaciones			1	3			5			
TOTAL DE PERSONAL DEL DEPARTAMENTO		1	4	11	80		0	68	133	8	**305**

Jerarquía Intermedia	Menor Jerarquía	Becarios

Instituto de Neurociencias del Nordeste – INNE "Santo Padre Francisco"

ANEXO – I

PERSONAL – a. Tabla de Requerimiento total de Personal.

Dpto. MEDICINA

Área	Cargo	Mayor Jerarquía — Escalafón A	Escalafón B	Escalafón C	Escalafón D	Contratados POST GRADO	Contratados UNIVERSITARIO	Contratados TERCIARIO	Contratados OFICIO	Becarios	Total
	Dirección de Departamento	1									
	Secretaría			1							
MEDICINA DE URGENCIAS	Jefe de Área		1								
	Secretaría				1						
	Sec. URGENCIAS PEDIÁTRICAS			1							
	Sec. URGENCIA ADULTOS			1							
MEDICINA PEDIÁTRICA	Jefe de Área		1	1		4	2			2	
	Secretaría				1						
CLÍNICA MEDICA	Jefe de Área		1	1		6	2			3	
	Secretaría				1						
MEDICINA DE UTI	Jefe de Área		1								
	Secretaría				1						
	Sec. UTI PEDIÁTRICA			1		3	2			2	
	Sec. UTI ADULTOS			1		4	2			2	
DIAGNOSTICO POR IMÁGENES	Jefe de Área		1			3					
	Secretaría				1			6			
	TÉCNICOS			1	6			6	10		
	NEUROIMAGENOLOGÍA			1			1				
CONSULTORES MÉDICOS	Jefe de Área		1								
	Secretaría				1						
	Sec. HONORABLE CONSEJO DE CONSULTORES			1							
	Sec. CONSULTORES ESPECIALES			1							
	Sec. CONSULTORES PERMANENTES			1		14		4			
	Sec. CONSULTORIOS EXTERNOS			1	1				6		
TOTAL DE PERSONAL DEL DEPARTAMENTO		**1**	**6**	**13**	**13**	**34**	**9**	**10**	**22**	**9**	**117**

Dpto. QUIRÚRGICO

Área	Cargo	Mayor Jerarquía — Escalafón A	Jerarquía Intermedia — Escalafón B	Escalafón C	Menor Jerarquía — Escalafón D	Contratados POST GRADO	Contratados UNIVERSITARIO	Contratados TERCIARIO	Contratados OFICIO	Becarios	Total
	Dirección de Departamento	1									
	Secretaría			1							
CIRUGÍA GENERAL	Jefe de Área		1	1		2	1			2	
	Secretaría				1						
CIRUGÍA PEDIÁTRICA	Jefe de Área		1	1		1				1	
	Secretaría			1							
ANESTESIOLOGIA	Jefe de Área		1								
	Secretaría				1						
	DOLOR			1			1				
	INTRAOPERATORIO Y MONITOREO			1	4				6		
TOTAL DE PERSONAL DEL DEPARTAMENTO		**1**	**3**	**6**	**6**	**3**	**2**	**0**	**6**	**3**	**30**

Dpto.

Área	Cargo	Mayor Jerarquía — Escalafón A	Jerarquía Intermedia — Escalafón B	Escalafón C	Menor Jerarquía — Escalafón D	Contratados POST GRADO	Contratados UNIVERSITARIO	Contratados TERCIARIO	Contratados OFICIO	Becarios
	Dirección de Departamento	1								
	Secretaría			1						
Área NEUROCIRUGÍA	Jefe de Área		1							
	Secretaría				1					

Instituto de Neurociencias del Nordeste – INNE "Santo Padre Francisco"

ANEXO – I

PERSONAL – a. Tabla de Requerimiento total de Personal.

Columnas: **Mayor Jerarquía** = Escalafón A · **Jerarquía Intermedia** = Escalafón B · **Menor Jerarquía** = Escalafón C, Escalafón D, Contratados (POST GRADO, UNIVERSITARIO, TERCIARIO, OFICIO) · **Becarios**

Área	Puesto	Escalafón A	Escalafón B	Escalafón C	Escalafón D	POST GRADO	UNIVERSITARIO	TERCIARIO	OFICIO	Becarios	Total
	Sec. NEUROCIRUGÍA DEL TRAUMA			1						1	
	Sec. NEUROCIRUGÍA PEDIÁTRICA			1						1	
	Sec. CIRUGÍA ESPINAL			1						1	
	Sec. NEUROCIRUGÍA ENDOVASCULAR			1						1	
	Sec. NEUROCIRUGÍA DEL SISTEMA NERVIOSO PERIFÉRICO			1						1	
	Sec. RADIOCIRUGÍA			1						1	
	Sec. NEUROCIRUGÍA VASCULAR			1						1	
	Sec. NEUROCIRUGÍA FUNCIONAL			1						1	
	Sec. CIRUGÍA DE EPILEPSIAS			1						1	
	Sec. NEUROCIRUGÍA ONCOLÓGICA			1						1	
Área NEUROLOGÍA	Jefe de Área		1								
Área NEUROLOGÍA	Secretaría			1							
Área NEUROLOGÍA	Sec. NEUROPEDIATRÍA			1							
Área NEUROLOGÍA	Sec. ENFERMEDADES NEUROMUSCULARES			1							
Área NEUROLOGÍA	Sec. MOVIMIENTO ANORMALES			1							
Área NEUROLOGÍA	Sec. ENFERMEDADES DESMIELINIZANTES			1							
Área NEUROLOGÍA	Sec. NEUROONCOLOGÍA CLÍNICA			1							
Área NEUROLOGÍA	Sec. NEUROFISIOLOGÍA			1	1				3		
Área NEUROLOGÍA	Sec. NEUROENDOCRINOLOGÍA			1							
Área NEUROLOGÍA	Sec. EPILEPSIAS			1							
Área NEUROLOGÍA	Sec. TRASTORNOS SUEÑO VIGILIA			1							
TOTAL DE PERSONAL DEL DEPARTAMENTO		**1**	**2**	**20**	**3**	**0**	**0**	**0**	**3**	**10**	**39**

Dpto. REHABILITACIÓN

Área	Puesto	Escalafón A	Escalafón B	Escalafón C	Escalafón D	POST GRADO	UNIVERSITARIO	TERCIARIO	OFICIO	Becarios	Total
	Dirección de Departamento	1									
	Secretaría			1							
Área KINESIOLOGÍA y FISIATRÍA	Jefe de Área		1							1	
Área KINESIOLOGÍA y FISIATRÍA	Secretaría			1							
Área KINESIOLOGÍA y FISIATRÍA	Sec. FISIATRÍA			1	1				2		
Área KINESIOLOGÍA y FISIATRÍA	Sec. AUXILIARES			1	2				4		
Área Salud Mental	Jefe de Área		1								
Área Salud Mental	Secretaría			1							
Área Salud Mental	Sec. NEUROPSICOLOGÍA				1						
Área Salud Mental	Sec. NEUROPSIQUIATRÍA				1						
Área EDUCACIÓN ESPACIAL	Jefe de Área		1								
Área EDUCACIÓN ESPACIAL	Secretaría			1							
Área EDUCACIÓN ESPACIAL	Sec. MAESTROS ESPACIALES			1				1		1	
Área EDUCACIÓN ESPACIAL	Sec. EDUCACIÓN FÍSICA			1				1			
Área EDUCACIÓN ESPACIAL	Sec. TERAPIA OCUPACIONAL			1				2			
Área EDUCACIÓN ESPACIAL	Sec. FONOAUDIOLOGÍA			1				1			
Área EDUCACIÓN ESPACIAL	Sec. ZOOTERAPIA			1					2		
Área EDUCACIÓN ESPACIAL	Sec. PSICOPEDAGOGÍA				1						
Área EDUCACIÓN ESPACIAL	Sec. GUARDERÍA			1				3			
TOTAL DE PERSONAL DEL DEPARTAMENTO		**1**	**3**	**12**	**6**	**0**	**0**	**8**	**8**	**2**	**40**

Instituto de Neurociencias del Nordeste – INNE "Santo Padre Francisco"

ANEXO – I

PERSONAL – a. Tabla de Requerimiento total de Personal.

			Mayor Jerarquía	Jerarquía Intermedia		Menor Jerarquía					Becarios	
			Escalafón A	Escalafón B	Escalafón C	Escalafón D	Contratados					
							POST GRADO	UNIVERSITARIO	TERCIARIO	OFICIO		
Dpto. BIOQUÍMICA Y FARMACIA		Dirección de Departamento	1								2	
		Secretaría			1							
	Área BIOQUÍMICA	Jefe de Área		1				2		4		
		Secretaría				1						
		Sec. LABORATORIO AMBULATORIO			1					3		
		Sec. HEMOTERAPIA			1					2		
	FARMACIA	Jefe de Área		1								
		Secretaría				1						
		Sec. FARMACIA HOSPITALARIA			1					2		
		Sec. FARMACIA EXTERNA			1					4		
	TOTAL DE PERSONAL DEL DEPARTAMENTO		1	2	5	2	0	2	0	15	2	29
			Mayor Jerarquía	Jerarquía Intermedia		Menor Jerarquía					Becarios	
			Escalafón A	Escalafón B	Escalafón C	Escalafón D	Contratados					
							POST GRADO	UNIVERSITARIO	TERCIARIO	OFICIO		
Dpto. ECOLOGÍA Y MEDIOAMBIENTE		Dirección de Departamento	1									
		Secretaría			1							
	Área USINAS	Jefe de Área		1								
		Secretaría				1						
		Sec. USINA TERMOELÉCTRICA			1							
		Sec. BIODIGESTORES			1				1			
	Área GESTIÓN AMBIENTAL	Jefe de Área		1								
		Secretaría				1						
		Sec. RECICLAJE Y TRATAMIENTO DE RESIDUOS			1							
		Sec. PROMOCIÓN Y EXTENSIÓN MEDIOAMBIENTAL			1							
	TOTAL DE PERSONAL DEL DEPARTAMENTO		1	2	5	2	0	0	1	1	0	12
											1	
TOTALES GENERALES			10	33	111	153	37	14	97	289	47	791
			1,26%	4,17%	14,03%	19,34%	4,68%	1,77%	12,26%	36,54%	5,94%	100,00%

Instituto de Neurociencias del Nordeste – INNE "Santo Padre Francisco"

ANEXO – I

PERSONAL – b. Talas de incremento de personal por año y distribución por escalafones.

REQUERIMIENTO DE PERSONAL AÑO 1

Mayor Jerarquía	Jerarquía Intermedia		Menor Jerarquía					Becarios	
					Contratados				
Escalafón A	Escalafón B	Escalafón C	Escalafón D	POST GRADO	UNIVERSITARIO	TERCIARIO	OFICIO		
100%	100%	60%	35%	25%	50%	70%	80%	5%	
10	33	66,6	53,55	9,25	7	67,9	231,2	2,35	480,85

REQUERIMIENTO DE PERSONAL AÑO 2

Mayor Jerarquía	Jerarquía Intermedia		Menor Jerarquía					Becarios	
					Contratados				
Escalafón A	Escalafón B	Escalafón C	Escalafón D	POST GRADO	UNIVERSITARIO	TERCIARIO	OFICIO		
100%	100%	80%	50%	45%	70%	90%	100%	25%	
10	33	88,8	76,5	16,65	9,8	87,3	289	11,75	622,8

REQUERIMIENTO DE PERSONAL AÑO 3

Mayor Jerarquía	Jerarquía Intermedia		Menor Jerarquía					Becarios	
					Contratados				
Escalafón A	Escalafón B	Escalafón C	Escalafón D	POST GRADO	UNIVERSITARIO	TERCIARIO	OFICIO		
100%	100%	100%	70%	65%	90%	100%	100%	45%	
10	33	111	107,1	24,05	12,6	97	289	21,15	704,9

REQUERIMIENTO DE PERSONAL AÑO 4

Mayor Jerarquía	Jerarquía Intermedia		Menor Jerarquía					Becarios	
					Contratados				
Escalafón A	Escalafón B	Escalafón C	Escalafón D	POST GRADO	UNIVERSITARIO	TERCIARIO	OFICIO		
100%	100%	100%	90%	85%	100%	100%	100%	65%	
10	33	111	137,7	31,45	14	97	289	30,55	753,7

REQUERIMIENTO DE PERSONAL AÑO 5

Mayor Jerarquía	Jerarquía Intermedia		Menor Jerarquía					Becarios	
					Contratados				
Escalafón A	Escalafón B	Escalafón C	Escalafón D	POST GRADO	UNIVERSITARIO	TERCIARIO	OFICIO		
100%	100%	100%	100%	100%	100%	100%	100%	85%	
10	33	111	153	37	14	97	289	39,95	783,95

Instituto de Neurociencias del Nordeste – INNE "Santo Padre Francisco"

ANEXO – I

PERSONAL – b. Talas de incremento de personal por año y distribución por escalafones.

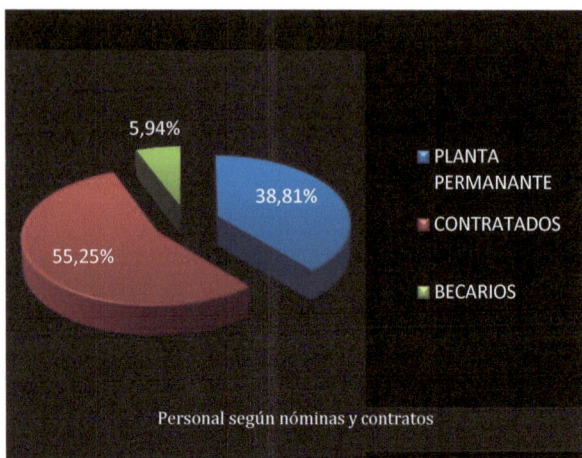

Personal según nóminas y contratos

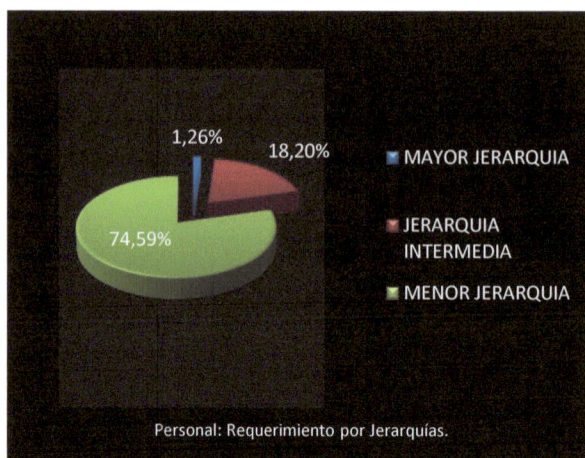

Personal: Requerimiento por Jerarquías.

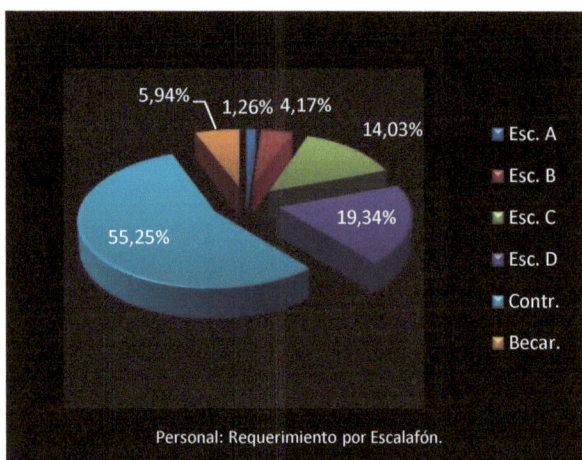

Personal: Requerimiento por Escalafón.

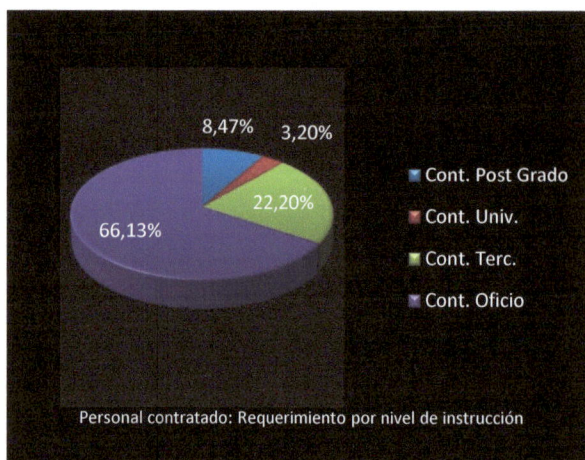

Personal contratado: Requerimiento por nivel de instrucción

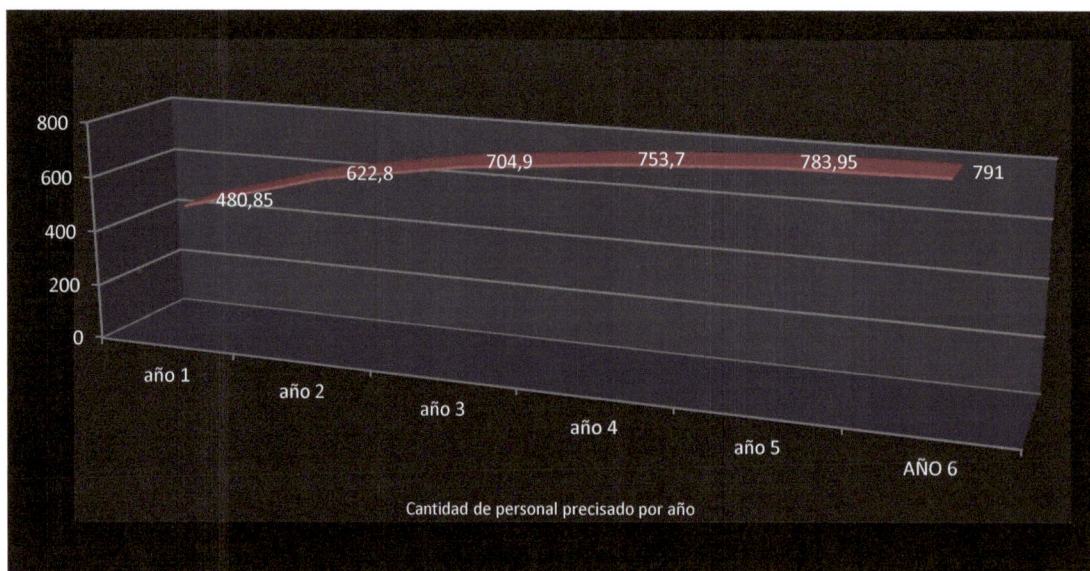

Cantidad de personal precisado por año

Instituto de Neurociencias del Nordeste – INNE "Santo Padre Francisco"

ANEXO – II

SALARIOS

Salarios.

Estas tablas fueron realizadas de acuerdo al salario Mínimo Vital t Móvil vigente en la República Argentina en la segunda mitad del año 2012. Como se aprecia a continuación este salario es multiplicado a su vez por un coeficiente determinado correspondiente a cada escalafón o categoría. Obsérvese también en los siguientes gráficos el incremento del gasto salarial de acuerdo al incremento de personal año a año.

Salario Mínimo Vital y Móvil de Referencia 2012	$ 2.800

	Mayor Jerarquía	Jerarquía Intermedia		Menor Jerarquía					Becarios	
	Escalafón A	Escalafón B	Escalafón C	Escalafón D	Contratados					
					POST GRADO	UNIVERSITARIO	TERCIARIO	OFICIO		
TOTALES	10	33	111	153	37	14	97	289	47	791
PORCENTAJES	1,26%	4,17%	14,03%	19,34%	4,68%	1,77%	12,26%	36,54%	5,94%	100,00%

SALARIOS										
	Mayor Jerarquía	Jerarquía Intermedia		Menor Jerarquía					Becarios	
	Escalafón A	Escalafón B	Escalafón C	Escalafón D	Contratados					
					POST GRADO	UNIVERSITARIO	TERCIARIO	OFICIO		
COEFICIENTE	6	4	3	1,5	3	2,5	2	1,5	1,5	
SALARIO MENSUAL	$ 16.800	$ 11.200	$ 8.400	$ 4.200	$ 8.400	$ 7.000	$ 5.600	$ 4.200	$ 4.200	
GASTO MENSUAL TOTAL	$ 168.000	$ 369.600	$ 932.400	$ 642.600	$ 310.800	$ 98.000	$ 543.200	$ 1.213.800	$ 197.400	$ 4.475.800
GASTO ANUAL TOTAL	$ 2.184.000	$ 4.804.800	$ 12.121.200	$ 8.353.800	$ 4.040.400	$ 1.274.000	$ 7.061.600	$ 15.779.400	$ 2.566.200	$ 58.185.400

GASTO SALARIAL ANUAL POR CATEGORÍA SEGÚN INCREMENTO DE PERSONAL										
PROYECCIÓN A 5 AÑOS DE INCREMENTO DE PERSONAL	Mayor Jerarquía	Jerarquía Intermedia		Menor Jerarquía					Becarios	
	Escalafón A	Escalafón B	Escalafón C	Escalafón D	Contratados					
					POST GRADO	UNIVERSITARIO	TERCIARIO	OFICIO		
Año 1	$ 2.184.000	$ 4.804.800	$ 7.272.720	$ 2.923.830	$ 1.010.100	$ 637.000	$ 4.943.120	$ 12.623.520	$ 128.310	$ 36.527.400
Año 2	$ 2.184.000	$ 4.804.800	$ 9.696.960	$ 4.176.900	$ 1.818.180	$ 891.800	$ 6.355.440	$ 15.779.400	$ 641.550	$ 46.349.030
Año 3	$ 2.184.000	$ 4.804.800	$ 12.121.200	$ 5.847.660	$ 2.626.260	$ 1.146.600	$ 7.061.600	$ 15.779.400	$ 1.154.790	$ 52.726.310
Año 4	$ 2.184.000	$ 4.804.800	$ 12.121.200	$ 7.518.420	$ 3.434.340	$ 1.274.000	$ 7.061.600	$ 15.779.400	$ 1.668.030	$ 55.845.790
Año 5	$ 2.184.000	$ 4.804.800	$ 12.121.200	$ 8.353.800	$ 4.040.400	$ 1.274.000	$ 7.061.600	$ 15.779.400	$ 2.181.270	$ 57.800.470
AÑO 6	$ 2.184.000	$ 4.804.800	$ 12.121.200	$ 8.353.800	$ 4.040.400	$ 1.274.000	$ 7.061.600	$ 15.779.400	$ 2.566.200	$ 58.185.400

Instituto de Neurociencias del Nordeste – INNE "Santo Padre Francisco"

ANEXO – II

<u>SALARIOS</u>

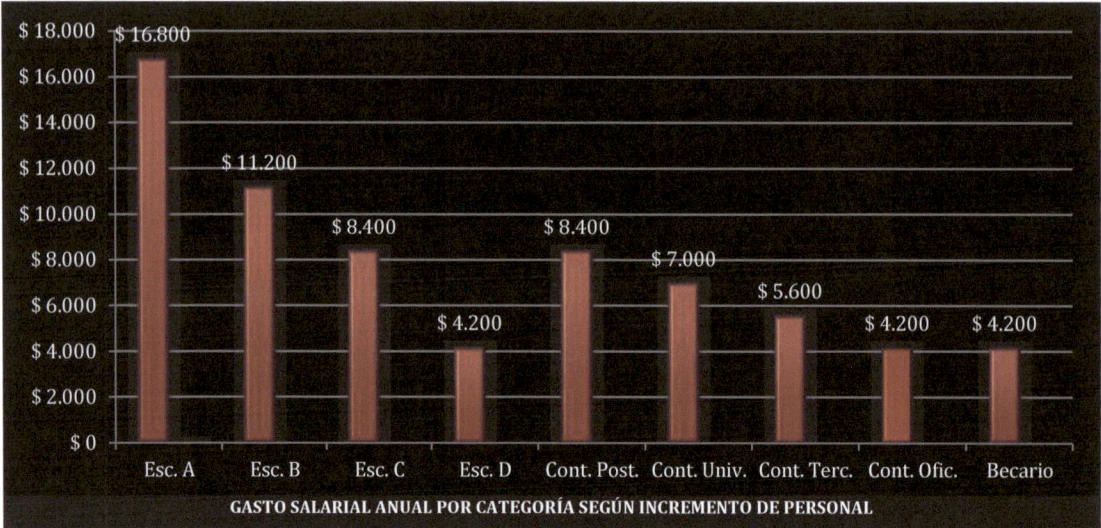

GASTO SALARIAL ANUAL POR CATEGORÍA SEGÚN INCREMENTO DE PERSONAL

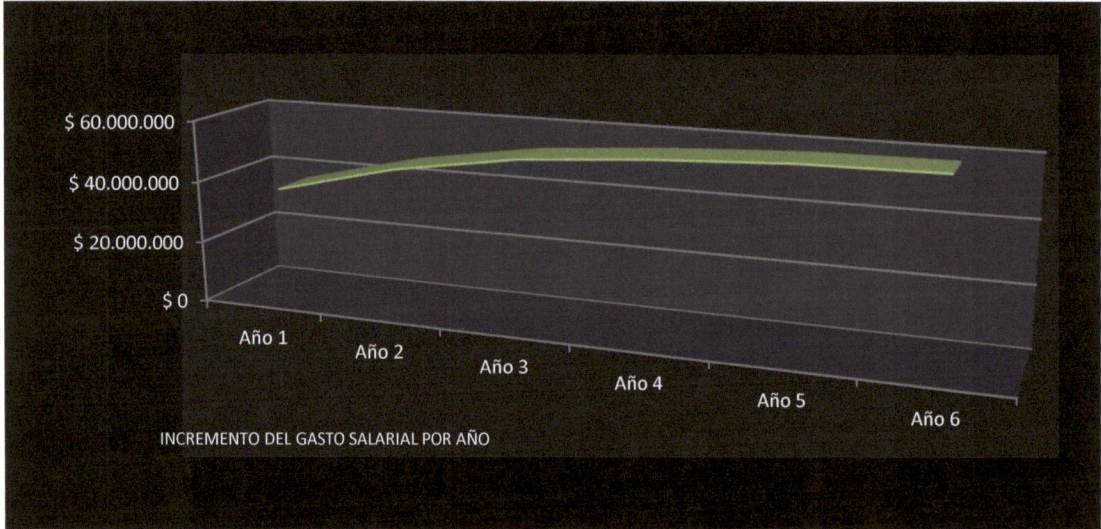

INCREMENTO DEL GASTO SALARIAL POR AÑO

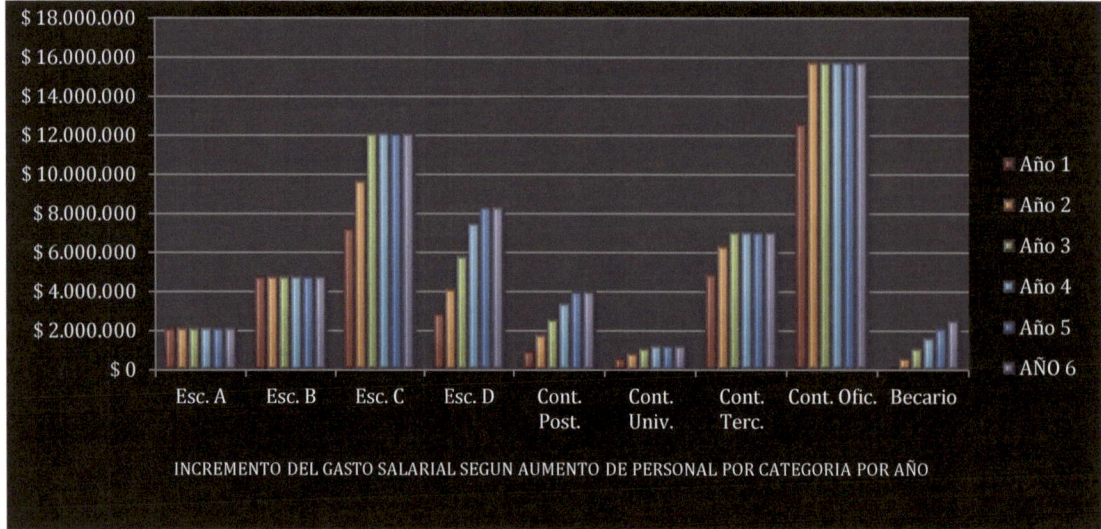

INCREMENTO DEL GASTO SALARIAL SEGÚN AUMENTO DE PERSONAL POR CATEGORIA POR AÑO

Instituto de Neurociencias del Nordeste – INNE "Santo Padre Francisco"

ANEXO – III

Planilla, Comparación Valores IOSCOR – INNE

Comparacion de valores abonados por servicios de salud IOSCOR – INNE.

En la siguente comparación se utilizan valores conocidos, que abona el Instituto de Obras Sociales de Corrientes (IOSCOR), por determinados servicios. Se toman estos valores de refernecia teniendo en cuanta que son los mas bajos de la region y ademas que al estar el INNE en la ciaudad capital de la provincia de Corrientes, esta comparacion resulta ineludible. No debe interpretarse esta comparacion como criticas o agresiones hacia esta institución, es simplemente un modelo que evaluamos para la comparacion entendiendo que todas las obras sociales provinciales, estatales y sindicales de la region tienen un funcionamiento similiar.

No todos los valores de servicio de salud pudiero ser comparados ya que muchos de ellos no fueron accesibles, por ejemplo, ¿cuánto paga este instituto por alojamiento de familiares en la ciudad de Buenos Aires?. Ademas, hay valores que no se pueden comparar ya que no existe esa cobetura en el IOSCOR, esta institucion no contempla la posibilidad de internar al familir junto con el paciente. Por ultimo tengamos en cuanta que esta obra social abona, como todas las obras sociales, todas las prestaciones de manera serarada (protesis, internación, gastos de traslado, etc.). Entre el material adjunto en el DVD el lector encontrará el Nomenclador de la Asociacion Argentina de Neurocirugia 2013, que se utilizo para establecer los valores de referencias de las prestaciones.

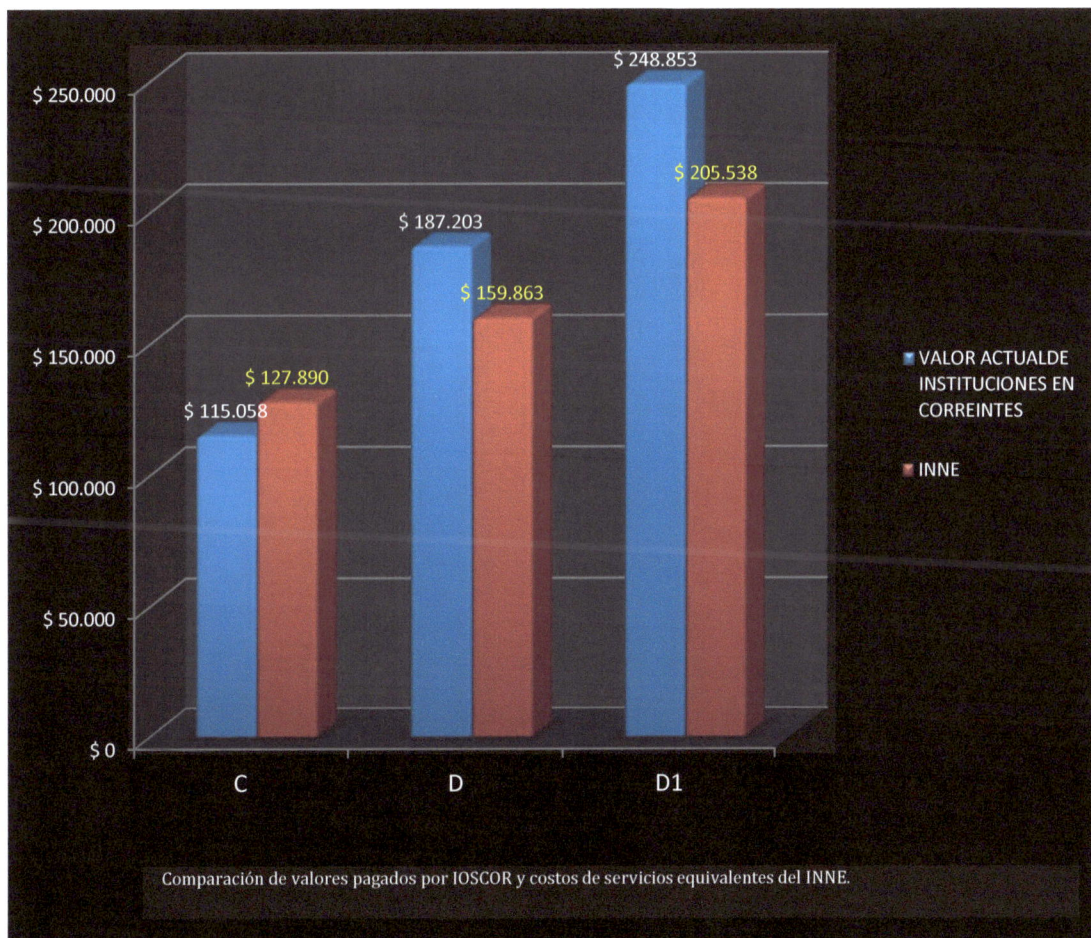

Comparación de valores pagados por IOSCOR y costos de servicios equivalentes del INNE.

Instituto de Neurociencias del Nordeste – INNE "Santo Padre Francisco"

ANEXO – III

Planilla, Comparación Valores IOSCOR – INNE

Aranceles Pagados por el IOSCOR marzo 2013					INOS por	10		
			Procedimiento quirúrgico clase C					
			Cantidad de Unidades neuroquirúrgicas según nomenclador AANC 2013			504		
Honorarios médicos			Unidad Neuroquirúrgica			$ 40		$ 20.160
ANESTESISTA	PROMEDIO	100%	DE HONORARIOS DEL CIRUJANO					$ 20.160
Mínimo de RMN pre y Post quirúrgico, precio por cada una en promedio					2	$ 800		$ 1.600
UTI	días promedio de internación		1	INOS	$ 235,75	multiplicador	10	$ 2.358	
	Línea arterial por día		1	INOS	$ 96,00	multiplicador	10	$ 960	
	respirador por día		1	INOS	$ 512,00	multiplicador	10	$ 5.120	
	CONSUMO DE OXIGENO POR DÍA		1	INOS	$ 52,00	multiplicador	10	$ 520	$ 8.958
SALA GENERAL POR DÍA			4	INOS	$ 57	multiplicador	10	$ 2.280	
ACOMPAÑANTE POR DÍA			4	INOS	$ 68	multiplicador	10	$ 2.720	
Curaciones por día			4	INOS	$ 8,50	multiplicador	10	$ 340	
recargo por internación especial por día			4	INOS	$ 20	multiplicador	10	$ 800	
gastos por elementos descartables por día			4	INOS	$ 10	multiplicador	10	$ 400	$ 6.540
PRÓTESIS EN PROMEDIO		250%	HONORARIOS QUIRÚRGICOS					$ 50.400
Consulta Médica por consulta								
una para aceptar la derivación y otra post operatoria			2	INOS	$ 10	multiplicador	10	200	$ 200,00
TRASLADO POR HORA DE UTILIZACIÓN							10		
promedio			8	INOS	$ 88	multiplicador	10	7040	
4 horas para traer al paciente y 4 para llevarlo									$ 7.040,00
NO INCLUYE	LABORATORIO COMIDA PARA EL ACOMPAÑANTE PRESTACIONES PEDIÁTRICAS							
						TOTAL PROCEDIMIENTO C		$ 115.058

Instituto de Neurociencias del Nordeste – INNE "Santo Padre Francisco"

ANEXO – III

Planilla, Comparación Valores IOSCOR – INNE

Procedimiento quirúrgico clase D								
	Cantidad de Unidades neuroquirúrgicas según nomenclador AANC 2013			630				
Honorarios médicos	Unidad Neuroquirúrgica				$ 50			$ 31.500
ANESTESISTA	PROMEDIO	100%	DE HONORARIOS DEL CIRUJANO					$ 31.500
Mínimo de RMN pre y post quirúrgico, precio por cada una en promedio				6	$ 800			$ 4.800
UTI	días promedio de internación	3	INOS	$ 235,75	multiplicador	10	$ 7.073	
	Línea arterial por día	3	INOS	$ 96,00	multiplicador	10	$ 2.880	
	respirador por día	3	INOS	$ 512,00	multiplicador	10	$ 15.360	
	CONSUMO DE OXIGENO POR DÍA	3	INOS	$ 52,00	multiplicador	10	$ 1.560	$ 26.873
SALA GENERAL POR DÍA		4	INOS	$ 57	multiplicador	10	$ 2.280	
ACOMPAÑANTE POR DÍA		4	INOS	$ 68	multiplicador	10	$ 2.720	
Curaciones por día		4	INOS	$ 8,50	multiplicador	10	$ 340	
recargo por internación especial por día		4	INOS	$ 20	multiplicador	10	$ 800	
gastos por elementos descartables por día		4	INOS	$ 10	multiplicador	10	$ 400	$ 6.540
PRÓTESIS EN PROMEDIO		250%	HONORARIOS QUIRÚRGICOS					$ 78.750
Consulta Médica por consulta una para aceptar la derivación y otra post operatoria			2	INOS	$ 10	multiplicador	10	200 $ 200,00
TRASLADO POR HORA DE UTILIZACIÓN							10	
promedio		8	INOS	$ 88	multiplicador	10	7040	
4 horas para traer al paciente y 4 para llevarlo								$ 7.040,00
NO INCLUYE	LABORATORIO DETERMINACIONES COMPLEJAS COMIDA PARA EL ACOMPAÑANTE PRESTACIONES PEDIÁTRICAS TRASLADO Y ALOJAMIENTO DEL ACOMPAÑANTE DURANTE LA DERIVACIÓN A Bs As							
						TOTAL PROCEDIMIENTO D		$ 187.203

Instituto de Neurociencias del Nordeste – INNE "Santo Padre Francisco"

ANEXO – III

Planilla, Comparación Valores IOSCOR – INNE

Procedimiento quirúrgico clase D 1								
			Cantidad de Unidades neuroquirúrgicas según nomenclador AANC 2013	810				
Honorarios médicos			Unidad Neuroquirúrgica	$ 50				$ 40.500
ANESTESISTA	PROMEDIO	100%	DE HONORARIOS DEL CIRUJANO					$ 40.500
Mínimo de RMN pre y post quirúrgico precio por cada una en promedio				8	$ 800			$ 6.400
UTI	días promedio de internación	5	INOS	$ 235,75	multiplicador	10	$ 11.788	
	Línea arterial por día	5	INOS	$ 96,00	multiplicador	10	$ 4.800	
	respirador por día	5	INOS	$ 512,00	multiplicador	10	$ 25.600	
	CONSUMO DE OXIGENO POR DÍA	5	INOS	$ 52,00	multiplicador	10	$ 2.600	$ 44.788
SALA GENERAL POR DÍA		5	INOS	$ 57	multiplicador	10	$ 2.850	
ACOMPAÑANTE POR DÍA		5	INOS	$ 68	multiplicador	10	$ 3.400	
Curaciones por día		5	INOS	$ 8,50	multiplicador	10	$ 425	
recargo por internación especial por día		5	INOS	$ 20	multiplicador	10	$ 1.000	
gastos por elementos descartables por día		5	INOS	$ 10	multiplicador	10	$ 500	$ 8.175
PRÓTESIS EN PROMEDIO		250%	HONORARIOS QUIRÚRGICOS					$ 101.250
Consulta Médica por consulta								
una para aceptar la derivación y otra post operatoria		2	INOS	$ 10	multiplicador	10	200	$ 200,00
TRASLADO POR HORA DE UTILIZACIÓN						10		
promedio		8	INOS	$ 88	multiplicador	10	7040	
4 horas para traer al paciente y 4 para llevarlo								$ 7.040,00
NO INCLUYE	LABORATORIO DETERMINACIONES COMPLEJAS COMIDA PARA EL ACOMPAÑANTE PRESTACIONES PEDIÁTRICAS TRASLADO Y ALOJAMIENTO DEL ACOMPAÑANTE DURANTE LA DERIVACIÓN A Bs As							
						TOTAL PROCEDIMIENTO D1		**$ 248.853**

ANEXO – IV

Estudio Económico Financiero.

Estudio Economico Financiaero.

Este estudio economico se realizo teniendo en cuenta valores de principis del año 2013, vigente en la provincia de Corrientes (la mas barata de la región en valores de servicios medicos). A sabeindas de que al momento de realizar este estudio la economia argentina presentaba caracteristicas sumamente volatiles, intentamos tomar como valores de parametro costos de salud, los acuerdo e indices establecidos por el IOSCOR (Instituto de Obras Sociales de Corrientes) con distintos centro de referencia publicos y privados asi como los valores abonados por esta intitucion a hospitales estatales y privados de la ciudad de Buenos Aires, ya que este destino es el que absorve la mayoria de las derivaciones de alta complegidad. El mencionar a esta institucion (IOSCOR) en ningun caso debe interpretarse como una critica o intento de cuestionamiento a sus politicas, simplemente se tomaron estos valores porque son la cobertura de la que dispone casi el 60 % de la poblacion activa de la provincia, y es ademas sin dudas marcadora de tendencias en cuanto a costos de salud.

Por otro lado se adoptaron tambien valores del nomnclador de la Asociacion Argentina de Neurocirugia, vigentes a marzo de 2013.

Instituto de Neurociencias del Nordeste – INNE "Santo Padre Francisco"

ANEXO – IV

Estudio Económico Financiero – 1. Determinación de Costos y Gasto.

PRÓTESIS		Año 1	Año 2	Año 3	Año 4	Año 5	Cuadro 1 de 2
Clase C		324	432	540	1080	2520	
		25578	25578	25578	31972,5	31972,5	
	total	$ 8.287.272,00	$ 11.049.696,00	$ 13.812.120,00	$ 34.530.300,00	$ 80.570.700,00	
Clase D		162	216	270	540	1260	
		31972,5	31972,5	31972,5	39965,625	39965,625	
		$ 5.179.545,00	$ 6.906.060,00	$ 8.632.575,00	$ 21.581.437,50	$ 50.356.687,50	
Clase D1		54	72	90	180	420	
		41107,5	41107,5	41107,5	51384,375	51384,375	
		$ 2.219.805,00	$ 2.959.740,00	$ 3.699.675,00	$ 9.249.187,50	$ 21.581.437,50	
TOTAL		**$ 15.686.622,00**	**$ 20.915.496,00**	**$ 26.144.370,00**	**$ 65.360.925,00**	**$ 152.508.825,00**	

		Año 6	Año 7	Año 8	Año 9	Año 10	Cuadro 2 de 2
Clase C		2880	3456	3456	3600	3600	
		31972,5	39965,625	39965,625	39965,625	39965,625	
	total	$ 92.080.800,00	$ 138.121.200,00	$ 138.121.200,00	$ 143.876.250,00	$ 143.876.250,00	
Clase D		1440	1728	1728	1800	1800	
		39965,625	49957,03125	49957,03125	49957,03125	49957,03125	
		$ 57.550.500,00	$ 86.325.750,00	$ 86.325.750,00	$ 89.922.656,25	$ 89.922.656,25	
Clase D1		480	576	576	600	600	
		51384,375	64230,46875	64230,46875	64230,46875	64230,46875	
		$ 24.664.500,00	$ 36.996.750,00	$ 36.996.750,00	$ 38.538.281,25	$ 38.538.281,25	
		$ 174.295.800,00	**$ 261.443.700,00**	**$ 261.443.700,00**	**$ 272.337.187,50**	**$ 272.337.187,50**	

	Año 1-2-3	Año 4-5-6	Año 7-8-9-10
Clase C	25578	31972,5	39965,625
Clase D	31972,5	39965,625	49957,03125
Clase D1	41107,5	51384,375	64230,46875

MANTENIMIENTO		Año 1	Año 2	Año 3	Año 4	Año 5	Cuadro 1 de 2
0,05%	Ing.	68100,3861	88058,8144	106539,1305	224935,3263	489275,7006	
30%		20430,11583	26417,64432	31961,73915	67480,59788	146782,7102	
	total	$ 88.530,50	$ 114.476,46	$ 138.500,87	$ 292.415,92	$ 636.058,41	

MANTENIMIENTO		Año 6	Año 7	Año 8	Año 9	Año 10	Cuadro 2 de 2
0,05%	Ing.	551725,355	808659,957	812759,7465	847100,3272	867164,9039	
30%		165517,6065	242597,9871	243827,924	254130,0982	260149,4712	
	total	$ 717.242,96	$ 1.051.257,94	$ 1.056.587,67	$ 1.101.230,43	$ 1.127.314,38	

SISTEMA DE INFORMACIÓN

	Pesos	
Dólar futuro	5,44	Año 1-2-3
	6,5	Año 4-5-6
	8,8	Año 7-8-9-10

7.000.000,00 USD

DEPRECIACIONES
Según cuadro

	Dólar futuro		
5016542,86		5,44	Año 1-2-3
		6,5	Año 4-5-6
		8,8	Año 7-8-9-10

Instituto de Neurociencias del Nordeste – INNE "Santo Padre Francisco"

ANEXO – IV

Estudio Económico Financiero – 2. Estado de Resultados.

ESTADO DE RESULTADOS 1 de 2

	Año 1	Año 2	Año 3	Año 4	Año 5
INGRESOS					
Ingresos Operativos	$ 136.200.772,20	$ 176.117.628,80	$ 213.078.261,00	$ 449.870.652,50	$ 978.551.401,25
Venta bienes de uso					
Otros ingresos				300000	360000
TOTAL INGRESOS	$ 136.200.772,20	$ 176.117.628,80	$ 213.078.261,00	$ 450.170.652,50	$ 978.911.401,25
EGRESOS					
PERSONAL	$ 36.527.400	$ 46.349.030,00	$ 52.726.310,00	$ 55.845.790,00	$ 57.800.470,00
PRÓTESIS	$ 15.686.622,00	$ 20.915.496,00	$ 26.144.370,00	$ 65.360.925,00	$ 152.508.825,00
HONORARIOS MÉDICOS	$ 15.686.622,00	$ 20.915.496,00	$ 26.144.370,00	$ 65.360.925,00	$ 152.508.825,00
HOTELERÍA	$ 4.800.106,33	$ 6.651.127,73	$ 8.313.909,66	$ 20.784.774,15	$ 51.700.491,68
ADMINISTRACIÓN	$ 697.132,37	$ 812.768,10	$ 907.567,27	$ 1.455.909,79	$ 2.521.035,99
MANTENIMIENTO	$ 88.530,50	$ 114.476,46	$ 138.500,87	$ 292.415,92	$ 636.058,41
REPARACIÓN	$ 1.267.200,00	$ 2.238.000,00	$ 2.676.000,00	$ 5.429.600,00	$ 10.945.000,00
SISTEMA DE INFORMACIÓN	$ 38.080.000,00	38.080.000,00	38.080.000,00	$ 45.500.000,00	$ 45.500.000,00
DEPRECIACIONES	$ 27.289.993,16	$ 27.289.993,16	$ 27.289.993,16	$ 32.607.528,59	$ 32.607.528,59
TOTAL EGRESOS	$ 140.123.606	$ 163.366.387	$ 182.421.021	$ 292.637.868	$ 506.728.235
RESULTADO ANTES DE IMPUESTO	$ -3.922.834,16	$ 8.828.407,20	$ 30.657.240,04	$ 157.532.784,04	$ 472.183.166,58
IMP. GANANCIAS		$ 3.089.942,52	$ 10.730.034,02	$ 55.136.474,41	$ 165.264.108,30
RESULTADO FINAL DEL PERÍODO	-$ 3.922.834,16	$ 5.738.464,68	$ 19.927.206,03	$ 102.396.309,63	$ 306.919.058,28

ESTADO DE RESULTADOS 2 de 2

	Año 6	Año 7	Año 8	Año 9	Año 10
INGRESOS					
Ingresos Operativos	$ 1.103.450.710,00	$ 1.617.319.914,00	$ 1.625.519.493,00	$ 1.694.200.654,38	$ 1.734.329.807,88
Venta bienes de uso					
Otros ingresos	$ 432.000,00	$ 518.400,00	$ 622.080,00	$ 746.496,00	$ 895.795,20
TOTAL INGRESOS	$ 1.103.882.710,00	$ 1.617.838.314,00	$ 1.626.141.573,00	$ 1.694.947.150,38	$ 1.735.225.603,08
EGRESOS					
PERSONAL	$ 58.185.400,00	$ 64.003.940,00	$ 70.404.334,00	$ 77.444.767,40	$ 85.189.244,14
PRÓTESIS	$ 174.295.800,00	$ 261.443.700,00	$ 261.443.700,00	$ 272.337.187,50	$ 272.337.187,50
HONORARIOS MÉDICOS	$ 174.295.800,00	$ 261.443.700,00	$ 261.443.700,00	$ 272.337.187,50	$ 272.337.187,50
HOTELERÍA	$ 59.086.276,20	$ 88.629.414,30	$ 88.629.414,30	$ 92.322.306,56	$ 92.322.306,56
ADMINISTRACIÓN	$ 2.782.290,24	$ 3.984.129,15	$ 4.020.415,57	$ 4.186.351,28	$ 4.235.610,69
MANTENIMIENTO	$ 717.242,96	$ 1.051.257,94	$ 1.056.587,67	$ 1.101.230,43	$ 1.127.314,38
REPARACIÓN	$ 11.770.000,00	14.508.240,00	15.359.800,00	15.982.000,00	$ 18.063.320,00
SISTEMA DE INFORMACIÓN	$ 45.500.000,00	$ 61.600.000,00	$ 61.600.000,00	$ 61.600.000,00	$ 61.600.000,00
DEPRECIACIONES	$ 32.607.528,59	$ 44.145.577,17	$ 44.145.577,17	$ 44.145.577,17	$ 44.145.577,17
TOTAL EGRESOS	$ 559.240.338	$ 800.809.959	$ 808.103.529	$ 841.456.608	$ 851.357.748
RESULTADO ANTES DE IMPUESTO	$ 544.642.372,01	$ 817.028.355,44	$ 818.038.044,30	$ 853.490.542,54	$ 883.867.855,14
IMP. GANANCIAS	$ 190.624.830,20	$ 285.959.924,40	$ 286.313.315,50	$ 298.721.689,89	$ 309.353.749,30
RESULTADO FINAL DEL PERÍODO	$ 354.017.541,81	$ 531.068.431,04	$ 531.724.728,79	$ 554.768.852,65	$ 574.514.105,84

Instituto de Neurociencias del Nordeste – INNE "Santo Padre Francisco"

ANEXO – IV

Estudio Económico Financiero – 3. Flujo de Efectivo de la Inversión *"Free Cash Flow"* (F.C.F).

FLUJO DE EFECTIVO DE LA INVERSIÓN TOTAL 1 de 2   *FREE CASH FLOW*

	Año 0	Año 1	Año 2	Año 3	Año 4	Año 5
INGRESOS						
Ingresos Operativos		$ 136.200.772,20	$ 176.117.628,80	$ 213.078.261,00	$ 449.870.652,50	$ 978.551.401,25
Venta bienes de uso						
Otros ingresos					$ 300.000,00	$ 360.000,00
TOTAL INGRESOS	$ -	$ 136.200.772,20	$ 176.117.628,80	$ 213.078.261,00	$ 450.170.652,50	$ 978.911.401,25
EGRESOS						
PERSONAL		$ 36.527.400	$ 46.349.030	$ 52.726.310	$ 55.845.790	$ 57.800.470
PRÓTESIS		$ 15.686.622,00	$ 20.915.496,00	$ 26.144.370,00	$ 65.360.925,00	$ 152.508.825,00
HONORARIOS MÉDICOS		$ 15.686.622,00	$ 20.915.496,00	$ 26.144.370,00	$ 65.360.925,00	$ 152.508.825,00
HOTELERÍA		$ 4.800.106,33	$ 6.651.127,73	$ 8.313.909,66	$ 20.784.774,15	$ 51.700.491,68
ADMINISTRACIÓN		$ 697.132,37	$ 812.768,10	$ 907.567,27	$ 1.455.909,79	$ 2.521.035,99
MANTENIMIENTO		$ 88.530,50	$ 114.476,46	$ 138.500,87	$ 292.415,92	$ 636.058,41
REPARACIÓN		$ 1.267.200,00	$ 2.238.000,00	$ 2.676.000,00	$ 5.429.600,00	$ 10.945.000,00
SISTEMA DE INFORMACIÓN		$ 38.080.000,00	$ 38.080.000,00	$ 38.080.000,00	$ 45.500.000,00	$ 45.500.000,00
IMPUESTO GANANCIAS		$ -	$ 3.089.942,52	$ 10.730.034,02	$ 55.136.474,41	$ 165.264.108,30
INVERSIÓN ACTIVO FIJO	$ 1.106.700.400,00					
INVERSIÓN CAP. DE TRABAJO	$ 36.527.400,00					
TOTAL EGRESOS	$ 1.143.227.800	$ 112.833.613	$ 139.166.337	$ 165.861.062	$ 315.166.814	$ 639.384.814
FLUJO NETO DE EFECTIVO	-$ 1.143.227.800,00	$ 23.367.159,00	$ 36.951.292,00	$ 47.217.199,19	$ 135.003.838,22	$ 339.526.586,87

FLUJO DE EFECTIVO DE LA INVERSIÓN TOTAL 2 de 2

	Año 6	Año 7	Año 8	Año 9	Año 10
INGRESOS					
Ingresos Operativos	$ 1.103.450.710,00	$ 1.617.319.914,00	$ 1.625.519.493,00	$ 1.694.200.654,38	$ 1.734.329.807,88
Venta bienes de uso					
Otros ingresos	$ 432.000,00	$ 518.400,00	$ 622.080,00	$ 746.496,00	$ 895.795,20
TOTAL INGRESOS	$ 1.103.882.710,00	$ 1.617.838.314,00	$ 1.626.141.573,00	$ 1.694.947.150,38	$ 1.735.225.603,08
EGRESOS					
PERSONAL	$ 58.185.400	$ 64.003.940	$ 70.404.334	$ 77.444.767	$ 85.189.244
PRÓTESIS	$ 174.295.800,00	$ 261.443.700,00	$ 261.443.700,00	$ 272.337.187,50	$ 272.337.187,50
HONORARIOS MÉDICOS	$ 174.295.800,00	$ 261.443.700,00	$ 261.443.700,00	$ 272.337.187,50	$ 272.337.187,50
HOTELERÍA	$ 59.086.276,20	$ 88.629.414,30	$ 88.629.414,30	$ 92.322.306,56	$ 92.322.306,56
ADMINISTRACIÓN	$ 2.782.290,24	$ 3.984.129,15	$ 4.020.415,57	$ 4.186.351,28	$ 4.235.610,69
MANTENIMIENTO	$ 717.242,96	$ 1.051.257,94	$ 1.056.587,67	$ 1.101.230,43	$ 1.127.314,38
REPARACIÓN	$ 11.770.000,00	$ 14.508.240,00	$ 15.359.800,00	$ 15.982.000,00	$ 18.063.320,00
SISTEMA DE INFORMACIÓN	$ 45.500.000,00	$ 61.600.000,00	$ 61.600.000,00	$ 61.600.000,00	$ 61.600.000,00
IMPUESTO GANANCIAS	$ 190.624.830,20	$ 285.959.924,40	$ 286.313.315,50	$ 298.721.689,89	$ 309.353.749,30
INVERSIÓN ACTIVO FIJO					
INVERSIÓN CAP. DE TRABAJO					
TOTAL EGRESOS	$ 717.257.640	$ 1.042.624.306	$ 1.050.271.267	$ 1.096.032.721	$ 1.116.565.920
FLUJO NETO DE EFECTIVO	$ 386.625.070,40	$ 575.214.008,20	$ 575.870.305,96	$ 598.914.429,82	$ 618.659.683,01

TASA DE COSTO DE OPORTUNIDAD   15,00%

VAN (+)	$ 76.889.667,38	Para que el proyecto sea rentable debe dar un VAN positivo.
TIR	16,10%	Tasa que hace el proyecto otorgue un Van = 0
		La TIR debe ser mayor a la tasa de costo de oportunidad.
TIRM	15,75%	Valores futuros de los ingresos)1/n -1
		Valores actuales de los egresos

Período de recupero de la inversión
Valores nominales
Valores actuales

Esta obra se terminó de imprimir en marzo de 2016 en Hessen, Alemania.

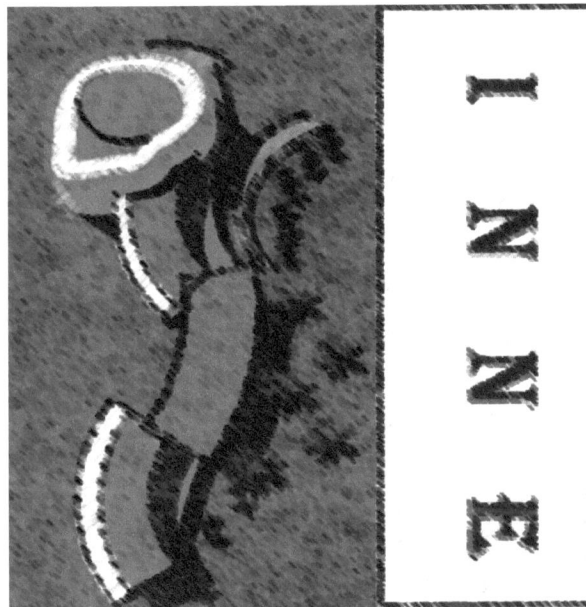

I N N E

ISBN

9 783000 520457

www.ingramcontent.com/pod-product-compliance
Lightning Source LLC
Chambersburg PA
CBHW041700210326
41598CB00007B/472

* 9 7 8 3 0 0 0 5 2 0 4 5 7 *